Dejung
Triggerpunkt-Therapie

Verlag Hans Huber
Programmbereich Gesundheit

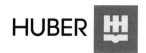

Bücher aus verwandten Sachgebieten

Bernard / Stricker / Steinmüller
Ideokinese
Ein kreativer Weg zu Bewegung und Körperhaltung
2003. ISBN 978-3-456-83874-8

Lett
Reflexzonentherapie für Pflege- und Gesundheitsberufe
2003. ISBN 978-3-456-83832-8

McMinn / Hutchings / Logan
Anatomie für Gesundheitsberufe
2009. ISBN 978-3-456-84673-6

Nathan
Berührung und Gefühl in der manuellen Therapie
2001. ISBN 978-3-456-83408-5

Schrievers
Durch Berührung wachsen
Shiatsu und Qigong als Tor zu energetischer Körperarbeit
2004. ISBN 978-3-456-84064-0

Weitere Informationen über unsere Neuerscheinungen
finden Sie im Internet unter www.verlag-hanshuber.com

Beat Dejung

Triggerpunkt-Therapie

Die Behandlung akuter und chronischer Schmerzen im Bewegungsapparat
mit manueller Triggerpunkt-Therapie und Dry Needling

mit Zeichnungen von Bernhard Struchen und
Fotos von Stefan Kubli

3., überarbeitete und erweiterte Auflage

Verlag Hans Huber

Anschrift des Autors:
Dr. med. Beat Dejung
Spezialarzt FMH Physikalische Medizin, Rehabilitation
und Rheumatologie
Rychenbergstrasse 40
CH-8400 Winterthur

Bibliografische Information Der Deutschen Bibliothek
Die Deutsche Bibliothek verzeichnet diese Publikation in der
Deutschen Nationalbibliografie; detaillierte bibliografische Daten
sind im Internet über http://dnb.d-nb.de abrufbar.

Lektorat: Dr. Klaus Reinhardt
Illustration: Bernhard Struchen, Stefan Kubli
Umschlagillustration: Harald Schröder
Umschlaggestaltung: Atelier Mühlberg, Basel
Herstellung: Daniel Berger
Druckvorstufe: MedienTeam Berger, Ellwangen
Druck und buchbinderische Verarbeitung: Kösel, Krugzell
Printed in Germany

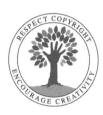

Anregungen und Zuschriften bitte an:
Verlag Hans Huber
Hogrefe AG
Lektorat Medizin/Gesundheit
Länggass-Strasse 76
CH-3000 Bern 9
Tel: 0041 (0)31 300 45 00
Fax: 0041 (0)31 300 45 93
www.verlag-hanshuber.com

3., korrigierte Auflage 2009
© 2003/2006/2009 by Verlag Hans Huber, Hogrefe AG, Bern
ISBN 978-3-456-84760-3

Inhalt

5. Klinik und Differenzialdiagnose der Schmerzen des Bewegungsapparates

6. Zur Strategie der Triggerpunkt-Therapie

Foreword

The authors of this volume are outstanding pioneers in the neglected field of pain originating in muscle. Muscles comprise nearly one half of the body and are the site of, or are the origin of, most human musculoskeletal pain complaints, which are also the majority of all pain complaints. Myofascial trigger points (MTrPs) are a ubiquitous and often overlooked source of musculoskeletal pain – the most common cause. This volume eloquently details as never before many effective manual techniques specifically designed to release the tension and pain caused by MTrPs. Pain referred from MTrPs is frequently what causes a patient to seek medical care, and that pain originates in muscle. Therefore, a detailed knowledge of the TrP pain patterns is an invaluable lead as to which muscle(s) to examine in order to find a common, treatable source of the pain. The cause of low back pain, headache, shoulder pain, and other musculoskeletal pains need not be so enigmatic. This volume shows why.

This work is especially important because it significantly extends and refines our knowledge of TrP referred pain patterns. The authors have meticulously recorded the patterns from TrPs in many muscles in many patients. The pain-pattern figures often identify the number of patients that the figure was based on. This quantitative information helps greatly to substantiate and extend previous publications, adding hard data as to how much variation one should expect in specific muscle patterns from one patient to the next. The TrP referred pain literature has been sadly deficient in this kind of quantitative data.

The authors were equally pioneering in their presentation of complete descriptions and illustration of manual methods for releasing MTrPs in so many muscles. Previous publications emphasized other effective treatment techniques, but these manual methods are readily available, usually very effective, and non-invasive. Many of the techniques can be learned and practiced by patients as a home program to their great benefit. Most important is the gentleness with which these techniques are performed. Success depends primarily on the accuracy and skill with which the clinician focuses on the MTrPs responsible for the pain and then conducts a contact conversation with the patient's muscles when treating them.

Chronic musculoskeletal pain is a curse to our current society. When simple, acute, treatable MTrPs are misdiagnosed and mistreated (such as following a whiplash injury) the MTrPs persist, the central nervous system amplifies the pain, the patient is likely to develop all the complexities and frustration of enigmatic chronic pain. That includes personal misery and loss of quality of life – at great unnecessary expense to the health care system. This book shows how to identify this common source of musculoskeletal pain and simple effective manual methods for treating it. Application of its message promptly can avoid the needless evolution of an acute pain problem to a chronic much more difficult one. Indeed, this volume is a bright beacon in a sea of much darkness and unnecessary misery.

Prof. David G. Simons, MD, MS, DSc(Hon.),
Covington GA

Geleitwort

Der Triggerpunkt, wie er heute definiert wird, ist gewiss die häufigste Manifestation des Schmerzes im Bewegungssystem, wenn nicht im Organismus überhaupt. Trotzdem wird ihm bei weitem nicht die Aufmerksamkeit gewidmet, die seiner Bedeutung entspricht. Beat Dejungs Buch ist die erste umfassende Publikation im deutschen Schrifttum über dieses wichtige Thema. Dabei geht der Verfasser von einer langjährigen Erfahrung aus; zahlreiche eigene Publikationen zeugen davon. Der Schreibende hatte das Glück, dass ihm Frau Dr. Travell am eigenen Vorderarm die Untersuchung des Triggerpunktes und die Zuckungsreaktion demonstrierte. Mit David Simons zusammen konnte er sogar einen Kurs abhalten. Dabei wurde besonders hervorgehoben, dass die Zuckungsreaktion, mit schnappender Palpation geschickt ausgeführt, leicht und fast schmerzlos vor sich geht. Das muss jedoch erlernt werden.

Bei der Therapie ist dann der Triggerpunkt den verschiedensten direkten und auch indirekten (reflektorischen) Therapieformen zugänglich, die auch zur Autotherapie und damit zur Rezidivverhütung dienen können. Bei der Technik von Dejung werden nun oft Triggerpunkte aufgefunden, die ein wesentlich härteres Vorgehen erheischen und dementsprechend auch mit härterer Technik behandelt werden. Dies hat wohl eine nicht lediglich technische, sondern auch eine prinzipielle Bewandtnis. Triggerpunkte können als Modell funktionell reversibler Störungen aufgefasst werden, und ihr Schwinden nach postisometrischer Relaxation, nach *spray and stretch* oder nach der Behandlung anderer Triggerpunkte bekräftigt diese Auffassung. Bestehen allerdings Triggerpunkte etwas länger, so kommt es zur Chronifizierung mit histologischen Befunden bindegewebiger Veränderungen. In solchen Fällen erscheint eine zwar weniger freundliche, gleichzeitig jedoch mehr aufs Lokale abzielende Technik adäquater zu sein. Wie der Verfasser selbst erwähnt, könnten wir diese Therapieform als «Triggerpunkt-Chirurgie» bezeichnen.

Nicht jeden Patienten überweisen wir zur Chirurgie. Es kann andererseits aber ein Fehler sein, die Chirurgie zu vernachlässigen, wenn sie indiziert ist. Aus der Kombination der «reflektorischen» und der «chirurgischen» Manualtherapie dürfte noch eine Menge wesentlicher neuer Erkenntnisse gewonnen werden können.

Prof. Karl Lewit, M. D., Dr. Sc., Prag

Vorwort zur 3. Auflage

Ich freue mich, ein Vorwort zur dritten Auflage der «Triggerpunkt-Therapie» schreiben zu können. Darin ist zuerst einmal über einige Forschungsresultate zu berichten, welche in den letzten Jahren die Wissenschaft vom Muskelschmerz vorangebracht haben. Wegweisend für unsere Wissenschaft sind vor allem die Arbeiten von Gunnar Licht, der gezeigt hat, dass die Diagnostik der Triggerpunkttherapie den höchsten Level der Reliabilität, der Zuverlässigkeit, in der konservativen Bewegungsapparat-Medizin erreicht (229, 230). Damit wurde die Basis dafür gelegt, dass die Triggerpunkttherapie hinfort wissenschaftlich erforscht werden kann. Zur Physiologie der Triggerpunkte hat Shah (352) wichtige Beiträge publiziert. Mense vertieft seit Jahren laufend unsere Kenntnisse über den Referred Pain, den übertragenen Schmerz im Bewegungsapparat (255-265). Im ganzen Bereich der Pathophysiologie befindet sich die myofasziale Wissenschaft immer noch auf dem Weg zwischen dem Bereich der Hypothesen und dem des gesicherten Wissens. Eine interessante therapeutische Arbeit stammt von der Australierin Karen Lucas (236). Die beste auf den Schmerz fokussierte Therapiestudie stammt allerdings immer noch von Gunn (148). Sie hat das erstaunliche Publikationsjahr 1980. Da die Triggerpunkttherapie nach wie vor fast ausschließlich von ambulant tätigen PhysiotherapeutInnen und ÄrztInnen praktiziert wird, fehlen uns immer noch gute randomisierte, kontrollierte Therapiestudien. Unsere individuellen Erfahrungen allerdings sind im Bereiche der Therapiewirksamkeit positiv. Wir haben die Erfahrung, dass viele akute und auch chronische Schmerzen (vor allem das landläufige Rückenweh, dann viele chronische Kopf-, Schulter-, Arm- und Beinschmerzen) durch eine Kombination von manuellen Therapietechniken und Dry Needling in Bereichen der Muskulatur gebessert werden können und manchmal definitiv zu heilen sind. Es lässt sich daraus der Schluss ziehen, dass chronische Schmerzen oft ein lösbares Problem darstellen, falls sie ausschließlich durch myofasziale Triggerpunkte verursacht werden (was häufig ist) und wenn es gelingt, die persistierende periphere Nozizeption dieser Triggerpunkte zu beseitigen.

Das Instruktorenteam der «Interessengemeinschaft für myofasziale Triggerpunkt-Therapie», der IMTT Schweiz, hat seit seiner Gründung 1995 in den deutschsprachigen Ländern einige tausend Physiotherapeuten in den neuen Therapieformen unterrichtet, das Interesse an diesen wächst in der Physiotherapiewelt stetig. Dagegen hat sich bisher nur eine tiefe dreistellige Zahl von Ärzten mit unserer neuen Wissenschaft ernsthaft auseinandergesetzt. Über die Ursache des unterschiedlichen Interesses von Physiotherapeuten und Ärzten für die Triggerpunkttherapie kann man nur mutmaßen. Für manche Ärzte hat die Triggerpunkttherapie das Odium der Massage. Sie ziehen technologisch differenziertere Therapiemethoden vor, auch wenn diese keine besseren therapeutischen Erfolge garantieren. In der Regel werden die technisch differenzierteren Methoden von den Kostenträgern auch besser vergütet. Gut nachvollziehbar ist die Scheu vieler Ärzte vor dem therapeutischen Schmerz. Man darf nicht vergessen, dass die muskulären Triggerpunkte, die man bei der Diagnostik aufspürt und bei der Therapie mit den Fingern oder mit Nadeln bearbeitet, die am stärksten schmerzhaften Stellen am Körper überhaupt sind.

Wir müssen in der Schmerzmedizin dringend neue Wege finden. Die bisherigen Therapiemodalitäten haben an unseren großen Problemen nichts zu ändern vermocht. Von der Schweizer Bevölkerung werden 85% irgendwann in ihrem Leben von Schmerzen im Bewegungsapparat heimgesucht. Nach wie vor werden 16% dieser Menschen zu chronischen Schmerzpatienten. Sie leiden täglich an Schmerzen, und viele von ihnen werden schließlich berentet. Manche dieser Patienten sagen aber, wenn sie einer Triggerpunkttherapie unterzogen werden: «Zum Glück hat endlich jemand die Ursache meiner Schmerzen gefunden» oder: «Zum Glück tut endlich jemand etwas Gründliches mit mir». So breitet sich insgesamt das Paradigma des myofaszialen Schmerzes, des Schmerzes, der aus der Muskulatur stammt, doch stetig aus. Wir hoffen, dass es in der Schmerz- und in der Bewegungsapparatmedizin gelegentlich seinen festen Platz finden wird, in der Lehre und in der Therapie.

Winterthur, im Februar 2009
Beat Dejung

Dank

Dank schulden wir zuallererst einmal den Pionieren der Triggerpunkt-Therapie, Janet Travell (die wir nicht mehr persönlich gekannt haben) und David Simons. Sie haben das vor aller Augen und Hände Liegende, den Muskelschmerz, wieder entdeckt und zu erforschen begonnen. Dank schulden wir sodann unseren Patienten, die mit ihrem Heilungswillen den nicht immer einfachen Weg einer Triggerpunkt-Therapie auf sich genommen haben. Sie haben uns damit ermöglicht, auf dem bisher vernachlässigten Gebiet der Bewegungsapparatschmerzen die hier niedergelegten Erfahrungen zu sammeln. Viele Freunde haben beim Zustandekommen unseres Buches mitgeholfen: Barbara Büchel hat das Manuskript niedergeschrieben und redigiert. Katja Grünig hat das Literaturverzeichnis umsichtig organisiert. Als Korrektoren haben gearbeitet Roland Gautschi, Heinz Hofer und Hannes Müller. Bernhard Struchen hat die anatomischen Darstellungen für uns gezeichnet. Stefan Kubli war unser Fotograph. Bei der Herstellung der Fotos haben mitgewirkt Christian Gröbli, Ricky Weissmann und Fernando Colla. Jürg Baumgartner hat sich als Modell für unsere Fotographien zur Verfügung gestellt. Sie alle haben ihren Beitrag mit viel Elan und mit großer Sorgfalt geleistet. Schließlich danken wir dem Verlag Hans Huber, seinem Verlagsleiter Herrn Jürg Flury und dem Lektor Dr. Klaus Reinhardt für die umsichtige Betreuung unseres Projektes.

Beat Dejung

1. Theoretische Grundlagen

1.1

Einleitung: Auf dem Weg zu einer wissenschaftlichen Schmerzmedizin

Mit jedem Schritt, den wir vorwärts machen, mit jedem Problem, das wir lösen, entdecken wir nicht nur neue und ungelöste Probleme, sondern wir entdecken auch, dass dort, wo wir auf festem und sicherem Boden zu stehen glaubten, in Wahrheit alles unsicher und im Schwanken begriffen ist.

Karl Popper [314]

«Post iucundam iuventutem, post molestam senectutem nos habebit humus» (Nach der fröhlichen Jugendzeit, nach dem beschwerlichen Alter wird uns die Erde haben) haben Generationen von Studenten in ihrem Lied «Gaudeamus igitur» gesungen [389]. Und «nemini parcetur» (Niemand wird verschont). Zu allen Zeiten wussten die Menschen, dass sie sich im Alter mit vielerlei Molesten herumzuplagen haben, dass Schmerzen untrennbar zum Leben gehören. Das statistische Jahrbuch der Schweiz belehrt uns allerdings, dass die Lebenserwartung in unserem Land in den letzten hundert Jahren von 48 auf zurzeit (1996) 78,8 Jahre angewachsen ist [44]. Die besungenen Molesten haben in früheren Zeiten viele Menschen in einem Alter betroffen, das wir heute als mittleres Alter, als die besten Jahre bezeichnen würden.

Jahrtausendelang war der Umgang mit den Gebresten des Körpers ein empirischer. Schon in vorgeschichtlicher Zeit war die lindernde Wirkung heißer Quellen bekannt. Herodot berichtet von den Warmquellen der Thermopylen in Nordgriechenland und von Kortys auf dem Peloponnes, wo nach griechischer Vorstellung Quellgottheiten und Heilnymphen wirkten. Cicero gründete 56 v. Chr. an der Therme von Puteoli westlich von Neapel seine Akademie. Die Bäder von Puteoli wurden auch mehr als tausend Jahre später in der Herrschaftszeit des Hohenstaufer-Kaisers Friedrich II weiterhum gepriesen [24]. In unserem Lande besuchte Huldrych Zwingli 1519 die Thermalquellen von Pfäfers in der romantischen Taminaschlucht [151]. Paracelsus hat die Heilwirkung der Quelle 1535 beschrieben [41]. Später hielten die Eidgenossen ihre jährliche Tagsatzung in der Bäderstadt Baden ab. Und zu Beginn des 19. Jahrhunderts hat Goethe, von rheumatischen Übeln geplagt, wiederholt die Bäder Böhmens, vor allem Karlsbad, besucht

[290]. Bis auf den heutigen Tag ist die Empirie im Umgang mit Rheumaschmerzen in den Kurorten unseres Landes ein wichtiger Wirtschaftsfaktor.

Hypokrates hatte noch geglaubt, Schmerzkrankheiten, damals Rheuma (griechisch für Fluss oder Strömung) genannt, würden dadurch entstehen, dass eine schlechte Mischung der vier Körpersäfte (Blut, Lymphe, gelbe und schwarze Galle) aus dem Gehirn in den Körper herabflösse [22, 268]. Über den Ursachen der rheumatischen Gebresten liegt noch heute ein Schleier von mittelalterlicher Dunkelheit. Zumindest sind die Schmerzkrankheiten des Bewegungsapparates weit weniger gründlich erforscht, als beispielsweise die Herz-Kreislauf-Krankheiten oder der Diabetes mellitus. Die Opinionleaders der Rückenwehforschung gestehen bis auf den heutigen Tag ihr diesbezügliches Nichtwissen offen ein [153, 288]. Und im Leitartikel der schweizerischen Zeitschrift für Rheumapatienten «Rückenforum» steht noch 1998: «Die Ursachen für die Entstehung des Weichteil-Rheumatismus (40 % aller Rheumafälle) sind weitgehend unbekannt» [2]. In unserem medizinischen Alltag werden Schmerzen im Bewegungsapparat auf verschiedenerlei Arten erklärt. Unreflektiert werden dabei Teilwahrheiten verallgemeinert. Für viele sind die nicht entzündlichen Schmerzen des Bewegungsapparates hauptsächlich Folgen von degenerativen Veränderungen des Achsenskelettes und der Gelenke [100, 126]. Von den Manualtherapeuten werden vor allem Blockierungen von Gelenken angeschuldigt [96], von anderen Überbeweglichkeit von Bewegungssegmenten der Wirbelsäule und von Gelenken [276]. Populär ist zurzeit die Ansicht, dass Schmerz das direkte Resultat von Mangel an Kraft sei [203, 204, 355]. Andere wiederum brauchen als Synonym für Bewegungsapparatschmerzen den Begriff der muskulären Dysbalance [126], worunter sie eine Verkürzung gewisser Muskeln und die Abschwächung ihrer Antagonisten verstehen. Verallgemeinert wird oft das Phänomen, dass Schmerzen aus Kompressionen von Nervenstrukturen resultieren können [47]. Einige betrachten alle Schmerzen, die nicht von selbst wieder verschwinden, als neuroplastische Veränderungen im zentralen Nervensystem, wofür heute die Diagnose Fibromyalgie gebraucht wird. Für andere sind chronische Schmerzen schlicht eine Folge von psychischen Störungen [335] oder zumindest biopsychosoziale Phänomene [157].

Dass unter diesen Umständen die Erfolge der Schmerzmedizin oft mangelhaft sind, kann nicht erstaunen. Zum Glück können wir darauf vertrauen, dass viele Schmerzen von selbst wieder verschwinden. Alle sind es freilich nicht. Und bei chronischen Schmerzen nimmt oft die Resignation überhand, so z. B. im Schlussbericht der Nationalfondsstudie NFP 26 über Chronifizierung von Rückenschmerzen [197].

Die weltweit verbreitete Hilflosigkeit der institutionalisierten Medizin akuten und vor allem chronischen Schmerzzuständen im Bewegungsapparat gegenüber hat ein reiches Spektrum alternativer Behandlungsmethoden entstehen lassen. Solche Methoden zeichnen sich in der Regel dadurch aus, dass keine rationalen Belege für ihre Wirksamkeit beigebracht werden können und Exponenten solcher Methoden manchmal auch nicht gewillt sind, die Wirksamkeit ihrer Prozedere wissenschaftlich zu belegen. Dafür sprechen alternative Behandlungsmethoden esoterisch gefärbte Heilserwartungen vieler heutiger Menschen an. Es ist dies eine Illustration dafür, dass zu Beginn des dritten Jahrtausends in den industrialisierten Ländern in vielen Köpfen das Mittelalter noch nicht zu Ende ist.

Wer diesen weit verbreiteten Rückfall ins Irrationale ablehnt, hat sich freilich bewusst zu bleiben, dass unser ärztliches Handeln immer in einem unauflöslichen Widerspruch steht. Einerseits begegnen wir unserem Patienten als einem personalen Wesen, dem wir einen freien Willen zumessen und dem sich Sinnfragen stellen. Wir können uns in unsere Mitmenschen einfühlen, und viele zwischenmenschliche Einflüsse entziehen sich jeder rationalen Analyse. Andererseits ist jeder Patient ein Teil der Natur, deren Ursache – Wirkungs-Zusammenhänge nach Prinzipien der Logik einsichtig zu machen sind. Dies gilt auch für den wissenschaftlichen Normalfall, in welchem kausale Zusammenhänge so komplex sind, dass sie nur mathematisch analysiert und mit einem Grad von Wahrscheinlichkeit ausgedrückt werden können.

Unseres Erachtens ist dieser zweite, der wissenschaftliche Bereich bei der Beschäftigung mit den Bewegungsapparatschmerzen ausbaubedürftig.

Nun ist allerdings nach Thomas Kuhn auch die Wissenschaft nur teilweise eine rationale Unternehmung [216]. Die paradigmatischen Grundprinzipien einer Wissenschaft werden in der Regel intuitiv gefunden. Und die Tatsache, dass in der kumulativ arbeitenden Normalwissenschaft die grundlegenden Wissenschaftsprinzipien kaum je hinterfragt werden, ist nicht eben ein Ausdruck kritischer Rationalität.

Der Erklärungsnotstand bei vielen Schmerzphänomenen und die Erfolglosigkeit vieler unserer Therapien kann durchaus als die Krise erlebt werden, die nach Kuhn einen Paradigmawechsel nahe legen kann.

Seit den grundlegenden Arbeiten von Travell und Simons [362, 384] existiert bereits ein neues Paradigma der Schmerz- und der Bewegungsapparatmedizin. Es lässt sich wie folgt umreißen: «Viele Bewegungsapparatschmerzen haben ihren Ursprung in der Muskulatur. Durch Überlastung oder Überdehnung können in einem Muskel Zonen dekontraktionsunfähiger Sarkomere entstehen, deren Kern ischämisch und daher schmerzhaft wird. Die erkrankten Muskelstellen lassen sich palpieren: Hartspannstränge mit empfindlichen Stellen. An diesen Stellen (Triggerpoints) lässt sich ein Schmerz provozieren, der oft in andere Körperregionen übertragen wird (Referred pain). Durch eine geeignete Therapie lässt sich diese Pathologie auch nach langer Zeit wieder beseitigen.»

Wir glauben, dass dieses Paradigma besser als bisherige Anschauungen in der Lage ist, viele Phänomene der Schmerzmedizin mit den Forschungsresultaten vieler Wissenschaftszweige kohärent zu verknüpfen und sinnvolle therapeutische Handlungsanweisungen zu geben. Das Paradigma des myofaszialen Schmerzes wird sich freilich nur durchsetzen, wenn sich aus ihm erlernbare therapeutische Techniken gewinnen lassen, welche die Schmerzen unserer Patienten nachhaltig beseitigen. Und wie in allen Bereichen der zukünftigen Medizin gilt auch hier: Die Wirksamkeit dieser Therapien muss Evidence-based belegt werden [277].

Diagnostisches Handgeschick und therapeutische Handgriffe spielen in der Schmerzmedizin, wie sie in unserem Buch beschrieben wird, eine große Rolle. Bis zu einem gewissen Grade ist dies eine Abkehr von der hoch technisierten Medizin, die sich in den letzten Jahrzehnten stetig perfektioniert und ausgebreitet hat. Unsere Methoden sind auch Teil einer Gegenströmung zur Körperscheu, die wir in der Mitte des letzten Jahrhunderts im Gefolge von Sigmund Freud [122] überwunden glaubten, die aber um die Jahrtausendwende mindestens in der englisch sprechenden Welt wieder im Vormarsch ist.

Auch der Wissenschaft gegenüber haben viele heutige Menschen Heilserwartungen. Ihnen sei in Erinnerung gerufen: In der Wissenschaft gibt es keine absoluten Wahrheiten. Die gewonnenen Erkenntnisse sind immer nur vorläufig gültig. Auch wenn ein Autor von der Richtigkeit seiner Theoreme überzeugt ist, so geht der Fortschritt, Karl Popper hat es uns gelehrt [313], nur über die Falsifizierung und Weiterentwicklung seiner Theorien. In dieser Situation stehen wir alle. Sie stachelt unsere Neugier an und lässt uns bescheiden bleiben.

1.2

Schmerzen im Bewegungsapparat sind häufig

> Musculoskeletal disturbances are the leading causes of disability in people in their working years.
>
> David G Simons [264]

Epidemiologie der Erkrankungen des Bewegungsapparates

Das statistische Jahrbuch der Schweiz gibt an, dass im Jahre 1993 76,9 % aller Einwohner der Schweiz in den vergangenen 12 Monaten einen Arzt konsultiert hatten. 14,6 % dieser Patienten taten dies wegen einer rheumatischen Krankheit. Im selben Zeitraum mussten sich 11,6 % aller Einwohner der Schweiz hospitalisieren lassen. Bei wiederum 16,7 % dieser Patienten war Grund für den Spitalaufenthalt eine rheumatische Krankheit [44]. Die Pharmainformation der Schweiz gibt an, dass 1997 in den Arztpraxen unseres Landes in 11,7 % eine Krankheit des Bewegungsapparates diagnostiziert worden ist [309]. Die häufigste Diagnosengruppe sind Herz-/Kreislauf-Krankheiten mit 12,5 %, an dritter Stelle folgen nach den Bewegungsapparatkrankheiten psychische Krankheiten mit 9,4 %. Die Forschungsgruppe der Schweizerischen Gesellschaft für Allgemeinmedizin hat 1988 eine Rangliste von Einzeldiagnosen in einer Allgemeinpraxis veröffentlicht. Myalgie steht hier an der Spitze, gefolgt von unspezifischer febriler Erkrankung, Arthropathie, Kontusion, Erbrechen und/oder Durchfall, Hautwunde, Kreuzschmerz, Hypertonie, Schwindel und Husten [9]. Kanner hat 1996 festgehalten, dass bei 33 % der allgemeinmedizinischen ambulanten Patienten Schmerz eine wichtige Rolle spiele. Bei 35 % der nicht chirurgischen Hospitalisationen steht nach diesem Autor ein Schmerzproblem im Vordergrund, bei 70 % der Hospitalisationen ist Schmerz als Symptom vorhanden [196].

Analoge Verhältnisse werden in allen Industrieländern gefunden. Muskuloskelettale Erkrankungen sind in den USA die häufigste chronische Erkrankung und die häufigste Ursache für Beeinträchtigung der Lebensqualität [200, 201]. In Kanada werden 30 % der Langzeitbeeinträchtigungen der Bevölkerung durch muskuloskelettale Erkrankungen verursacht [13]. In Deutschland leiden nur 13 % aller Frauen und 20 % aller Männer im Verlaufe ihres Lebens nie unter Schmerzen im Bewegungsapparat. 1994 wurden in Deutschland 900 000 stationäre Rehabilitationsmaßnahmen durchgeführt, 45 % davon wegen muskuloskelettaler Krankheiten. Während Frauen 1,2 mal mehr unter muskuloskelettalen Schmerzen leiden als Männer, nehmen Männer die Rehabilitationsmaßnahmen vermehrt in Anspruch [180, 181].

Chronische Schmerzen

Viele Bewegungsapparatschmerzen irritieren Patienten und Arzt nur vorübergehend. 80 bis 90 % der Rückenschmerzepisoden klingen spontan oder unter Therapie innerhalb von sechs Wochen wieder ab [393]. 99 % der Rückenschmerzpatienten kehren innerhalb eines Jahres wieder an die Arbeit zurück [287]. Es gibt aber doch sehr viele Schmerzzustände, die chronisch werden. Zimmermann gibt für die ehemalige Bundesrepublik Deutschland die Zahl von drei Millionen chronischer Schmerzpatienten an, worunter es 375 000 bis 500 000 Patienten mit problematischen Schmerzzuständen gebe. In einer eigenen Studie hat er 1984 erhoben, dass die Ärzte in der Region Heidelberg 10 bis 11 % ihrer chronischen Schmerzpatienten an schmerztherapeutische Spezialeinrichtungen weiterweisen möchten [418]. Kröner-Herwig gibt noch höhere Zahlen an. Nach dieser Autorin benötigen heute in Deutschland 6,4 bis 8 Mio. Schmerzpatienten therapeutische Hilfe [214].

Für die Schweiz gab Müller-Schwefe 1999 die Zahl der chronischen Schmerzpatienten mit 700 000 an, das sind 10 % der Bevölkerung. Bei 60 000 von ihnen würde es sich um schwere Schmerzzustände handeln. Wegen unerträglicher Schmerzen würden jährlich 200 bis 250 Suizide begangen [283].

2005 hat die Firma Mundipharma die bisher größte Studie über chronische Schmerzen außerhalb der USA veranlasst: «Pain in Europe». Gemäß dieser Studie liegt die Schweiz hinsichtlich der Prävalenz von chronischen Schmerzen im unteren Mittelfeld. 16 % aller Einwohner unseres Landes leiden nach dieser Studie unter chronischen Schmerzen. In Deutschland sind es 17 % [298].

Rückenschmerzen

Hinsichtlich einzelner Bewegungsapparatkrankheiten ist die Datenlage in der Schweiz ungenügend. Am meisten Informationen sind noch über Rückenschmerzen verfügbar. Das Schweizerische Bundesamt für Statistik hat in der Gesundheitsbefragung von 1992/93 festgestellt, dass im Verlaufe von vier Wochen 41 % der gesamten Bevölkerung Rückenschmerzen hatten, wobei bei 10 % diese Schmerzen stark waren [49]. Schon Wagenhäuser hat 1969 unter der Dorfbevölkerung von Hirzel in 67 % der Fälle die Angabe von Rückenschmerzen erhalten, bei Mehrfachzählungen in 53 % der Fälle lumbale Schmerzen, in 12 % thorakale Schmerzen und in 23 % zervikale Schmerzen [396]. Keel (1996) gibt im Schlussbericht des nationalen Forschungsprogramms 26b eine gute Übersicht über die Epidemiologie von unteren Rückenschmerzen. Sie werden hier als die zweithäufigste Ursache für einen Arztbesuch bezeichnet. Die Lebenszeitprävalenz für untere Rückenschmerzen beträgt in der Zusammenstellung von Keel 60 bis 84 % [197]. Baumgartner und Dvorák haben 1991 erwähnt, dass in der Schweiz jährlich rund vier Millionen Arztbesuche wegen Rückenschmerzen stattfinden [22].

In Deutschland sind die Verhältnisse nicht anders. Nach Raspe beträgt die Lebenszeitprävalenz von Rückenschmerzen mehr als 80 % [318], und nach dem gleichen Autor ist die Punktprävalenz («Rückenschmerzen jetzt») in Deutschland mit 35 % sogar noch höher als in anderen Ländern [317]. Die Hälfte aller Konsultationen bei einem Orthopäden und ein Viertel der Konsultationen bei einem Allgemeinmediziner würde wegen Rückenschmerzen erfolgen [308]. Die Statistiken der Ortskrankenkassen der alten Bundesländer geben an, dass 1995 12,5 % ihrer Mitglieder wegen Rückenschmerzen arbeitsunfähig wurden, 2,5 % hospitalisiert waren, dass unwahrscheinlich hohe 35 % medizinische Rehaleistungen beanspruchten und 18 % wegen Rückenschmerzen vorzeitig berentet worden sind [318]. Rückenschmerzen nehmen mit steigendem Alter zu, ihrer Häufigkeit sinkt nach dem 60. Altersjahr aber wieder. Schwere Rückenschmerzen haben allerdings auch nach dem 60. Altersjahr eine steigende Tendenz [318].

Kosten der Schmerzkrankheiten

Auch hinsichtlich der Kosten, welche Schmerzkrankheiten verursachen, ist die Datenlage in unserem Lande unbefriedigend. Für Kreuzschmerzen gibt Darioli [58] an, 1984 seien die ambulanten Behandlungskosten einer Kreuzschmerzepisode auf 511 Franken geschätzt worden, die indirekten Kosten auf 1080 Franken pro Fall. Der Autor weist darauf hin, dass man die heutigen Kosten nicht durch Extrapolation mittels des Indexes der Gesundheitskosten errechnen könne (57 % Steigerung zwischen 1982 und 1996), sondern dass die Kosten durch den Einsatz moderner bildgebender Verfahren und neuer chirurgischer Behandlungsmaßnahmen auf jeden Fall überproportional angestiegen seien. 1986 haben Pedroni und Zweifel [306] die durch Rheumakrankheiten in der Schweiz verursachten Kosten berechnet. Sie kommen dabei auf einen Betrag von 776 Millionen Franken jährlich, wobei 459 Millionen Franken auf Kosten für ambulante Behandlung entfallen und 317 Millionen Franken auf Spitalkosten. Die indirekten Kosten für die Behandlung von Rheumakrankheiten werden in dieser Studie auf einen Betrag zwischen 994 Millionen Franken minimal und 1905 Millionen Franken maximal geschätzt. Pedroni und Zweifel nehmen also an, dass Rheumakrankheiten im Jahre 1982 insgesamt Kosten zwischen 2,42 Milliarden Franken und 3,67

Milliarden Franken verursacht haben. Für das Jahr 2007 kommt Oggier, gestützt auf die oben erwähnte Studie «Pain in Europe», auf wesentlich höhere Zahlen. Nach ihm betragen die gesamten volkswirtschaftlichen Kosten, welche durch Schmerzen 2007 in der Schweiz verursacht wurden, zwischen 4,3 und 5,8 Milliarden Franken [298].

Nicht nur die Behandlungskosten, auch die Kosten für Invalidität und Berentung sind in den letzten zwei Jahrzehnten in unserem Lande steil angestiegen. Haben 1990 130 000 Einwohner der Schweiz eine Invalidenrente bezogen, so waren es 2006 298 000 Personen. 1990 lag die Quote der Rentenbezüger bei 3,1% der Bevölkerung. 2005 war diese Quote auf 5,4% der Einwohner der Schweiz angewachsen [295]. Zwischen 1985 und 1999 hat der Prozentsatz der Bewegungsapparatkrankheiten bei den Neuberenteten von 26% auf 31% zugenommen [266]. Die Zahl der Berentungen wegen psychischen Störungen betrug 2003 in der Schweiz 84 850 Personen, diejenige wegen Krankheiten des Bewegungsapparates rund 68 000 Personen, was gegenüber 1996 praktisch eine Verdoppelung bedeutet [193]. Da, wie die Erfahrung zeigt, eine Rente leichter mit einer psychiatrischen Diagnose zu erlangen ist als mit einer rheumatologischen Diagnose, dürften sich in der Zahl der psychiatrisch deklarierten Renten noch eine beträchtliche Zahl von Rentenempfängern finden lassen, die ursprünglich eine chronische Schmerzkrankheit des Bewegungsapparates hatten und sekundär depressiv geworden sind. 2005 betrugen die Gesamtausgaben der Invalidenversicherung der Schweiz 11,6 Milliarden Franken. Da die Einnahmen die Ausgaben nicht deckten, wuchs der Schuldenberg der Invalidenversicherung in diesem Jahr um 1,7 Milliarden Franken. Dieser Schuldenberg hat 2009 einen Betrag von rund 13 Milliarden Franken erreicht [296].

In vielen Industrieländern ist man hinsichtlich der enormen Kosten, welche Schmerzkrankheiten verursachen, auf Schätzungen angewiesen. Wegen der schwer bezifferbaren indirekten Kosten dürfte dies in der nächsten Zukunft so bleiben. Da rund 1 % der Bevölkerung wegen Rückenschmerzen invalid wird, kann man das Rückenweh als die kostspieligste gutartige Krankheit bezeichnen [198]. In der Bundesrepublik hat man die Kosten für rheumatische Erkrankungen 1980 insgesamt auf 12 Milliarden DM geschätzt [164]. 1997 wurden nur schon die durch Arbeitsunfähigkeit infolge von Rückenschmerzen verursachten indirekten Kosten auf 23,8 Milliarden DM geschätzt und die Gesamtkosten auf 34 Milliarden DM [165]. In den USA rechnet man, dass sich die Gesamtausgaben für rheumatische Erkrankungen auf ca. 1 % des Bruttosozialproduktes belaufen [417]. Überall sind die Kosten in den letzten zwei Jahrzehnten angestiegen.

Ob es sich hier aber um eine echte Zunahme der Schmerzkrankheiten (v. a. der Rückenschmerzen) handelt, ist umstritten [318].

Es bleibt darauf hinzuweisen, dass sowohl bei den direkten wie auch bei den indirekten Kosten der Schmerzkrankheiten des Bewegungsapparates die kleine Gruppe der chronisch Erkrankten den Hauptteil der Kosten verursacht. Abenhaim [1] zeigte, dass unter 2500 Arbeitern mit Kreuzschmerzen die 7,4 %, die länger als sechs Monate arbeitsunfähig waren, drei Viertel der Behandlungs- und Rentenkosten beanspruchten. Webster [403] zeigte ebenfalls bei Kreuzschmerzpatienten, dass 25 % der Fälle 95 % der Kosten verursachten. Bei anderen Schmerzkrankheiten dürfte dies ähnlich sein.

Schmerzen im Bewegungsapparat sind häufig und sie verursachen hohe Kosten. Es wird noch zu zeigen sein, dass solche Schmerzen die Tendenz haben, sich auszuweiten. Und es entspricht ärztlicher Erfahrung, dass die Behandelbarkeit eines Schmerzzustandes abnimmt, je länger er besteht. Wir alle haben also ein Interesse daran, unsere diagnostischen Kenntnisse über diese häufigen Krankheiten zu vertiefen, unsere therapeutischen Fähigkeiten zu perfektionieren und die Behandlungsabläufe bei Bewegungsapparatschmerzen zu beschleunigen. Hinter den trockenen Zahlen verbirgt sich viel menschliches Leid. Dies alles könnte ein Anlass sein, einen Paradigmawechsel in der Schmerzmedizin ernsthaft ins Auge zu fassen.

1.3
Schmerzphysiologie

Die Internationale Gesellschaft zum Studium des Schmerzes hat 1979 folgende Definition aufgestellt: «Schmerz ist eine unangenehme Sinnesempfindung und Gefühlserfahrung verbunden mit tatsächlicher oder drohender Gewebezerstörung oder beschrieben in Begriffen einer solchen.» [397]

Schmerz ist also eine Sinnesempfindung, begleitet in der Regel von einem negativen Affekt, er löst im Organismus in unterschiedlicher Stärke eine motorische und eine vegetative Reaktion aus [340]. Ein akuter Schmerz ist praktisch immer eine Reaktion auf eine Gewebeschädigung (Distorsion eines Gelenkes, Verbrennung u. a. m.). Er hat eine Warnfunktion und führt das Individuum zu einem Verhalten, welches die Schädigung zu reduzieren in der Lage ist. Ein chronischer Schmerz (nach allgemeiner Übereinkunft ein mehr als sechs Monate andauernder Schmerz) ist von dieser Warnfunktion abgekoppelt. Er ist sinnlos, plagt den Patienten und beeinträchtigt sein Leben in vielfältiger Weise. Während ein akuter Schmerz eine adrenerge Reaktion nach sich zieht (Hemmung des Gas-

trointestinaltraktes, Zunahme der Atemfrequenz, des Herzschlagvolumens, der Pulsfrequenz und des systolischen Druckes, Konstriktion der peripheren Gefäße, Erhöhung des Muskeltonus und Erhöhung der Schweißsekretion), hat ein chronischer Schmerz noch weiter gehende Folgen wie Abnahme der Schmerztoleranz, Schlafstörungen, Gewichtsabnahme und Verminderung der Alltagsaktivität [340].

1894 entdeckte Von Frey Schmerzpunkte in der Haut, von denen man auf der Beugeseite des Unterarmes etwa 150 pro cm^2 findet [123]. Die Existenz von spezifischen Schmerzrezeptoren (Nozizeptoren) scheint heute allgemein anerkannt zu sein. Diese sind unter physiologischen Bedingungen Ausgangspunkt des Schmerzgeschehens. Der Begriff Nozizeptor wurde von Sherrington 1906 erstmals verwendet [354]. Es handelt sich dabei um so genannte freie Nervenendigungen, die an ihrem Ende meist verzweigt sind. Sie werden durch verschiedenartige Reize erregt, deren Summation zentral als Schmerz empfunden wird. Vorerst sind es mechanische Reize, welche Nozizeptoren zur Entladung veranlassen. Deren Reizschwelle ist rund 1000 mal höher als diejenige der Mechanorezeptoren [341]. Im Weiteren reagieren die Nozizeptoren auf thermische Reize und auf erhöhte Osmolarität. Schließlich reagieren sie auf körpereigene Schmerzmediatoren, wie sie bei einer Verletzung freigesetzt werden, und auf K$^+$- und H$^+$-Ionen [418]. In den Gelenken gibt es Rezeptoren, die nur bei entzündlich veränderter Umgebung als Nozizeptoren funktionieren [372]. In der Muskulatur reagieren die Nozizeptoren stark auf einen Zustand der Hypoxie [372].

In der Haut sind mehr als 50 % aller Fasern nozizeptiv [340]. Es gibt dabei zwei verschiedene Schmerzfasern. Die dickeren, myelinisierten A-Delta-Fasern leiten den hellen, gut lokalisierbaren primären Schmerz. Die dünnen, unmyelinisierten C-Fasern leiten den dumpfen, schlecht lokalisierbaren, länger anhaltenden sekundären Schmerz [418]. Die Leitgeschwindigkeit der ersteren Fasern liegt in der Größenordnung bis 25m/s, diejenigen der letzteren liegt im Durchschnitt bei 1m/s [372].

Messlinger [267] hat detailliert die peripheren Vorgänge bei der Nozizeption beschrieben. Bei einem Trauma werden vorerst die A-Delta-Rezeptoren gereizt. Der Körper reagiert darauf reflektorisch mit einer motorischen Reaktion. Eine Gewebsverletzung führt vorerst zum Austritt von K$^+$-Ionen aus zerstörten Zellen. Diese reizen die Nozizeptoren. Über die Reizung von C-Rezeptoren wird ein länger dauernder Schmerz ausgelöst. Gleichzeitig treten aus den Nozizeptoren Entzündungsmediatoren aus, welche zu einer neurogenen Entzündung in der Peripherie führen. Via Axonreflex breitet sich die Entzündung in benachbarte Gewebe aus. Das Neuropeptid CGRP führt dabei zu Vasodilatation und erhöhter Durchblutung, die Substanz P aus den C-Faser-Rezeptoren führt zur Plasmaextravasation und zu einem Ödem. Im Gebiet der neurogenen Entzündung werden eine ganze Reihe von Entzündungsmediatoren freigesetzt, deren Zusammenwirken am Entzündungsprozess noch nicht erschöpfend aufgeklärt ist. Aus dem Gefäßsystem tritt Bradykinin aus. Eingewanderte neutrophile Granulozyten setzen Leukotryene frei, Mastzellen sezernieren Histamin, Makrophagen sezernieren Interleukin-1, und aus den Fibroblasten treten Prostaglandine aus. Die Hemmung der Prostaglandin-Freisetzung durch nicht-steroidale Antirheumatika ist heute eine der klinisch wichtigsten Schmerzbehandlungsmethoden. Nozizeptive Prozesse können nach kurzer Zeit das nozizeptive System sensibilisieren. Insbesondere für mechanische und für Hitzereize sinkt die Reizschwelle. Dies führt zur Hyperalgesie.

In einem nozizeptiven Neuron existiert nicht nur das elektrochemische Aktionspotenzial, welches als Schmerzinformation nach zentral fließt. Im Spinalganglion gibt es eine Produktion von Transmittersubstanzen (Substanz P, CGRP, Neurokinin A, Somatostatin), welche wie erwähnt in der Peripherie für die neurogene Entzündung verantwortlich sind, welche aber auch nach zentral in den Hinterhorn-Bereich transportiert werden [418]. Hier wirken diese Substanzen bei den synaptischen Vorgängen mit. Nach einer gewissen Zeit können sie ruhende Synapsen demaskieren. Dies führt zu Vorgängen, welche als Ausweitung der Felder der Schmerzrezeption beschrieben werden [264]. Auch im Bereich der Synapsen des Hinterhornes gibt es Sensibilisierungsprozesse. Bei chronischen Entzündungen nimmt sodann in der Peripherie die Zahl der nozizeptiven freien Nervenendigungen zu (Verdoppelung innerhalb von 12 Tagen bei Ratten, 264). Jede Nozizeption führt reflektorisch zur Erhöhung der Sympathikus-Aktivität, aus unbekannten Gründen ist diese manchmal äußerst stark. Die Ausschüttung von Noradrenalin kann die Nozizeptoren in der Peripherie weiter sensibilisieren [187].

Im Bereich des Hinterhorns enden die A-Delta- und die C-Fasern vornehmlich in der Lamina I und II [264]. Sie bilden Synapsen mit den Zellen des zweiten Neurons, welches auf die Gegenseite kreuzt und im Vorder-Seitenstrang nach kranial zieht [284]. Einige der einlaufenden Fasern sind verschaltet mit den Motoneuronen im Vorderhorn und andere wie erwähnt mit dem Grenzstrang des Sympathikus. Beide Bahnen sind Träger von Reflexantworten. Im Hinterhorn sind bei vielen Afferenzen Interneurone zwischengeschaltet. Viele dieser Interneurone dienen der Hemmung von Schmerzafferenzen. So hemmen nach der klassischen Gate-control-Theorie Afferenzen aus den schnellleitenden A-Beta- und A-Delta-Fasern solche der langsamen C-Fasern am Übergang zum zweiten Neuron [284]. Andere Hemmwirkungen gelangen über absteigende Bahnen aus höheren Bereichen des zentralen Nervensystems zum Hinterhorn. Liebeskind zeigte, dass die elektrische Stimulation verschiedener Stellen im Gehirn eine Analgesie erzeugen kann [232]. Das ganze System von Interneuronen und Neurotransmittersubstanzen ist äußerst komplex und bei weitem nicht zu Ende erforscht.

1973 haben Pert und Snyder entdeckt, dass es an verschiedenen Orten im Nervensystem Opiatrezeptoren gibt [307]. 1975 entdeckte Hughes die Enzephaline, opiatartige Substanzen, die an verschiedenen Orten im Nervensystem produziert werden [176]. Sie nehmen an der deszendierenden Schmerzhemmung teil. Die Ausschüttung dieser so genannten Endorphine kann nach Baldry [15] sowohl durch Schmerzafferenzen als auch durch Stress aktiviert werden.

Von den Hinterhornzellen gelangen die Schmerzafferenzen meistens polysynaptisch zu verschiedenen Strukturen des Hirnstammes und zum Thalamus. Hier erfolgt die Umschaltung der Schmerzafferenzen auf das dritte Neuron, das zu verschiedenen Orten des sensorischen Kortex zieht. Die kortikalen Neurone haben eine analytische und integrative Funktion. Man muss annehmen, dass sie die Orte der Schmerzempfindung sind [327].

Zwischen Nozizeption und Schmerzerleben gibt es keine 1:1-Beziehung. Die Schmerzschwelle der Nozizeptoren ist bei allen Menschen mehr oder weniger konstant. Die Schmerztoleranz dagegen ist von Mensch zu Mensch verschieden [15]. Es spielt dabei die momentane seelische Verfassung eine Rolle. In das Schmerzgeschehen fließen über Afferenzen aus dem limbischen System auch emotionale Erinnerungen ein [284]. Bei chronischen Schmerzen kann mit der Positronen-Emissions-Tomographie eine Aktivitätsanreicherung im Brodmann'schen Areal 24 des vorderen Gyrus cingularis nachgewiesen werden, das mit affektiven Vorgängen in Beziehung steht [284]. Und schließlich ist die Stärke des Schmerzempfindens von ethnischen Eigenheiten abhängig [284]. Im Ganzen ist das nozizeptive System plastisch. Es verändert sich im Verlaufe seiner Aktivierung und das Schmerzempfinden ist von vielerlei Einflüssen abhängig.

1.4
Bewegungsapparatschmerzen im medizinischen Alltag

Außer dem Gehirn, dem Knorpel und einigen Anhangsgeweben (Zahnschmelz, Nägel, Haare) sind alle Gewebe des Körpers mit Nozizeptoren ausgestattet und kommen als Ursache von Schmerzen in Frage. Internistische Krankheiten sind häufige Schmerzursachen. Die Schmerzmechanismen sind hier ähnlich wie am Bewegungsapparat. Bei einer Angina pectoris wirkt schmerzverursachend eine Hypoxie, bei einer Nierenkolik die mechanische Dehnung von Gewebe, und bei einer infektiösen Appendizitis induzieren körpereigene algogene Substanzen einen starken Schmerz. Internistische Krankheiten sind öfters begleitet von einer reflektorischen Verspannung des muskulären Systems (beispielsweise der brettharte Bauch beim akuten Abdomen). Es können hier Verwechslungen in beiden Richtungen stattfinden. Beispielsweise kann nach einem Herzinfarkt, der zu einer Schmerzausstrahlung in die linke Schulter geführt hat, eine echte Periarthritis humero-scapularis entstehen. Der ursächliche Herzinfarkt kann dabei übersehen werden. Andererseits werden häufig muskulär verursachte Schmerzen im Thoraxbereich als Erkrankungen des Herzens oder der Lunge missdeutet.

Sicher gibt es keine einheitliche Ursache von Bewegungsapparatschmerzen. Die Frage, welche Gewebe für Schmerzen, vor allem bei unklaren chronischen Fällen, hauptsächlich als Ursprungsort zu betrachten seien, wird oft kontrovers beantwortet. Manchmal wird diesbezüglich das Nichtwissen auch offen eingestanden, z. B. bei den Opinionleaders der Rückenwehforschung [153, 288].

Als häufigste Ursache von Bewegungsapparatschmerzen werden von vielen Ärzten degenerative Veränderungen im Skelett betrachtet, und zwar sowohl im Bereich der Wirbelsäule wie auch in den peripheren Gelenken. Es dürfte dies mit dem Übergewicht zusammenhängen, das radiologische Untersuchungen in der Diagnostik von Bewegungsapparatschmerzen vielerorts immer noch haben. Ein Exponent dieser Ansicht ist Dvorak [100]. Dabei dürfte schon die Überlegung skeptisch stimmen, dass radiologisch sichtbare Veränderungen im Verlaufe des Alterungsprozesses linear zunehmen und in höherem Alter alle Menschen von solchen Veränderungen betroffen sind, dass andererseits manche Schmerzzustände aber einen Häufigkeitsgipfel in einem mittleren Lebensalter haben [147, 396]. Die Alltagserfahrung, dass degenerative Röntgenbefunde und Schmerzen schlecht korrelieren, wurde durch verschiedene Autoren belegt [101, 142, 178, 183, 240, 253, 271, 297, 303, 337, 339, 375, 380, 392, 408, 416].

Trotzdem findet im Bewegungsapparat die Nozizeption oft in den Gelenken statt. Bei traumatischen Schäden von Binnenstrukturen von Gelenken (Menisken und Kreuzbänder im Knie, Rotatorenmanschette und Limbus im Schultergelenk u. a. m.) wird das Gleichgewicht von Zug- und Druckkräften gestört, so dass mechanische Reize irgendwo überschwellig werden. Manchmal sind die mechanischen Schäden auch bei starken Schmerzen von kleiner Ausdehnung, und die Diagnose ist schwer zu stellen (z. B. intramurale Meniskusläsion im Knie oder Ruptur des Diskus artikularis im Handgelenk).

Bei den Arthrosen liegt ein Missverhältnis vor zwischen Belastung und Belastbarkeit des Knorpels in einem Gelenk. Die chronischen Überbelastungen resultieren oft aus krankheitsbedingten Störungen der Gelenkgeometrie (z. B. Dysplasie, Morbus Perthes oder Epiphysiolyse des Hüftgelenkes) oder als Unfallfolgen (v. a. Kniegelenksarthrose bei Männern) [105]. Sportliche Überbelastungen sind als Arthroseursache nicht sicher belegt [209, 217, 302]. Übergewicht und schwere Arbeit spielt bei der Genese der Gonarthrose eine Rolle [155, 234, 391]. Überdruck infolge erhöhtem Muskeltonus spielt wahrscheinlich bei der konzentrischen Coxarthrose eine ursächliche Rolle [95]. Bei mangelnder Belastbarkeit des Knorpels sind wahrscheinlich genetische Faktoren wirksam. Manchmal sind Krankheiten Arthroseursachen (M. Paget, subchondrale Nektrosen, Infektionen, rheumatische Arthritiden, Hämochromatosen, Chondrokalzinosen u. a. m.) Im Alter von 70 Jahren haben 70 % der Bevölkerung Arthrosen [270].

Bei der Arthrosebildung findet an der Oberfläche der Knorpelschichten ein Abrieb statt. Der daraus entstehende Detruitus wird in der Synovialmembran phagozytiert. Es entsteht hier eine reaktive Entzündung. Die dabei freigesetzten Entzündungsmediatoren gelangen wiederum in den Gelenkraum und verstärken die Knorpeldestruktion. Der Verlust an Knorpel wird durch den Körper mit der Bildung eines insuffizienten Faser-Knorpels und mit appositionellem Knochenwachstum am Rand von Gelenkpfanne und -Kopf kompensiert [159]. Diese Osteophyten schränken die Beweglichkeit des degenerierenden Gelenkes zunehmend ein. Nach gängiger Ansicht erfolgt die Nozizeption in einem arthrotischen Gelenk in der durch körpereigene algogene Substanzen entzündeten Synovialmembran. Dies dürfte bei den Fingerarthrosen, bei der Akromio-Clavikular-Gelenks-Arthrose und bei Arthrosen der kleinen Wirbelgelenke eine wichtige Rolle spielen.

Bei den Coxarthroseschmerzen ist dieser Mechanismus aber eher von untergeordneter Bedeutung. Der Hauptteil der Schmerzen stammt hier unseres Erachtens aus der Muskulatur. Die Belastung von verkürzten Muskeln führt nach Travell und Simons [362] zur Ausbildung von muskulären Triggerpunkten, die lokale und fortgeleitete Schmerzen erzeugen. Bei einer Hüftarthrose findet in der Regel immer ein Zirkelprozess mit folgenden Elementen statt: Überbelastung des Knorpels durch falsche Geometrie/Umstrukturierung des Gelenkes wie oben beschrieben/Anpassung der Muskulatur an den verkleinerten Bewegungsumfang/Stresswirkung auf die Muskulatur bei Belastung im verkürzten Zustand/Entwicklung von schmerzhaften Triggerpunkten in dieser Muskulatur/erhöhte Muskelspannung und dadurch weitere Überbelastung des Gelenkknorpels. Auch bei Arthrosen anderer Gelenke dürfte die Muskulatur in unterschiedlichem Ausmaß eine Rolle spielen, nirgends ist diese aber so groß wie bei der Coxarthrose, wo der erwähnte Zirkelprozess schließlich zu einer Zerstörung des Gelenkes führt. Glücklicherweise hat man heute mit der Gelenkersatz-Chirurgie gute Mittel, Geometrie und Funktion des Hüftgelenkes dem gesunden Zustand wieder anzunähern. Dadurch bildet sich auch die funktionelle Störung der Muskulatur meistens wieder zurück, und die Coxarthroseschmerzen verschwinden in der Regel wieder, manchmal allerdings erst nach physiotherapeutischer Behandlung.

Die Gruppe der entzündlich rheumatischen Krankheiten befällt ebenfalls vornehmlich die Gelenke. Ihre differenzialdiagnostische Abgrenzung gegenüber anderen Schmerzzuständen im Bewegungsapparat macht selten Probleme. Immunologische Prozesse führen hier zur Überproduktion der Zytokine Interleukin-1 und TNF-Alpha, die vorerst im Bereich der wuchernden Synovialmembran wirksam werden [202]. Bei der chronischen Polyarthritis wird mit der Zeit das Gelenk als Ganzes zerstört, und es bildet sich eine chronische Schmerzkrankheit. Die Spondylitis ancylosans Bechterew führt eher zu einer Ankylose der betroffenen Gelenke und damit zum Verlust der Beweglichkeit. Die chronische Polyarthritis hat eine Prävalenz von rund 1 % [391], der Morbus Bechterew eine solche von rund 0,1 % [385].

Weltweit war bisher unter Ärzten, Chiropraktoren, Osteopathen und Physiotherapeuten die Meinung verbreitet, ein großer Teil der Bewegungsapparatschmerzen würde durch mechanisch blockierte Gelenke verursacht, dies vor allem im Bereich der Wirbelsäule, oft aber auch im Bereich der peripheren Gelenke. Schmerzursache wäre also eine Art Schubladenklemmphänomen oder eine Einklemmung von Meniskoiden. Nun kommen solche Phänomene tatsächlich vor. An den Iliosakralgelenken sind mechanische Blockierungen bei Kongruenzverschiebungen im System der Rillen und Rippen dieses Gelenkes häufig [62, 410]. Auch am Fibulaköpfchen und am AC-Gelenk scheint es derartige Phänomene zu geben. Sicher gibt es Blockierungen im Bereich des Hand- und des Fußwurzelskelettes, wahrscheinlich auch an den Rippenwirbelverbindungen. Generell aber sind mechanische Blockierungen von den anatomischen Gegebenheiten der meisten Gelenke her als Schmerzursache eher unwahrscheinlich. Wir glauben mit Sachse, dass viele so genannte Blockierungen Folgen von triggerpunktbedingten Hartspannphänomenen der paravertebralen Muskulatur sind [332, 333]. Die Tatsache, dass «Blockierungen» in Narkose unverändert bleiben, kann hier nicht als Gegenargument dienen, da eine Hartspann-Kontraktur durch eine Narkose nicht zu beeinflussen ist [384]. Bei chronischen Fällen dürfte die Minderbeweglichkeit oft auch eine Folge von Bindegewebsveränderungen sein, wie sie im Verlaufe von chronischen Schmerzproblemen entstehen. Nichtsdestotrotz ist die impulsierende und mobilisierende Manualtherapie bei frischen Schmerzen im Bereich des Achsenorgans eine dankbare Methode, auch wenn die muskulären Schmerzursachen durch sie nicht kausal zu behandeln sind. Viele muskulär bedingte Schmerzen können gemildert werden, da diese Art der Manualtherapie in der Lage ist, den Tonus der paravertebralen Muskulatur zu senken [99]. Auf das Verhältnis zwischen der heutigen manuellen Medizin und der aus ihr hervorgegangenen neuen myofaszialen manuellen Medizin, der Wissenschaft von den myofaszialen Triggerpunkten, kommen wir in Kapitel 1.5 nochmals zurück.

Auch eine andere Bewegungsstörung wird als häufige Ursache von Schmerzen angeschuldigt: die Instabilität von Bewegungssegmenten der Wirbelsäule. Man geht davon aus, dass bei Spondylolysen oder bei Zuständen nach Wirbelsäulenoperationen eine erhöhte Beweglichkeit in einem Segment oft mit Schmerzen vergesellschaftet ist. Zwischen Instabilität und Schmerz scheint allerdings keine hohe Korrelation zu bestehen; viele Spondylolysen sind jahrzehntelang schmerzfrei. Man muss sodann darauf hinweisen, dass eine erhöhte Beweglichkeit noch keine Erklärung für einen Schmerz darstellt. Generell ist die genaue Schmerzursache bei Instabilitäten nicht bekannt, und zwar auch in denjenigen Fällen nicht, bei welchen die Indikation für eine Spondylodese nicht strittig ist [143]. Als Hypothese sei hier immerhin angefügt, dass Stresswirkungen auf die kleine paravertebrale Muskulatur bei einer erhöhten Beweglichkeit eines Bewegungssegmentes durchaus denkbar sind. Schmerzhaft wären dann wiederum muskuläre Triggerpunkte. Diese Hypothese würde mindestens die Tatsache erklären, dass Spondylolysen oft erst nach einer Traumatisierung zur Schmerzursache werden. Und eine Spondylodese könnte allenfalls auch darum erfolgreich sein, weil durch sie Stresswirkungen auf die Triggerpunkt-befallene paravertebrale Muskulatur eliminiert werden.

Physiotherapeuten behandeln oft Zustände, bei welchen radiologisch und klinisch eine erhöhte segmentale Beweglichkeit nicht nachweisbar ist, bei welchen geführte segmentale Bewegungen aber einen Endphasenschmerz provozieren. Der Springing-Test wird in solchen Fällen als positiv beschrieben [54]. Dieser Zustand wird oft als segmentale Hypermobilität bezeichnet und als erstes klinisches Zeichen einer beginnenden Bandscheibendegeneration betrachtet [276]. Auch hier drängt sich der Verdacht auf, es würden myofasziale Probleme der paravertebralen Muskulatur beschrieben. Die Berichte, dass sich die beschriebene Pathologie in leichteren Fällen durch Hold-Relax-Stretch-Techniken beseitigen lässt [300], passen durchaus zu dieser Interpretation.

Zweifellos sind Schmerzen oft durch Kompressionsphänomene von Nerven verursacht. Schmerzen bei Kompression einer Nervenwurzel durch einen Bandscheibenprolaps und Schmerzen durch Kompression des Nervus medianus im Karpalkanal sind die häufigsten Kompressionsphänome. Mumenthaler hat die große Vielfalt der Kompressionsformen peripherer Nerven und deren Behandlung erschöpfend dargestellt [285]. Allerdings wird die Diagnose einer peripheren Nervenkompression oft zu voreilig gestellt. Jeder Arzt kennt die Fälle von Fehlschlägen dekomprimierender Operationen. In der Regel liegen dabei myofasziale Schmerzen vor, die fehlgedeutet werden.

In der Physiotherapiewelt hat das Konzept der Entrapment-bedingten Schmerzen zurzeit eine Renaissance. Butler vertritt die Meinung, dass Schmerzen im Bewegungsapparat oft durch Irritation nervaler Strukturen verursacht werden, wobei häufig neurologische Ausfälle fehlen [47, 48]. Butler hat zur Diagnose solcher Entrapments eine Serie von Dehntests entwickelt, welche die einzelnen peripheren Nerven gezielt mobilisieren. Die gleichen Manöver werden auch zur therapeutischen Mobilisation verwendet. Nun sind allerdings diese Tests nach Butlers eigenen Angaben nicht spezifisch für das Nervensystem. Wir würden zudem glauben, dass viele periphere Nerven durch Triggerpunkt-bedingte Hartspannstränge irritiert werden und dass diese Irritationen durch eine adäquate Behandlung der muskulären Pathologie kausal angegangen werden können. Man halte sich im Übrigen immer vor Augen, dass die Schmerzausbreitungsgebiete von Nervenkompressionen oft eine große Ähnlichkeit mit myofaszialen Schmerzsyndromen haben. Oft liegen Mischformen vor.

Kritische Überlegungen führen zwangsläufig zur Auffassung, dass in der Schmerzmedizin eindimensionale Konzepte in die Irre führen und der Muskulatur als Schmerzursache ein höherer Stellenwert eingeräumt werden muss, als man dies in der Vergangenheit getan hat.

1.5 Blockierung und primäre Nozizeption

Nichts ist beständiger als der Wandel
Charles Darwin

Auf das traditionelle chiropraktische und manualmedizinische Konzept der Blockierung sind wir im letzten Kapitel kurz kritisch eingegangen. In der Manuellen Medizin des deutschen Sprachraumes hat sich dieses Konzept in den letzten Jahren stark gewandelt [34, 162]. Die Manualmediziner haben sich heute von der Vorstellung gelöst, dass es sich bei den beobachteten Minderbeweglichkeiten im Wirbelsäulenbereich um mechanische Blockierungen handelt. Wir stimmen heute in der Ansicht überein, dass die Ursache der segmentalen Minderbeweglichkeit oft in einer Verspannung der tiefen, autochtonen Rückenmuskeln zu suchen ist.

Die Manualmediziner sind dabei der Ansicht, dass bestimmte Hinterhornneurone (Wide Dynamic Range Neurons, WDRN) diese Tonuserhöhungen auslösen. Auf die WDR-Neurone konvergieren in diesem Denkmodell alle Noziafferenzen auf der betreffenden spinalen Ebene. Diese Noziafferenzen können aus «Wirbelgelenken, Extremitätengelenken, Haut, viszeralen Organen, Muskeln, Sehnen und aus der Psyche» stammen [34]. Wenn die Summe aller Noziafferenzen am WDR-Neuron einen bestimmten Schwellenwert übersteige, werden Efferenzen aktiviert, welche die Motoneurone der autochtonen Rückenmuskulatur zum Feuern bringen und deren Tonuserhöhung und damit die Blockierung verursachen. Gleicherweise werden auch sympathische Efferenzen aktiviert. Und die aus dem WDR überfließenden Schmerzreize gelangen auf afferenten Bahnen zum Gehirn, wo ein bewusstes Schmerzerlebnis entstehe.

Eine manualmedizinische Zusatzhypothese unterscheidet mittels einer segmentalen Funktionsanalyse zwischen drei verschiedenen Zuständen des ins Schmerzgeschehen einbezogenen Gewebes. Hat erstens die segmentale Untersuchung mindestens eine schmerzfreie Bewegungsrichtung, so schließen die Manualmediziner auf einen nozizeptiven Schmerz. Wenn zweitens keine schmerzfreie Bewegungsrichtung gefunden wird, so wird das als Hinweis auf eine primäre Hyperalgesie im Bereiche des peripheren Neurons gewertet [34]. Tritt drittens eine Allodynie auf, so bezeichnen die Manualmediziner dies als sekundäre Hyperalgesie in zentralen Anteilen des Nervensystems. In diesem letzteren Theorem stimmen Manualmediziner und Triggerpunkttherapeuten wiederum überein. Im Kapitel 1.11 Chronifizierung kommen wir auf diese Thematik zurück.

Therapeutisch werden in der traditionellen Manualmedizin vor allem neuroreflektorische Maßnahmen genutzt. Es wird ein GABA-gesteuertes, spinales inhibitorisches System angenommen, das über die Aktivierung sensibler A-Beta-Rezeptoren zu einer Rückbildung der motorischen und sympathischen Systemaktivierung führen kann. Damit kommt wieder die Manipulation von Facettengelenken ins Spiel, die ja eine der intensivsten A-Beta-Stimulationen darstellt. Die Autoren weisen aber darauf hin, dass durch die bisherige Forschung nur eine kurz anhaltende Inhibition motorischer Aktivität durch A-Beta-Stimulation belegt wurde [34]. Das therapeutische Repertoire der Manuellen Medizin anderseits ist in den letzten zwanzig Jahren sehr reichhaltig geworden und umfasst neben der Manipulation auch Mobilisation von Gelenken, neuromuskuläre Techniken, Triggerpunkttechniken, Bindegewebsbehandlungen, Nervenmobilisationstechniken und Bewegungstherapie zur Förderung von Koordination, Stabilisation, Kraft und Ausdauer.

Die Vertreter der myofaszialen Therapie haben gegenüber dem «hydraulischen» Denkmodell der jüngeren Manualtherapie mit seinen verschiedenen, sich aufsummierenden Nozizeptionsfaktoren (die schließlich das Fass zum Überlaufen bringen und eine Blockierung generieren) gewisse Vorbehalte. Wohl gibt es beispielsweise zwischen einer posttraumatischen Arthrose eines Facettengelenkes und den reflektorisch entstandenen, sekundären myofaszialen Hartspann- und Triggerpunktphänomenen einen gewissen Summationseffekt. Oft entstehen aber Schmerzzustände durch ein gut definierbares Geschehen in einem bestimmten Moment oder Zeitraum. Es stellt sich dann immer die wichtige Frage: Was war die primäre Nozizeption? Diese kann nach einem Sturz in einem blockierten Iliosakralgelenk stattfinden. Sie kann bei einem Diskusprolaps in einer komprimierten Nervenwurzel auftreten. Sehr häufig jedoch findet man sie nach einer Überlastungs- oder einer Überdehnungssituation in den Triggerpunkten irgendwelcher Muskeln – und beileibe nicht nur in der wirbelsäulennahen kleinen Rotationsmuskulatur. Anamnese und Diagnostik haben bei jedem Schmerzpatienten immer zuerst nach der primären Nozizeption zu forschen, und unsere Therapie sollte sich zuerst immer um die Behebung des Schadens am Ort der primären Nozizeption bemühen, bevor sie sich um deren nozizeptiv wirkenden Begleit- und Folgezustände kümmert. Bei Triggerpunkten in der wirbelsäulennahen Rotationsmuskulatur handelt es sich meistens um sekundäre Triggerpunkte.

Auch für die Vertreter des myofaszialen Paradigmas ist eine Funktionsanalyse ein zentrales Element der Diagnostik. Sie suchen mit Dehntests ganzer Körperregionen und einzelner Muskeln und mit gezielten Anspannungstests nach den Triggerpunkt-Schmerzen. Diese Schmerzen entstehen durch die Verstärkung der Ischämie in den lokalen Kontrakturen und durch die Reizung der sensibilisierten Nozizeptoren in den myofaszialen Triggerpunkten bei Dehnung und Anspannung. Die Triggerpunkttherapeuten beschränken sich aber nicht nur auf die Bewegungssegmente an der Wirbelsäule, sondern analysieren mit ihren Screeningtests die möglichen Schmerzquellen am ganzen Stamm und vor allem in der Stammmuskulatur. Wenn beispielsweise eine Linksrotation des Rumpfes lumbal links Schmerzen auslöst, so kann die Ursache in einem arthrotischen Facettengelenk auf der linken Seite der Lendenwirbelsäule liegen, aber auch in einem Triggerpunkt in einem Rotatormuskel lumbal links oder auch (am häufigsten) in Triggerpunkten im M. obliquus abdominis externus links, also in der Bauchwand. Und wenn die Linksneigung der Lendenwirbelsäule linksseitige lumbosakrale Schmerzen auslöst, so liegt die Ursache vielleicht in einer linksseitigen lumbalen Rezessusstenose, viel häufiger aber in Triggerpunkten des gedehnten linken M. iliacus. Immer muss sich ein Untersucher der Prinzipien des übertragenen Schmerzes bewusst bleiben, also der Tatsache, dass der Ort der Schmerzempfindung und der Ort der Schmerzentstehung (häufig also muskuläre Triggerpunkte) oft sehr weit auseinander liegen. Bei ihren Funktionsprüfungen beschränken sich die traditionellen Manualmediziner auf die Bewegungssegmente an der Wirbelsäule. Diese Beschränkung scheint uns eher historisch, weniger wissenschaftlich begründet zu sein.

Noch etwas zur Therapie. Die Manipulation mit Impuls ist die Therapie der Wahl bei mechanisch blockierten Gelenken. Auch kann sie Schmerzen in der Muskulatur reduzieren, indem sie auf reflektorischem Weg den Tonus dieser Muskulatur mindestens für eine gewisse Zeit vermindert. Wenn wir uns aber an das Prinzip halten, dass wir bei einem Schmerzproblem immer zuerst die primäre Nozizeption identifizieren und diese dann gezielt behandeln sollten, so hat die Manipulation nur eine eingeschränkte Indikation. Wichtiger wird die Behandlung der primär muskulären Triggerpunkte mit manuellen Triggerpunkttechniken und mit Dry Needling.

Nicht vorwerfen kann man den Manualmedizinern, sie hätten sich nicht um die Erarbeitung von Wirksamkeitsevidenzen für ihre Therapie bemüht. Woodhead hat eine Übersicht über alle manualmedizinischen Therapiestudien von hoher Evidenz publiziert [415]. Er hat 62 randomisierte, kontrollierte Studien gefunden, von denen 33 von positiven Ergebnissen berichten. Natürlich kontrastiert diese Feststellung mit der Tatsache, dass die Schmerztherapie, insbesondere die Therapie von sogenannten unspezifischen Rückenschmerzen, in den letzten zwei Jahrzehnten weltweit wenig Fortschritte gemacht hat. Nach wie vor haben viele der 85% Europäer, die irgendwann von starken Schmerzen befallen werden, immer wieder rezidivierend Schmerzschübe. Und 16% unserer Bevölkerung leiden trotz allen unseren Therapien unter nicht beeinflussbaren chronischen Schmerzen. Die junge Wissenschaft von den myofaszialen Schmerzen verfügt bis jetzt nur über eine einzige randomisierte, kontrollierte Therapiestudie von guter Qualität [148]. Diese weist allerdings außerordentlich gute Resultate auf: 18 von 29 chronischen Rückenwehpatienten waren 6 Monate nach einer Dry-Needling-Therapie ihrer Triggerpunkte schmerzfrei und im alten Beruf voll arbeitsfähig. In der Kontrollgruppe wurden 4 von 27 Rückenwehpatienten schmerzfrei.

Die junge Wissenschaft der myofaszialen Schmerzen hat sich in Europa im Schoße der Manuellen Medizin entwickelt. Sie verfügt heute über eine solide wissenschaftliche Fundierung und über differenzierte manuelle Therapietechniken. Unseres Erachtens sollten sich die verschiedenen manualmedizinischen Gesellschaften in Europa heute ernsthaft überlegen, ob sie die Forschungsresultate aus dem Bereiche der Muskelschmerzen und die Triggerpunkttherapie in ihre Kursprogramme integrieren sollten.

1.6
Muskeltonus und Schmerz

Jeder Muskel hat einen Ruhetonus. Da ein völlig entspannter Muskel aber im EMG keine elektrische Aktivität aufweist [20], muss zwischen einem viskoelastischen und einem kontraktilen Tonus unterschieden werden [259].

Ein Teil des viskoelastischen Tonus wird durch die elastischen Eigenschaften von Gelenkkapseln, Sehnen und Faszien beigesteuert. Elastische Eigenschaften hat auch das Titin-Molekül, welches das Myosin in der Mitte seines Sarkomers fixiert hält [28]. Der eigentliche viskoelastische Tonus hat mit Vorgängen innerhalb des Muskels zu tun. Gleitvorgänge der Myofibrillen gegeneinander dürften hier eine Rolle spielen [108]. Interessanterweise nimmt der viskoelastische Tonus bei großen Bewegungen ab [398].

Die meisten Tonusveränderungen gehen mit elektrischen Aktivitäten einher.

Die Tonusregulierung der Muskulatur erfolgt über das so genannte Gamma-System. Jeder Muskel enthält Muskelspindeln, die als Dehnungsrezeptoren funktionieren und auf Längenveränderungen mit einem monosynaptischen Reflex reagieren, sodann aber auch auf die Geschwindigkeit dieser Veränderungen. Die Spontanentladungen aus den Muskelspindeln sind ihrem Dehnungszustand proportional. Eine

Dehnung löst verstärkte Aktivität der Alpha-Motoneurone aus, in Ruhe oder bei Verkürzung sind die Afferenzen aus den Muskelspindeln stumm. Durch die ebenfalls efferenten Gamma-Motoneurone werden die kleinen intrafusalen Muskelfasern in den Muskelspindeln tonisiert und die Muskelspindel damit verkürzt. Dies führt zu einer Erregung der Spindelafferenzen und so zu einer Erhöhung des Muskeltonus. Über dieses System wird der Ruhetonus reguliert [241] und die für physiologische Bewegungen nötige reziproke Inhibition. In den Sehnen findet man im weiteren die Golgi-Dehnungs-Rezeptoren. Sie reagieren bei einer raschen passiven Dehnung oder einer starken aktiven Kontraktion des Muskels mit einer reflektorischen Hemmung der Alpha-Motoneurone. Ihre Reizung führt zu einer Tonussenkung. Es handelt sich hier um ein Schutzsystem gegen traumatische Muskelrisse [241].

Der Ruhetonus der Muskulatur kann von verschiedenen Gegebenheiten beeinflusst werden. Schmerz beeinflusst den Tonus der umliegenden Muskulatur. Liegt die Schmerzquelle im Muskel, so werden seine Alpha-Motoneurone allerdings elektrisch stumm. Liegt die Schmerzquelle aber in den Eingeweiden oder in einem Gelenk, so steigt der Tonus der umgebenden Muskulatur meist stark an [264]. Psychische Spannung geht immer mit einer Erhöhung des Muskeltonus einher. Manchmal ist diese Tonuserhöhung auf bestimmte Körperregionen beschränkt, häufig beispielsweise auf den Schultergürtel. Bei einer depressiven Stimmungslage soll die Tonuserhöhung aber den ganzen Körper betreffen [244]. Auch Nässe und Kälte haben eine Tonuserhöhung der Muskulatur zur Folge [384]. Eine erhöhte Sympathikusaktivität dürfte immer eine Tonuserhöhung der Muskulatur nach sich ziehen [250]. Die Kinesiologen beschreiben vielerlei weitere Faktoren, die den klinisch beobachtbaren Muskeltonus beeinflussen [127]. Tonusveränderungen treten auch bei der so genannten muskulären Dysbalance auf [186, 395]. Als Dysbalance wird ein funktioneller Zustand bezeichnet, bei welchem infolge chronisch ungleicher Belastung gewisse Muskeln eine Tonuserhöhung aufweisen und verkürzt sind, ihre Antagonisten dagegen als detonisiert, überdehnt und abgeschwächt erscheinen. Janda hat diesen Zustand bei der Hüftbeuge- und Streckmuskulatur beschrieben, wo er klinisch offensichtlich ist [184]. Gemessen wurden Abschwächung und Verkürzung allerdings noch nie. Die Begriffe sind nicht validiert. Der Begriff Dysbalance wird heute sicher zu unkritisch verwendet.

Gesichert ist, dass langdauernde Verkürzung eines Muskels in verkürzter Stellung einen Untergang von Sarkomeren und eine erhöhte Spannung nach sich zieht und interessanterweise eine Umwandlung von tonischen in phasische Muskelfasern [392].

Beim chronischen Hartspann findet offenbar ein Umbau der Muskulatur statt. Das Ruhe-EMG zeigt hier nur noch eine geringe Aktivität [264]. Eine längerdauernde Verkürzung eines Muskels oder anhaltende Ischämie führt zu fibrotischen Veränderungen, die als Kontraktur bezeichnet werden [264].

Unter pathologischen Bedingungen wird die Aktivität der Alpha-Motoneurone von höheren Zentren her modifiziert, und es treten spektakuläre Tonusveränderungen auf. Bei Verletzungen der Pyramidenbahn findet eine Enthemmung der spinalen Reflexe statt, was sich als Spastizität äußert. Bei der Rigidität beim Morbus Parkinson fehlen im Gegensatz zur Spastik die Reflexsteigerungen, Agonisten und Antagonisten weisen eine Tonuserhöhung auf, und es treten Kontraktionen sowohl bei Verlängerung als auch bei Verkürzung eines Muskels auf [264]. Als Klonus wird die ruckartige Tonusveränderung eines Muskels bei einer Erkrankung des extrapyramidalen Systems bezeichnet [241]. Diese Tonusveränderungen haben nicht notwendigerweise etwas mit Schmerzen zu tun.

Der Muskelkrampf ist dagegen immer schmerzhaft. Er ist die Folge von lokalen Depolarisationsvorgängen an den Membranen der Muskulatur, die ohne ein über die Endplatten geleitetes Aktionspotenzial auftreten [259]. Simons glaubt, dass die Krämpfe, die bei verkürzter Haltung eines Waden- oder eines anderen Beinmuskels bei vielen Menschen ab und zu auftreten, Folgen latenter Triggerpunkte sind. Die Verkürzung würde die geschädigten Endplatten veranlassen, ein überschwelliges Potenzial und so eine Dauerkontraktion zu erzeugen [362]. Mense postuliert, dass Krampfschmerzen durch Scherkräfte erzeugt werden, wenn sich in einem ermüdeten Muskel nur ein Teil der Muskelfasern kontrahiert [265]. Wie die sportmedizinische Alltagserfahrung zeigt, treten Krämpfe vor allem dann auf, wenn ein ermüdeter Muskel in verkürztem Zustand belastet wird. Muskelkrämpfe können Begleiterscheinung von vielerlei Krankheitszuständen sein. Oft spielen Verschiebungen im Elektrolythaushalt eine ursächliche Rolle [194]. Bei der Tetanie infolge Hyperventilation sind Alkalose und Hypokalzämie die Ursache [194]. Oft handelt es sich bei einem Krampf um eine Folge einer Muskelermüdung. Dabei spielen sich komplexe Vorgänge ab. Eine Rolle spielen dürfte die Erschöpfung von ATP in den Mitochondrien, sodann eine Erschöpfung von Pyruvat und von Fettsäuren in der Muskulatur insgesamt und eine Energiegewinnung über den Milchsäurestoffwechsel mit nachfolgender Azidose [241]. Manchmal dürfte auch die Freisetzung von Ca^{++}-Ionen bei Verletzung der Speicherstrukturen infolge Übergebrauchs der Muskulatur eine Rolle spielen [194]. Krampfartige Zustände treten auch bei Myopathien auf [194]. Schmerzen können aber auch in einem gesunden Muskel auftreten, wenn

dieser mit mehr als 5–30 % (je nach Muskel) seiner Maximalkraft längere Zeit kontrahiert wird, was seine eigene Blutversorgung unterbindet [264].

Schmerzhaft ist auch der so genannte Muskelkater. Hier handelt es sich nach heutiger Ansicht um disseminierte Mikroläsionen im Bereich von Muskelfasern und Bindegewebsstrukturen [239]. Schmerzhafte Läsionen im Bereich der Muskulatur treten regelmäßig nach längerer Überbelastung auf, besonders nach exzentrischer Belastung und insbesondere in einem länger nicht mehr betätigten Muskel [264]. Die Schmerzen haben ein Maximum 1 bis 2 Tage nach dem Ereignis, die Serum-Kreatin-Kinase hat einen Gipfel am 5. Tag nach der Belastung. Appell beschreibt die Zerstörung einzelner Myofibrillen durch Muskelüberlastung, glaubt aber an eine folgenlose Ausheilung solcher Läsionen [7, 8]. Dass ein Muskel auch chronisch geschädigt werden kann, wird nachfolgend beschrieben.

In vielen Fällen führen lokale Überlastungen eines Muskels oder einer exponierten Muskelstelle zu lokalen so genannten Rigorzuständen, die mit starken Tonuserhöhungen in Erscheinung treten. Diesen Phänomenen liegt eine ATP-Verarmung im Muskel zu Grunde. Sie hat zur Folge, dass die Ca^{++}-Ionen nicht mehr ins sarkoplasmatische Retikulum zurückgepumpt werden können und die Aktin- und Myosin-Proteine in einem kontrakten Zustand verharren [264]. Travell und Simons sind der Meinung, dass lokale Rigorzustände die Grundphänomene myofaszialer Schmerzsyndrome sind. Bei den Schmerzen würde es sich dann um lokale Ischämiezustände als Folge solcher Hartspannphänomene handeln [364].

Damit befassen sich die zwei nächsten Kapitel.

1.7
Die Klinik des myofaszialen Schmerzsyndroms

> Myofascial triggerpoints are extremely common and become a painful part of nearly everyone's life at one time or another.
>
> David G Simons [264]

Symptome einer Triggerpunkt-Pathologie

Myofasziale Schmerzsyndrome sind palpatorisch jedermann leicht zugänglich. Die Muskulatur ist dabei nicht als ganze druckdolent. Eine ausgedehnte Druckdolenz ist Folge von sekundären Veränderungen myofaszialer Zustände im Sinne einer Schmerzkrankheit oder ein Hinweis auf eine primäre Fibromyalgie. Bei myofaszialen Syndromen findet man einen oder mehrere Stränge unterschiedlicher Dicke, welche einen

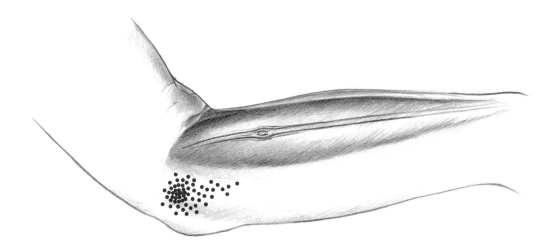

Abbildung 1.1: Beispiel eines myofaszialen Schmerzsyndroms. Im M. brachioradialis hat sich ein Triggerpunkt und ein Hartspannstrang gebildet. Die mechanische Reizung des Triggerpunktes führt zu einer Schmerzübertragung an den lateralen Epicondylus. Nach einigen Wochen wird der laterale Epicondylus selber druckdolent.

Muskel vom Ursprung bis zum Ansatz durchziehen. An einer Stelle ist ein derartiger Strang etwas aufgetrieben. Er präsentiert sich dem palpierenden Finger als ödematös verquollen. Bei chronischen myofaszialen Schmerzsyndromen erscheint diese Stelle eher als Bindegewebsknötchen. In der älteren Literatur wurde sie als Myogelose beschrieben [278, 336]. Inmitten dieses Knötchens findet man durch präzise Palpation eine äußerst empfindliche Muskelstelle **(Abb. 1.1)**. Sie wurde von Travell und Simons als Triggerpunkt (TrP) bezeichnet. Ein einzelner Triggerpunkt hat einen Durchmesser von weniger als 1 mm. Das ödematös verquollene Knötchen kann allerdings mehrere empfindliche Stellen enthalten und in Einzelfällen eine Dicke von mehr als 1 cm aufweisen. Hartspannstränge können über Jahre bestehen bleiben. Unter gezielten Therapiemaßnahmen können sie sich wieder zurückbilden. Sie persistieren über den Tod hinaus [384].

Die exakte Palpation eines aktiven Triggerpunktes, seine Perforation mit einer Nadel, die Dehnung des den Triggerpunkt enthaltenden Muskels und auch seine aktive Kontraktion erzeugen in der Regel einen Schmerz, der einerseits lokal verspürt wird, andererseits oft in andere Körperregionen ausstrahlt. Der übertragene Schmerz kann ziehend von einem TrP in eine Extremität ausstrahlen. Er kann auch stechend an einem entfernten Ort lokal auftreten. Meistens erkennt der Patient diesen Schmerz als denjenigen, der ihn zum Arzt geführt hat. Die Topik der Schmerzausstrahlungsgebiete hat keine segmentale Entsprechung

zum Triggerpunkt, auch deckt sie sich nicht mit den Versorgungsgebieten peripherer Nerven. Es handelt sich um einen übertragenen Schmerz, dem die Ausbreitung von Neurotransmittern im Hinterhorn des Rückenmarkes zu Grunde liegt [264]. Dies erklärt auch das Phänomen, dass der übertragene Schmerz manchmal mit einer Verzögerung erscheint, die bis zu 15 Sekunden dauern kann. Die für jeden Muskel des Körpers typischen «referred pain pattern» sind im Grundlagewerk von Travell und Simons «Myofascial Pain and Dysfunction» [362, 384] systematisch beschrieben. In Teil IV dieses Buches sind anhand von über 1500 Einzelbeobachtungen unsere eigenen Erfahrungen mit übertragenen Schmerzen aus TrP zusammengestellt. Jeder Muskel hat Gebiete, in welche seine Triggerpunkte in der Regel ausstrahlen. Manchmal findet man aber auch Abweichungen vom gewohnten Muster, in seltenen Fällen ist eine derartige Schmerzübertragung ganz persönlich. Bei einzelnen Individuen bleiben sich die Schmerzübertragungen im Verlaufe der Zeit mehr oder weniger gleich. In der Regel strahlen die Schmerzen von einem Triggerpunkt nach peripher aus. In 10 % der Fälle sind die Schmerzen allerdings nur lokal spürbar, und in etwa 5 % der Fälle gibt es eine Schmerzausstrahlung von peripher nach zentral [362]. «Referred pain» kann im Übrigen auch von nichtmuskulären Strukturen ausgehen. Travell und Simons beschreiben übertragene Schmerzen aus Hautbezirken, Narben, Faszien und Periostzonen. Torebjörk [379] beschreibt übertragene Schmerzen aus peripheren Nerven. Dwyer und Bogduk [33, 101] haben übertragene Schmerzen aus Fazettengelenken beobachtet. Sodann sind übertragene Schmerzen aus inneren Organen seit langem bekannt. Das Auftreten von «referred pain» weist also nicht zwingend auf einen myofaszialen Triggerpunkt hin. Interessant ist, dass die Zone, in welche ein Schmerz aus einem Triggerpunkt übertragen wird, mit der Zeit auch berührungsempfindlich wird. Es dürften sich hier neurogene Entzündungen abspielen.

Das Wiedererkennen von bekannten Schmerzen, die durch Dehn- und Anspannungstests und durch die palpatorische Untersuchung der Muskulatur des Patienten ausgelöst werden, ist ein wichtiger Wegweiser zur genauen Lokalisierung eines Triggerpunktes. Die Aktivität eines Triggerpunktes kann sehr verschieden sein. Das Ausmaß der benötigten mechanischen Stimulation, um die Schmerzen des Patienten auszulösen, bestimmt, ob wir von einem aktiven oder einem latenten Triggerpunkt sprechen. Der Übergang ist fließend. Ein Triggerpunkt wird als aktiv bezeichnet, wenn physiologische Bewegungen, Haltungen oder sogar der Ruhetonus des Muskels ausreichen, um die Nozizeptoren im Bereich des Triggerpunktes zu aktivieren. Manche Triggerpunkte sind so stark aktiv, dass sie den Patienten immobilisieren und bei länger dauernder Aktivität invalidisieren. Der Schlaf ist oft empfindlich gestört. Manche Triggerpunkte dagegen werden nur bei ganz bestimmten Stellungen oder Belastungen schmerzhaft. Manchmal findet man latente Triggerpunkte zufällig bei Palpation der Muskulatur. Von aktiven Triggerpunkten lassen sich praktisch immer übertragene Schmerzen auslösen, von latenten immerhin in 47 % der Fälle [264]. Jeder Mensch hat eine große Zahl von myofaszialen Triggerpunkten in seinem Körper, die keine Symptome machen, die aber bei einer erneuten Überforderung der Muskulatur in einen aktiven Zustand übergehen können.

Ein latenter kann zu einem aktiven Triggerpunkt werden, wenn ein Muskel einmalig oder wiederholt stark belastet wird, wenn man den Muskel brüsk überdehnt, wenn der Triggerpunkt starkem Druck ausgesetzt wird, sodann bei längerer Haltung in einer verkürzten Stellung, bei Nässe, Kälte oder Durchzug, bei Tonuserhöhung infolge von psychogener Verspannung und schließlich bei viralen Infektionen. Jeder aktive kann auch wieder zu einem latenten Triggerpunkt werden nach einer längeren Ruhezeit, unter Wärmeeinfluss, durch eine vorsichtige Dehnung und durch schmerzfreie Bewegungen.

Einflüsse auf die Motorik

Myofasziale Schmerzsyndrome führen immer auch zu einer Störung der Motorik. Vorerst beobachtet man eine gewisse Muskelschwäche, die allerdings nie von einer Atrophie begleitet ist. Typisch ist eine Beeinträchtigung der Koordination. Triggerpunkte sind in der Lage, die Zeit, die eine Versuchsperson für 50 schnelle Handflexionen und -extensionen braucht, zu verdoppeln **(Tab. 1.1)**.

Ein muskulärer Triggerpunkt liegt immer in einem Hartspannstrang. Auf eine Dehnung antwortet ein Muskel, der einen Triggerpunkt enthält, mit einem schmerzverhindernden Abwehrspasmus. Seltener berichten die Patienten über krampfartige Schmerzen. Immer weist ein Hartspannstrang gegenüber dem umgebenen Muskel eine Verkürzung von einigen Prozenten auf. Dies führt zu einer gewissen Verkürzung des ganzen Muskels, die allerdings relativ ist und bei überbeweglichen Individuen kaum je diagnostiziert wird. Erhöhung des Ruhetonus und Kinesiophobie führen im akuten Schmerzstadium zu einer Bewegungseinschränkung. In chronischen Fällen spielen bindegewebige Verkürzungen, Adhäsionen und Fibrosierungen eine wichtige Rolle [65, 66].

Lucas et al. [236] haben 2004 in einer Studie gezeigt, dass in den Scapulafixatoren (Trapezius descendens und ascendens, Serratus anterior) sogar latente Triggerpunkte das Muskelaktivierungsmuster in der ganzen Schultermuskulatur, vor allem im distal gelegenen Infraspinatus, verändern können. Latente Triggerpunkte in einem oder mehreren Schulterblattfixatoren führen in der ganzen Schultermuskulatur zu einer bis zu 300 msek früheren Aktivierung. Eine Dry-Needling-Behandlung normalisiert das Aktivierungsmuster aller Schultermuskeln derart, dass es mit demjenigen in der triggerpunktfreien Kontrollgruppe identisch wird. Diese Vorgänge finden auch bei schmerzfreien Personen statt.

Um so mehr werfen diese Befunde ein neues Licht auf die sportmedizinische Alltagserfahrung, dass Muskeln, deren Aktivierung schmerzhaft ist, nicht wirklich trainierbar sind. Diese Überlegungen sollten dazu führen, dass die Behandlung von akuten und auch latenten muskulären Triggerpunkten zu einem Bestandteil der Trainingslehre und der Sportmedizin wird.

Tabelle 1.1: Triggerpunktinduzierte Koordinationsstörung. Durchschnittlich benötigte Zeit für 50 schnelle Flexions- und Extensionsbewegungen des Handgelenkes [179].

Probanden ohne Triggerpunkte (N = 20)	13,4 (+/– 1,6) Sekunden
Probanden mit Triggerpunkten in den Handflexoren (N = 20)	21,5 (+/– 2,4) Sekunden
Probanden mit Triggerpunkten in den Handextensoren (N = 20)	20,3 (+/– 1,8) Sekunden

Autonome Phänomene

Sowohl im Bereich des Triggerpunktes als auch im Bereich des übertragenen Schmerzes findet man regelmäßig eine Reihe von autonomen Phänomenen. Es handelt sich um Reflexantworten des sympathischen Nervensystems. Häufig ist eine lokale Vasokonstriktion, der Patient bekommt ein blasses Hautkolorit. Die Schweißsekretion kann vermehrt sein. Manchmal ist die Pilomotorik betroffen und der Patient bekommt eine Gänsehaut. Wenn eine Schmerzübertragung in die Region bestimmter Organe stattfindet, können diese zu Funktionsstörungen neigen. Man beobachtet dann eine erhöhte Tränensekretion, eine erhöhte Sekretion der Schleimhäute von Nase und Mund, es kann Schwindel auftreten, der Gleichgewichtssinn wird gestört, manchmal geht ein Tinnitus auf myofasziale Schmerzprobleme zurück. Manche Patienten berichten über optische Phänomene wie «Sternlein sehen» und Flimmerskotome. In einem Fall hatte ein Patient sogar Doppelbilder, die nach Behandlung der verursachenden Triggerpunkte (im M. sternocleidomastoideus) definitiv verschwanden [69].

Elektrische Phänomene

1957 haben Weeks und Travell erstmals über hochfrequente EMG-Ableitungen aus einem Triggerpunkt in einem ruhenden Muskel berichtet [404]. 1976 berichteten Simons und Stolov über lokale Zuckungen bei mechanischer Reizung einer bestimmten Stelle in einem Hartspannstrang eines anästhesierten Hundes [358]. Hong hielt 1994 den Unterschied dieser lokalen Zuckungsantwort von einem Sehnenreflex fest. Er hält diese lokale Zuckungsreaktion für einen polysynaptischen spinalen Reflex, der mit Lidocain zu blockieren ist [167]. Hong bestätigt auch unsere Erfahrung, dass die lokale Zuckungsreaktion durch Fingerpalpation nur inkonstant auszulösen ist, bei Perforation eines Triggerpunktes durch eine Injektions- oder eine Akupunkturnadel jedoch regelmäßig auftritt. Bei geringer Triggerpunkt-Aktivität ist die Zuckung nur in der EMG-Ableitung zu sehen. Hat der Triggerpunkt hingegen eine starke Aktivität, so sieht der Untersucher eine gut sichtbare Zuckung des Hartspannstrangs, der Patient berichtet dann von einem blitzartig einschießenden Schmerz. Simons hat die lokale Zuckungsreaktion analysiert [264, 362]. Die Ausschläge haben eine Frequenz von 10 bis 90/Sek., die Amplitude liegt bei 1 mV oder mehr, die Zuckungsantwort dauert 3 bis 4 msek. Manchmal treten die Zuckungen in Salven auf. Seltener beobachtet man ein eigentliches Flimmern eines Hartspannstrangs, dies ist vor allem bei manueller Reizung von Triggerpunkten der Glutealmuskulatur zu beobachten. Die lokale Zuckungsreak-

tion wird durch die Kontraktion eines antagonistischen Muskels nicht verändert. Ein Lokalanästhetikum am Triggerpunkt appliziert bringt hingegen die lokale Zuckungsreaktion zum Verschwinden. Unterscheiden muss man die lokale Zuckungsreaktion von der reflektorischen Ganzkörperzuckung, mit welcher ein Patient manchmal bei mechanischer Reizung eines stark aktiven Triggerpunktes reagiert.

An dieser Stelle sei noch auf unsere eigene Erfahrung hingewiesen, wonach bei mechanischer Reizung mancher Triggerpunkte eine lokale Zuckungsreaktion und die Auslösung eines übertragenen Schmerzes zusammen auftreten. Sehr oft finden wir aber eine lokale Zuckungsreaktion ohne übertragenen Schmerz und manchmal führt eine diagnostische oder therapeutische Reizung eines Triggerpunktes zu einem übertragenen Schmerz, ohne dass gleichzeitig eine lokale Zuckungsantwort auftreten würde. Eine Erklärung für diese Phänomene findet man in der Literatur bisher nicht.

Ausbreitung eines Triggerpunkt-Geschehens

Ist ein myofaszialer Triggerpunkt über längere Zeit aktiv, so kommt es zu einer mehr oder weniger ausgeprägten Abschwächung des betroffenen Muskels. Solche Abschwächungen haben zur Folge, dass die physiologischen Bewegungsmuster gestört werden. Noch gesunde Synergisten müssen die Funktion der geschwächten Muskulatur übernehmen. Sie können dabei ebenfalls überlastet werden und ihrerseits aktive Triggerpunkte entwickeln. Auch antagonistische Muskeln neigen zu antalgisch bedingter verminderter Aktivität und zu reflektorischer Verspannung. Auch in ihnen können sich sekundäre Triggerpunkte bilden. Sodann entstehen wahrscheinlich unter dem Einfluss sympathischer Reflexaktivität in den Gebieten des «referred pain» trophische Störungen. Unter ihrem Einfluss können sich bei Belastungen so genannte Satelliten-Triggerpunkte bilden. Dieses Prinzip kann zur Bildung von eigentlichen Triggerpunkt-Ketten führen. Auch wenn zu Beginn nur ein einzelner Muskelteil traumatisiert worden ist und ein einziger Triggerpunkt schmerzverursachend wirkte, so hat doch jedes myofasziale Schmerzsyndrom die Tendenz zur Ausweitung. Es können so Schmerzsyndrome ganzer Körperregionen entstehen. Mit der Zeit wird es schwierig, den primär traumatisierten Muskel zu identifizieren. Die Behandlung wird zunehmend schwieriger, je mehr Muskeln ins myofasziale Verspannungsmuster einbezogen sind. Auf dem gleichen Wege führen auch andere Schmerzzustände zur Ausbildung von myofaszialen Schmerzsyndromen. Es kann sich dabei um eine Wurzelkompression, ein erkranktes Gelenk oder eine innere Erkrankung handeln. Solche Möglichkeiten hat der Diagnostiker immer im Auge zu behalten.

Wichtig ist also, zwischen primären und sekundären myofaszialen Schmerzsyndromen zu unterscheiden. Sodann ist die Unterscheidung zwischen myofaszialen Schmerzsyndromen und Fibromyalgie von großer Bedeutung. Myofasziale Schmerzsyndrome haben feste Diagnosekriterien. Sie kommen bei Männern und Frauen gleich häufig vor und werden manchmal auch bei Kindern beobachtet [362]. Bei der Fibromyalgie ist die Muskulatur diffus schmerzhaft, die pathophysiologischen Mechanismen dafür sind weitgehend unbekannt. Sie ist bei Frauen wesentlich häufiger verbreitet als bei Männern [279–282]. Auch bei Fibromyalgiepatienten findet man häufig myofasziale Triggerpunkte. Es handelt sich hier aber um eine wahrscheinlich zufällige Kombination zweier Krankheiten. Der wichtigste Unterschied ist, dass Fibromyalgien nach allgemein verbreitetem Verständnis nicht behandelbar sind. Myofasziale Schmerzsyndrome sind dagegen sehr oft behandelbar, auch wenn sie chronisch geworden sind und sich über eine ganze Region ausgebreitet haben. Dies ist von großer gesundheitspolitischer Bedeutung.

Pathogenese

Ein myofasziales Schmerzsyndrom beginnt meistens durch eine einmalige oder eine repetitive Überlastung eines Muskels, manchmal beginnt sie mit einer Überdehnung infolge eines Unfalls und in seltenen Fällen auch durch einen direkten traumatisierenden Stoß auf eine Muskelstelle [14, 362]. Verschiedene Studien zeigen ein erhöhtes Risiko für die Entstehung von myofaszialen Schmerzsyndromen bei Personen, welche in ihrem Beruf repetitive Hand- oder Armbewegungen machen müssen und die während ihrer Arbeit anstrengende Haltungen einzunehmen haben [5, 233]. Dazu gehören Musiker [93, 324], Datatypistinnen [177] sowie Industrie- und Fließband-Arbeiter [4, 357]. Sehr häufig entstehen aktive Triggerpunkte bei sportlichen Belastungen, wo neben repetierten Bewegungen häufig auch eine einmalige Überlastung problemauslösend wirkt [65, 146]. Baker beschreibt myofasziale Triggerpunkte in verschieden Muskeln bei Patienten, welche einen Autounfall durchgemacht hatten [14]. Nacken- und Kopfschmerzen treten oft bei Patienten auf, welche ein direktes oder ein indirektes Halswirbelsäulentrauma erlitten hatten [72].

Myofasziale Triggerpunkte werden oftmals durch ein einmaliges Ereignis hervorgerufen. Die meisten myofaszialen Schmerzsyndrome verschwinden nach einer gewissen Zeit allmählich von selbst wieder. Der Triggerpunkt sinkt in die Latenz zurück. Ganz verschwinden die Veränderungen aus der Muskulatur

meistens nicht mehr. Das einmalige Ereignis hinterlässt einen potenziellen Schmerzherd, der durch eine erneute und vielleicht nicht mehr gravierende Traumatisierung wieder aktiviert werden kann. Wir alle tragen in uns solche Spuren alter Überlastungen und Traumatisierungen. In unzähligen Menschen manifestieren sich myofasziale Syndrome über Jahre und Jahrzehnte hinweg und meistens sind den Schmerzpatienten die ursprünglichen Ursachen der Schmerzentstehung nicht mehr bewusst.

Prävalenz

Wie häufig sind myofasziale Schmerzsyndrome? Während in den traditionellen Lehrbüchern Muskelschmerzen eine eher untergeordnete Bedeutung zuerkannt worden ist, setzt sich in den letzten Jahren die Erkenntnis langsam durch, dass bei vielen schmerzhaften Störungen im Bewegungsapparat die primäre Nozizeption in der Muskulatur eine zentrale Rolle spielt. 1952 fand Travell, dass unter 283 konsekutiven Patienten eines Schmerzzentrums 85 % unter einem myofaszialen Schmerzsyndrom litten [382]. Fricton fand 1985 unter 296 Patienten einer zahnärztlichen Kopfwehklinik 55 % Patienten, bei denen der Schmerz eine primär muskuläre Ursache hatte [124]. Und auch unter 61 konsekutiven Patienten einer Praxis für innere Medizin fand Skootski 1986 10 % Patienten mit einem primär muskulären Schmerz [363]. Weißkircher (1997) gibt sogar an, das bei Gesichtsschmerzen in 97 % der Fälle ein muskuläre Ursache eine Rolle spiele [405, 406]. Auch andere Autoren, so Rosomoff [326] und Masi [242] halten myofasziale Triggerpunkte für die häufigste Ursache von akuten und chronischen Schmerzen im Bewegungsapparat. Dieser Ansicht möchten wir uns ausdrücklich anschließen.

Die Patienten sind sich ihrer Triggerpunkte nicht bewusst. Diese sind in der Muskulatur und manchmal unter dicken Fettschichten verborgen. Sie sind in der Regel nicht dort zu finden, wo der Patient seine Schmerzen spürt. Auch viele Ärzte haben Schwierigkeiten, die kleinen, stark schmerzhaften Muskelstellen zu finden. Laborbefunde und bildgebende Verfahren spielen bei der Triggerpunkt-Diagnostik keine Rolle. Die Ärzte sind auf ihre Palpationsfähigkeiten angewiesen, die in der Regel während des Studiums nicht geschult werden. Hier sind Änderungen nötig, wenn die heute stagnierende Schmerzmedizin Fortschritte machen will.

1.8

Pathophysiologie myofaszialer Schmerzen

Der myofasziale Schmerz ist ein ischämischer Schmerz. Roland Gautschi [132]

Anatomie der Muskulatur

Ein Muskel ist in der Regel durch Bindegewebssepten in mehrere Faszikel unterteilt. Ein Faszikel enthält im Durchschnitt etwa hundert Muskelfasern. Eine ca. 50–80 μm dicke Muskelfaser ist ein Synzytium, ein zusammengeschmolzener Zellverband mit Tausenden von Zellkernen. Sie enthält zu 80 % kontraktile Elemente, die rund ein- bis zweitausend Myofibrillen. Eine Myofibrille ist eine Kette in Serie geschalteter Sarkomere. Ein Sarkomer, bestehend aus Tausenden von Aktin- und Myosinmolekülen, ist das eigentliche kontraktile Element eines Muskels **(Abb. 1.2)**. Es hat eine Länge von ca. 2 μm und ist in dunkle A- und helle I-Banden unterteilt [28, 59, 338, 341].

Die Länge der Muskelfasern kann verschieden sein. In der Interkostalmuskulatur ist eine Muskelfaser ca. 1,5 cm lang, im Pectoralis major dagegen erreicht sie eine Länge von gegen 15 cm. Bei spindelförmigen Muskeln (Biceps brachii) durchziehen alle Fasern den Muskel vom Ursprung bis zum Ansatz. Es gibt aber auch Muskeln mit einer anderen Architektur, z. B. gefiederte (Palmaris longus), Muskeln mit schrägem Verlauf der Fasern zwischen parallelen Aponeurosen (Gastrocnemius), Muskeln, die durch sehnige Inscriptionen unterteilt sind (Rectus abdominis), bei einigen Muskeln ist der Sehnenapparat recht komplex strukturiert (Deltoideus, Masseter) [362].

Ein Motoneuron besteht aus einer Nervenzelle im Vorderhorn des Rückenmarkes und einem motorischen Alpha-Nerv. Dieser zweigt sich in der Peripherie auf und versorgt einige hundert Muskelfasern. Der Durchmesser eines vom Motoneuron versorgten Muskelgebietes kann mehr als 1 cm betragen. Jede Muskelfaser wird von einem motorischen Nervenast versorgt, der zu einer Endplatte führt. Die motorische Endplatte ist die neuromuskuläre Übertragungsstelle. Sie liegt in der Regel ungefähr in der Mitte einer Muskelfaser. Die oben beschriebene Architektur des Muskelsehnensystems führt dazu, dass die motorischen Endplatten meist nicht nur in der Mitte eines Muskels zu finden sind, sondern oft über weite Bereiche des Muskels verteilt gefunden werden [362].

Die Muskelkontraktion

Bei der willkürlichen Muskelaktivität geht von einer motorischen Vorderhornzelle ein Aktionspotenzial aus, welches sich bei einem motorischen Nerv saltatorisch von Ranvierschem Schnürring zu Schnürring nach distal ausbreitet. Am Ende des motorischen Nerven, in der motorischen Endplatte, öffnet das Aktions-

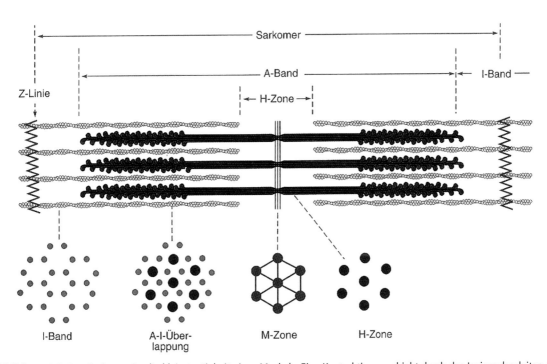

Abbildung 1.2: Das Sarkomer ist die kleinste Einheit eines Muskels. Eine Kontraktion geschieht ducrh das Ineinandergleiten der Aktin- (grau) und Myosin- (rot) Moleküle [aus 59].

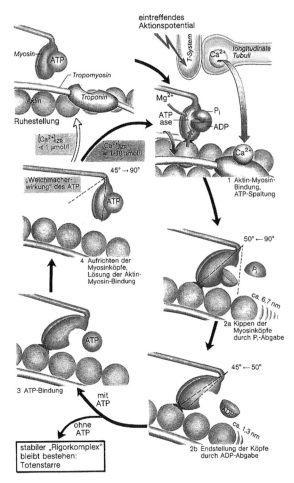

Abbildung 1.3: Molekulare Vorgänge bei der Muskelkontraktion. Bei Mangel an Energieträgern (ATP) lösen sich die Myosinköpfchen nicht mehr von den Aktinmolekülen. Es entsteht eine lokale Kontraktur. Diese ist das pathophysiologische Grundphänomen eines Triggerpunktes [aus 356].

potenzial Ionenkanäle und provoziert so den Einstrom von Ca^{++}-Ionen. Diese bewirken die Freisetzung von Acetylcholin in den synaptischen Spalt. Acetylcholin erzeugt durch Öffnen von Ionenkanälen in der postsynaptischen Membran der Muskelfaser ein neues Aktionspotenzial, das sich auf der Oberfläche der Muskelfaser mit einer Geschwindigkeit von 1m/sek. allseitig ausbreitet. Durch transversale Tubuli gelangt das Aktionspotenzial in die Tiefe der Muskelfaser zu dem als Ca^{++}-Ionen-Speicher dienenden sarkoplasmatischen Reticulum, das eine 10 000-mal größere Ca^{++}-Konzentration aufweist als das Cytoplasma der Muskelzelle. Das Öffnen von Ionenkanälen an diesen Speichern führt zu einer Überflutung der Muskelfaser mit Ca^{++}-Ionen, deren Konzentration auf das ein- bis zweihundertfache ansteigt [28, 59, 338, 341].

Die Myofibrillen enthalten als kleinste Einheit des Muskels in großer Zahl in Serie geschaltete Sarkomere. Ein Sarkomer besteht aus sechs hexagonal ange-ordneten dünnen Filamenten, bürstenartig an der Z-Linie befestigt, und in der Mitte aus einem dicken Filament. Die Verkürzung eines Muskels entsteht durch das Ineinandergleiten dieser beiden Strukturen, die Länge eines Sarkomers nimmt dabei von ca. 3,5 μm auf rund 1,5 μm ab. Die dünnen Filamente bestehen aus einer Doppelhelix globulärer Aktinmoleküle, umwunden von einem lang gestreckten Tropomyosinmolekül und in regelmäßigen Abständen besetzt vom globulären Troponinmolekül, das einen Bindungsplatz für das Ca^{++}-Ion besitzt. Die dicken Filamente bestehen aus einem Bündel von Myosinmolekülen, jedes mit einem aus dem Bündel abstehenden doppelten Köpfchen. Wenn die Myosinköpfchen eine Bindung mit einem Aktinmolekül eingehen, steigt bei Anwesenheit von Mg^{++} die Fähigkeit des Myosinköpfchens, den Energieträger ATP zu hydrolisieren, um das Zweihundertfache an [28, 59, 338, 341].

Die Bindung von Ca^{++}-Ionen an die Troponinmoleküle führt zur Freilegung der Aktin-Bindungsplätze, und die Myosinköpfchen docken in großer Zahl an den Aktin-Bindungsstellen an. Durch die Hydrolyse von ATP zu ADP wird Energie freigesetzt, die jedes Myosinköpfchen zu einem synchronen Ruderschlag veranlasst **(Abb. 1.3)**. Weitere ATP-Energieträger sind nötig, das Ca^{++} nach jedem Ruderschlag vom Aktinmolekül zu lösen und mittels der Ca^{++}-Ionen-Pumpe innerhalb von 30 ms zurück ins sarkoplasmatische Retikulum zu befördern. Wiederholte Ruderschläge der Milliarden von angedockten Myosinköpfchen führen zum Ineinandergleiten der dicken und der dünnen Filamente, die Ruderfrequenz beträgt mehr als 50 pro Sekunde. Die beschriebenen Vorgänge finden in der ganzen motorischen Einheit statt und bewirken eine Muskelkontraktion [28, 59, 338, 341].

Für unsere Betrachtung ist wichtig, dass sich bei Mangel an ATP-Energieträgern die Myosinköpfchen nicht mehr vom Aktin lösen und in kontraktem Zustand den so genannten Rigor-Komplex bilden. Persistierende Rigor-Komplexe an bestimmten Stellen in der Muskulatur sind nach der Energie-Krisen-Hypothese das pathophysiologische Substrat einer myofaszialen Störung [362].

Symptome der Energiekrise

Die empfindliche Stelle im Hartspannstrang wurde mit verschiedenen Methoden erforscht.

Brückle et al. haben 1990 an mehreren Patienten Sauerstoff-Partialdruck-Messungen vorgenommen, indem sie einen nadelförmigen Sensor durch Haut- und Muskelgewebe bis ins Myogeloseknötchen vorgeschoben haben. Dabei zeigte es sich, dass der O$_2$-Partialdruck um das Muskelknötchen und in seiner Hülle stark ansteigt, um dann im Inneren des Knötchens gegen Null abzusinken **(Abb. 1.4)**. Das Gewebevolumen der Hyperoxie- und der Hypoxiezone dürfte eine ähnliche Größe haben [42].

Kruse und Christiansen haben Temperaturmessungen in der TP-Region vorgenommen. Sie berichten über eine Temperaturerhöhung, ein Hinweis auf einen gesteigerten Stoffwechsel in dieser Region [215]. Dies bestätigt die alten Befunde von Travell [383].

Kürzlich haben Klett et al. szintigraphisch Mehranreicherungen sowohl an Stellen von Gelenksblockierungen im Rückenbereich als auch an Stellen in der Muskulatur festgestellt, die sie als myofasziale Triggerpunkte interpretieren. Sie nehmen an, dass in ihren Untersuchungen nur die periphere Hyperämie am Rande des Triggerpunktes zur Darstellung kommt und das Auflösungsvermögen der Methode zur Identifikation einer Ischämizone zu gering ist [205].

Histologische Untersuchungen

Reitinger et al. haben 1996 [321] und 1998 [114] histologische Untersuchungen an palpablen Myogelosen frischer Leichen und an biopsierten Myogelosen von operierten Patienten durchgeführt. Die Querschnitte haben bei 10-facher Vergrößerung in den myogelotischen Abschnitten ein kompaktes Muskelfaserbild mit bis auf ein Viertel verschmälertem Endomysium gezeigt. Daneben fanden die Untersucher in den Myogelosen Riesenfasern mit einer Verdoppelung des Durchmessers. Diese zeigten an gewissen Stellen eine gestörte Textur bis zur Auflösung von einzelnen Myofibrillen und stellenweise eine starke Ausbildung von Vakuolen. Die Typ-I-Fasern neigten im Mygelosenbereich eher zu einem Mottenfraßbild, die Typ-II-Fasern eher zur Atrophie. In den elektronenoptischen Längsschnitten fand Reitinger mächtige A-Banden. Die I-Banden waren dafür fast verschwunden.

Schon 1976 haben Simons und Stolov im Grazilis eines Hundes ganz ähnliche Bilder gefunden [358], Lichtmikroskopische Querschnittsuntersuchungen zeigten im Muskelgewebe einzelne Riesenfasern, die sehr kompakt wirken und von einem großen Hof umgeben sind. In der Umgebung dieser Riesenfasern erscheinen einige auffällig dünne Fasern. Die Autoren

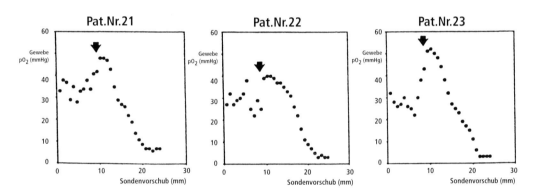

**: palpatorische Grenze der Myogelose

Abbildung 1.4: Gewebe-pO2-Messung in der verspannten Rückenmuskulatur [aus 42].

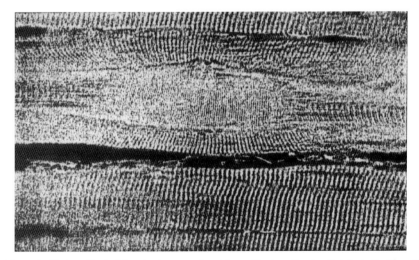

Abbildung 1.5: Längsschnitt eines Kontraktionsknotens aus dem M. gracilis eines Hundes. Details im Text [aus 362].

interpretieren die Riesenfasern als Kontraktionsknötchen und die ausgedünnten Muskelfasern als Bestandteile von elongierten Strukturen, deren kontrakte Knötchen sich anderswo im Gewebe befinden. Den Hof um die Riesenfaser kann man als eine ödematöse Zone interpretieren, welche auf entzündliche Vorgänge um den Kontraktionsknoten hinweist. Eine sehr instruktive elektronenoptische Aufnahme zeigt einen eigentlichen Triggerpunkt. In einem Längsschnitt durch quer gestreifte Muskulatur wird eine knotenförmige Stelle sichtbar, welche spindelförmig angeordnet einige hundert kontrakte Sarkomere zeigt **(Abb. 1.5)**. Die I-Bande ist in dieser Zone fast verschwunden. In der Verlängerung dieses Knötchens gehen die Myofibrillen beidseits in ausgedünnte Strukturen mit verbreiteter I-Bande über. Eine dem Kontraktionsknötchen anliegende Struktur wird von Simons als Endplatte interpretiert.

Neulich hat Mense in der überlasteten Laufmuskulatur von Ratten an vielen Stellen in den Muskelfasern scheibenartige Zonen kontrakter Sarkomere gefunden [265] und solche auch experimentell erzeugt **(Abb. 1.6)**. Im Gegensatz zu Simons ist er aber der Ansicht, dass die Endplatten zwar in der Region dieser Kontraktionsscheiben zu finden sind, ihnen aber nicht unmittelbar aufliegen.

Elektromyographie

Seit den ersten Untersuchungen von Weeks und Travell 1957 [404] sind Triggerpunkte intensiv elektrodiagnostisch untersucht worden, insbesondere von Hubbard [174] und von Hong und Simons [171]. Am nicht innervierten ruhenden Muskel war das Oberflächen-EMG in allen Untersuchungen stumm. Beim Vorschieben einer Nadelelektrode in den Triggerpunkt lässt sich jedoch ein hochfrequentes Potenzial

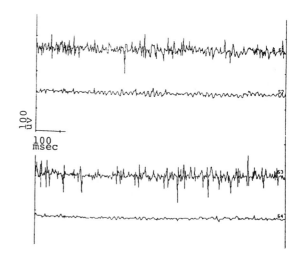

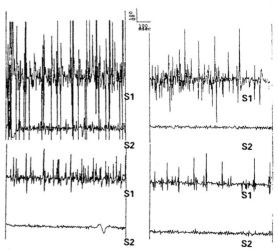

Abbildung 1.7: (a) Spontane EMG-Aktivität abgeleitet aus einem latenten, empfindlichen Trapezius-Triggerpunkt und aus einer nichtempfindlichen Muskelstelle 1 cm daneben. Ableitungen aus dem ruhenden Trapeziusmuskel zweier gesunder Probanden. (b) Dieselben EMG-Doppelableitungen aus dem Trapezius descendens von vier Patienten [aus 174].

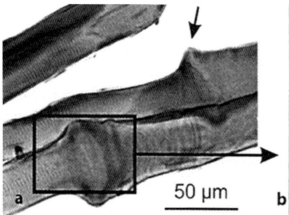

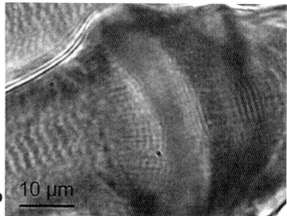

Abbildung 1.6: Kontraktionsscheiben (lokale Kontrakturen) im M. gastrocnemius einer Ratte, induziert durch experimentell erhöhte Acetylcholin-Konzentration in der Endplatte durch einen Acetylcholinesterase-Blocker und elektrisch ausgelöste Muskelkontraktionen. Die Kontraktionsscheiben befinden sich mehrheitlich in der Nähe von Endplatten [aus 265].

von kleiner Amplitude ableiten **(Abb. 1.7)**. Die meisten Autoren betrachten dieses Potenzial als Ausdruck einer gestörten Endplatte. Es kommt wahrscheinlich dadurch zu Stande, dass dauernd kleine Pakete Acetylcholin in den synaptischen Spalt freigesetzt werden. Es wird dadurch in der Membran der Muskelzelle ein schwaches Potenzial erzeugt, das aber nicht ausreicht, die Muskelfaser zu einer Kontraktion zu bringen. Dieses als Endplatten-Rauschen bezeichnete Potenzial ist in vielen Untersuchungen von Spikes mit einer 10 mal größeren Amplitude durchsetzt. Simons vermutet, dass diese Spikes eine Reaktion einer pathologischen Endplatte auf den Nadelstimulus sind. Der initial-negative Ausschlag des Spikes wird von Simons als Hinweis darauf betrachtet, dass das elektrische Potenzial wirklich an der Endplatte oder maximal 1 mm davon entfernt abgeleitet wird. Spikes, die an anderen Orten der Muskelfaser abgeleitet werden, zeigen in allen Fällen einen initial-positiven Ausschlag [362].

Stellen mit spontaner elektrischer Aktivität mit oder ohne Spikes (aktive Loci) gibt es offensichtlich in einem Triggerpunkt viele. Diese aktiven Loci sind nach den Autoren ein Merkmal einer gestörten Endplatte. Es kommen in einem Triggerpunkt aber auch normale Endplatten vor. Aktive Loci werden in einem Triggerpunkt jedoch vier mal häufiger gefunden als außerhalb [362].

Hubbard interpretiert die erwähnten elektromyographischen Befunde als Äußerungen einer Fehlfunktion einer Muskelspindel [174] und nicht als Endplattenstörung. Simons hat dieser Interpretation mit den nachstehenden Argumenten opponiert: Erstens ist eine lokale Zuckungsantwort (siehe unten) in einem Hartspannstrang auf einer Strecke von bis zu 2,6 cm auslösbar. Diese Distanz ist doppelt so lang wie eine Muskelspindel. Zweitens betont Simons, dass die Wirksamkeit von Botulinus-A-Toxin, das zur Behandlung eines Triggerpunkt-Problemes in diesen injiziert wird [362], die Endplattenhypothese bestätige. Botulinus-Toxin wirkt selektiv nur an der Endplatte eines Alpha-Motoneurons. Es denerviert die Muskelfaser, die über die betreffende Endplatte aktiviert wird [51].

Biochemie von Triggerpunkten

2005 haben Shah et al. [352] Grundsätzliches zur Aufklärung der lokalen Biochemie von Triggerpunkten erforscht. Sie haben eine Mikrodialyse-Nadel entwickelt, die kontinuierlich sehr kleine Mengen von Gewebsflüssigkeit ansaugt und mittels immunaffiner kapillärer Elektrophorese, mit kapillärer Elektrochromatographie und mit einem Mikro-pH-Messgerät kontinuierlich die Werte verschiedener Parameter misst. Mit diesem Gerät haben sie 9 Patienten untersucht: 3 Schmerzpatienten mit einem aktiven Trigger-

punkt im Trapezius descendens, 3 Probanden mit einem latenten Triggerpunkt am selben Ort und 3 Gesunde. Die Messsonde wurde über dem Trapezius-descendens-Triggerpunkt ins Gewebe gestoßen und 14 Minuten lang belassen. 1 Minute nach dem Einstich

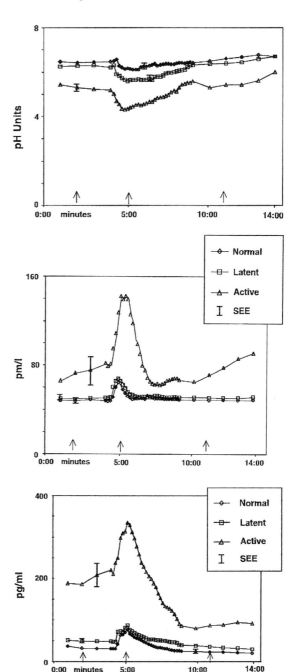

Abbildung 1.8: Verschiedener Parameter, mittels einer Mikrodialyse-Nadel gemessen, im Gewebe über dem Triggerpunkt, beim Einstich in den Triggerpunkt und bei 10 Minuten lang ruhender Sonde. Oben: pH im Gewebe, Mitte: Konzentration von Bradykinin, unten: Konzentration von Substanz P. Die Ausschläge dieser Parameter in einem aktiven Triggerpunkt sind mehrfach stärker als in einem latenten Triggerpunkt und im gesunden Gewebe [aus 352].

begannen die Messungen. 4 Minuten nach dem Einstich wurde die Nadel etwas vorgeschoben, und die lokale Zuckungsreaktion des Triggerpunktes wurde ausgelöst. Zwischen Minute 4 und 9 erfolgte alle 10 Sekunden eine Messung. Die Werte bei Minute 2, 5 und 11 wurden statistisch ausgewertet und es wurden zu den drei Zeitpunkten für alle Parameter signifikante Unterschiede zwischen den Werten der Patienten mit aktiven Triggerpunkten und den Werten der beiden anderen Gruppen gefunden **(Abb. 1.8)**.

Die Kurven zeigen eindrücklich, dass bei den Triggerpunkt-Patienten der pH nach der Zuckung des Hartspannstranges bis auf einen Wert von gegen 4 absinkt und dass die Konzentration von Bradykinin, Calcitonin Gene-Related Peptide, Substanz P, TNF-Alpha, Interleukin1 Beta, Serotonin und Norepinephrin gegenüber den Kontrollgruppen enorm hohe Werte aufweist. Der tiefe pH-Wert dürfte Ausdruck der Energiekrise im Triggerpunkt sein (Ausdruck dafür, dass die Energiegewinnung nicht mehr über den Zitronensäurezyklus, sondern über den Milchsäurezyklus erfolgt). Die Erhöhung von Bradykinin und Serotonin zeigt wohl an, dass es in einem Triggerpunkt beschädigtes Gewebe gibt. Sie dürfte mit der Sensibilisierung der Nozizeptoren im Triggerpunkt in Zusammenhang stehen. Die Erhöhung von Substanz P und CGRP, die ja im Ganglion der peripheren nozizeptiven Neurone gebildet werden, ist wohl Ausdruck dafür, dass im Triggerpunkt (im Gegensatz zu seiner Umgebung) eine persistierende Nozizeption stattfindet.

Die Energiekrisen-Hypothese

Die bis dahin zusammengetragenen Befunde lassen sich zu einem hypothetischen Krankheitsmodell zusammenfassen **(Abb. 1.9)**. Dieses besteht aus einer Anzahl ineinander geschachtelter Teufelskreise.

1. Am Ursprung eines myofaszialen Schmerzsyndroms steht immer eine akute oder eine chronische *Überlastung* des betreffenden Muskels oder eine traumatische *Überdehnung* und seltener ein direktes Trauma des Muskels, evtl. durch eine tangential wirkende Kraft.
2. Sowohl die Überdehnung als auch die Überlastung kann zur Zerstörung von Myofibrillen führen oder auf Weg «A» oder «B» das myofasziale Syndrom in Gang setzen.
3. Die Traumatisierung einer Muskelstelle führt zu einer Fehlfunktion einer oder mehrerer *Endplatten*. Die *Fehlfunktion* besteht in einer dauernden geringen Freisetzung von Acetylcholin in den synaptischen Spalt, ohne dass dabei das Alpha-Moto-Neuron ein Aktionspotenzial aufweist.
4. Die Acetylcholin-Freisetzung führt zu einer Dauerdepolarisation der postsynaptischen Membran der Muskelfaser. Dieses Potenzial ist als spontane elektrische Aktivität der Endplatte registrierbar.
5. Die Annahme einer gewissen Distanz zwischen Endplatte und Kontraktionsscheibe oder -knoten favorisieren die Hypothese, dass die traumatische *Schädigung des sarkoplasmatischen Retikulums* der entscheidende Faktor des pathologischen Prozesses ist.

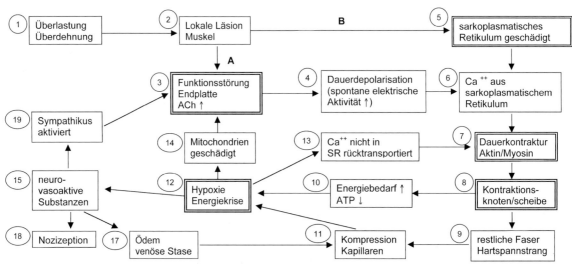

Dejung 1999 (adaptiert nach Simons, Mense, Dommerholt, Gröbli)

Abbildung 1.9: Pathophysiologie myofaszialer Schmerz-Syndrome.

6. Das Aktionspotenzial wandert auf der Membran der Muskelfaser in allen Richtungen und erreicht über die T-Tubuli das sarkoplasmatische Retikulum in der Muskelfaser. Hier bewirkt es die Dauerfreisetzung von Ca^{++}-Ionen in der Faser. Ein Leck im sarkoplasmatischen Retikulum hat denselben Effekt.

7. Die Aktin- und die Myosinmoleküle im Bereich der geschädigten Endplatte oder des lädierten Ca^{++}-Ionen-Behälters geraten unter Verbrauch des Energieträgers Adenosintriphosphat (ATP) in eine *Dauerkontraktur*.

8. Im Bereich der fehlfunktionierenden Endplatte entsteht ein *Kontraktionsknoten* oder eine *Kontraktionsscheibe* aus einer größeren Anzahl kontrakter Sarkomere. Eine Gruppe solcher Kontraktionszonen bildet den palpablen *Triggerpunkt*.

9. Der Rest der betroffenen Muskelfaser(n) wird überdehnt und bildet den palpablen *Hartspannstrang*.

10. Aus 7. und 8. folgt, dass sich im Bereich der betroffenen Muskelstelle der Vorrat an Energieträgern (ATP) erschöpft.

11. Die in 9. beschriebene Überdehnung der betroffenen Muskelfaser(n) führt zur Strangulierung von Kapillaren und damit zur *Ischämie* in der betroffenen Muskelregion.

12. Die Ischämie bewirkt eine Hypoxie. Der Sauerstoffpartialdruck sinkt im Triggerpunkt gegen Null ab. Damit wird die Bereitstellung neuer Energieträger unterbunden. Zusammen mit dem erhöhten ATP-Verbrauch (siehe 7. u. 10.) resultiert daraus eine *Energiekrise*.

13. Insbesondere fehlt ATP, um die Ca^{++}-Ionen vom Troponin zu lösen und in das sarkoplasmatische Retikulum zurückzutransportieren. Die Myosinköpfchen lösen sich darum nicht mehr von den Bindungsstellen der Aktinmoleküle. Die Kontraktur in den betroffenen Sarkomeren (Rigor-Komplex, siehe 7.) wird damit zum Dauerzustand (Teufelskreis).

14. Die Hypoxie schädigt die Mitochondrien und verstärkt so die Funktionsstörung der Endplatte (Teufelskreis).

15. Hypoxie und Energiekrise führen zur Freisetzung vasoneuroaktiver Substanzen: Bradykinin, Serotonin, Histamin u. a.

16. Dies führt in der Umgebung des Triggerpunktes zur Hyperämie.

17. Die vasoaktiven Substanzen erhöhen die Gefäßpermeabilität und erzeugen damit ein lokales Ödem. Dieses führt zu einer venösen Stase und zu einer Einflussstauung im Bereich der Arteriolen und verstärkt die Ischämie im Triggerpunkt (Teufelskreis).

18. Zusammen mit dem hypoxiebedingten Übergang zum Milchsäurestoffwechsel und der resultierenden Azidose sensibilisieren die vasoneuroaktiven Substanzen die Muskelnozizeptoren **(Abb. 1.10)**.

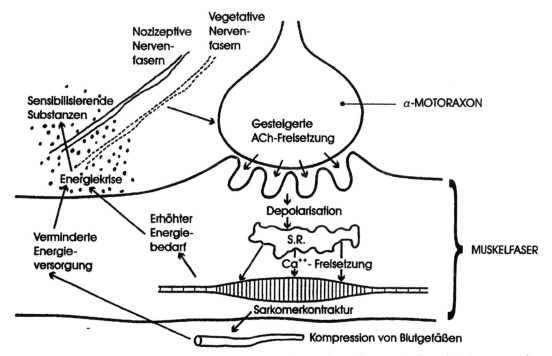

Abbildung 1.10: Darstellung der Endplattenhypothese der Triggerpunktentstehung. Elemente: erhöhte ACh-Freisetzung aus der geschädigten Endplatte – lokale Depolarisation – lokale Erhöhung der Ca-Ionen-Konzentration – lokale Kontraktur von Sarkomeren – Kompression der lokalen Blutversorgung – Energiekrise – Schmerz und weitere Schädigung der Endplatte [aus 260].

19. Die vasoneuroaktiven Substanzen aktivieren auch Afferenzen des autonomen Nervensystems. Insbesondere wird die Aktivität des Sympathikus verstärkt (dessen Fasern den Blutgefäßen folgen). Die Sympathikusaktivität erhöht die Acetylcholinfreisetzung der fehlfunktionierenden Endplatte beträchtlich (Teufelskreis). Dies belegen Studien mit Alpha-Rezeptoren-Blockern (Phentolamin, Phenoxybenzamin). Diese Substanzen können die EMG-Aktivität von Triggerpunkten stark hemmen und haben bei mehr als der Hälfte der geprüften Patienten die myofaszialen Schmerzen deutlich vermindert [175].

Ko-Faktoren

Vier weitere Zusammenhänge lassen sich am obigen Schema aufzeigen:

- Mangelnder Trainingszustand, sich ausdrückend in Minderkapillarisierung der Muskulatur und spärlicher Ausbildung der Mitochondrien, fördert die Entstehung der verschachtelten Teufelskreise. Mangelnder Trainingszustand wirkt sich an Position 12 als Begünstigung der Energiekrise aus, sodann auch direkt an Position 2 als Erhöhung der Lädierbarkeit des Muskels.
- Alle Einflüsse, welche den Muskeltonus erhöhen, wirken sich an Position 11 bei der Strangulierung der Kapillaren aus. Es wirken hier die Ko-Faktoren Nässe und Kälte, die Belastung des affizierten Muskels in verkürzter Stellung (Arthrosen u. a.), die Erhöhung der Muskelspannung bei Schmerzen in anderen Körperregionen (Triggerpunkte in benachbarten Muskeln, Gelenkserkrankungen, innere Erkrankungen) sowie die Erhöhung des Muskeltonus bei psychischer Spannung (Depression u. a.).
- Der vor allem von Gunn [149] aufgezeigte Zusammenhang, dass die Bildung von Hartspannsträngen (Position 9) die motorischen Nerven schädigen kann, beeinträchtigt direkt den Funktionszustand der Endplatte (Teufelskreis).
- Auf den Umstand, dass die Hypoxie (Position 12) stellenweise eine Nekrose erzeugen kann, dass diese Nekrose eine Entzündung mit Kollagen-bildenden Reparationsvorgängen zur Folge hat und dass die Retraktion dieses Narbengewebes sich der Kontraktur der Sarkomere (Position 7) überlagern kann, wird im nächsten Kapitel eingegangen.

Die Struktur eines Triggerpunktes

Mit freundlicher Genehmigung von Prof. Simons präsentieren wir hier seine Darstellung eines Triggerpunktes **(Abb. 1.11)**. Eine Gruppe von Kontraktionsknoten findet sich in der Endplattenregion in der Mitte der Muskelfasern. Daneben findet man in der Regel in der Region des Muskel-Sehnen-Übergangs weitere schmerzhafte Veränderungen, die Ansatz-Triggerpunkte.

Die Abbildung stellt dar, dass in einem Triggerpunkt in der Regel verschiedenen Kontraktionsknoten lokalisiert sind. Die Annahme, dass diese Kontraktionsknoten neben den motorischen Endplatten liegen, erklärt die Erscheinung, dass eine Akupunkturnadel in einem Triggerpunkt auf engstem Raum verschiedene lokale Zuckungen auslösen kann.

Die lokale Zuckungsantwort

Wer mit Nadeln Triggerpunkte behandelt, ist immer wieder erstaunt, welch eindrückliche Zuckungen des Hartspannstrangs auftreten, wenn die millimeterkleine auslösende Stelle im Triggerpunkt genau getroffen wird. In dieser Region sind durch minimales Verschieben der Nadel oft mehr als zehn Zuckungen hintereinander auslösbar. Jede dieser Zuckungen ist aber nur einmal zu provozieren, anschließend ist die gleiche Stelle nicht mehr erregbar. Die Zuckung ist meistens mit einem scharfen Schmerz verbunden. Eine lokale Zuckungsantwort lässt sich manchmal auch durch eine schnappende Palpation eines Hartspannstrangs auslösen. Hong und Torigoe haben das Phänomen 1994 erstmals am Biceps femoris eines Kaninchens sichtbar gemacht [167] **(Abb. 1.12)**. Gerwin hat die Zuckung des Hartspannstrangs bei Reizung des Triggerpunktes sonographisch dargestellt [138]. Die lokale Zuckungsantwort ist im Triggerpunkt auslösbar, im normalen Muskelgewebe daneben aber nie. Im Hartspannstrang ist eine Zuckung bis zu einer Distanz von 1 cm vom Triggerpunkt entfernt in abgeschwächter Stärke provozierbar [362].

Es ist nicht bekannt, wo und wie die lokale Zuckungsantwort entsteht. Sicher handelt es sich um einen spinalen Reflex ohne supraspinale Einflüsse, da die Zuckung nach Durchtrennung des Rückenmarkes eines Kaninchens nach einigen Minuten des spinalen Schocks weiter provozierbar bleibt, nach Durchtrennung des peripheren Nerven aber definitiv verschwindet [168].

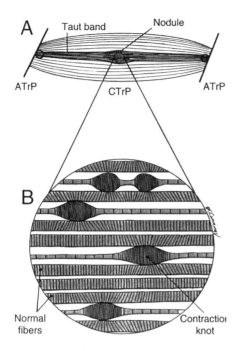

Abbildung 1.11: Schematische Darstellung eines Triggerpunktkomplexes. Der zentrale Triggerpunkt liegt in der Endplattenzone. Er enthält mehrere elektrisch aktive Loci und mehrere Kontraktionsknoten. Die kontrakten Sarkomere erzeugen zusammen den Hartspannstrang. An den Muskel-Sehnenübergängen gibt es weitere triggerpunktartige Strukturen. Im deutschen Sprachraum wurden sie bisher als Insertionstendinosen bezeichnet [aus 362].

Übertragener Schmerz

Das Phänomen des übertragenen Schmerzes ist von höchster Bedeutung für die Bewegungsapparat-Medizin. Es ist nicht begrenzt auf Triggerpunkt-Phänomene. Eine Schmerzausstrahlung aus dem Glenohumeral-Gelenk und aus dem Akromioklavikular-Gelenk in den lateralen Oberarm ist im klinischen Alltag häufig. Bogduk hat Ausstrahlungsgebiete von übertragenem Schmerz aus Fazettengelenken der Halswirbelsäule publiziert [33]. Nicht zu bezweifeln ist, dass die Schmerzübertragung aus aktiven muskulären Triggerpunkten das häufigste Phänomen dieser Art ist.

1938 hat Kellgren entdeckt, dass die Injektion von hypertoner Kochsalzlösung in Muskeln häufig Schmerzen auslöst, die in andere Körperregionen übertragen werden [199]. Travell und Simons haben 1983 die häufigsten Schmerzübertragungen aus muskulären Triggerpunkten kartographisch zusammengestellt [384]. In den letzten Jahren hat sich vor allem Mense [166, 255–265] mit dem Phänomen des übertragenen Schmerzes auseinandergesetzt. Er hält fest, dass viele Schmerzübertragungen außerhalb der Grenzen des einem Myotom zugeordneten Dermatoms zu finden sind. Die weit gehende Konstanz der Übertragungsmuster ist für ihn ein Indiz dafür, dass die Übertragung definierten anatomischen Wegen

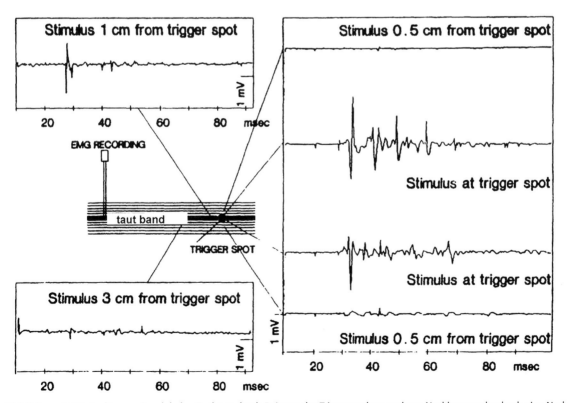

Abbildung 1.12: Auslösung einer lokalen Zuckung durch Reizung des Triggerpunktes und von Nachbargewebe durch eine Nadel [aus 167].

folgt. Der Autor trägt die Argumente zusammen, nach welchen einer Schmerzübertragung nicht nur die Verzweigung einer afferenten Nervenfaser oder der Axon-Reflex zu Grunde liegen könne. In Tierversuchen mit Ratten hat Mense mit Bradykinin-Injektionen eine experimentelle Myositis erzeugt. Durch Ableitungen an Hinterhorn-Neuronen zeigte er, dass durch solche Myositiden neue rezeptive Felder für eine Nozizeption entstehen, dass also die Neuronenpopulation zunimmt, die von Schmerzafferenzen erreicht wird. Er kommt zur Hypothese, dass die Hinterhornneurone einerseits Synapsen von hoher Effektivität besitzen, die immer durchgeschaltet werden, andererseits aber auch Synapsen von geringer Effektivität, die im Normalfall kein postsynaptisches Aktionspotenzial erzeugen. Er glaubt, dass durch Schmerzafferenzen im Hinterhorn Neurotransmitter freigesetzt werden, die über beträchtliche Strecken durch das Gewebe diffundieren können. Diese Substanzen würden die Synapsen von geringer Effektivität zur Funktion bringen und so stumme Schmerzafferenzen demaskieren. Eine Diffusion über die Segmentgrenzen wird postuliert. Sie erklärt das Phänomen, dass übertragener Schmerz die Dermatomgrenzen überschreiten kann. Diese Hypothese erklärt das klinisch bekannte Phänomen, dass die Intensität und das Ausbreitungsgebiet des übertragenen Schmerzes mit der Schmerzstärke an der Stelle der ursprünglichen Läsion zunehmen. Und sie macht plausibel, dass die Übertragung von Schmerz eine gewisse Zeit braucht, bei der Entstehung Minuten bis Stunden und bei der diagnostischen und therapeutischen Provokation mehrere Sekunden bis eine halbe Minute. Durch die Neurotransmitterhypothese wird einerseits die Konstanz der Übertragungsmuster erklärt, andererseits aber auch die Tatsache, dass in seltenen Fällen Schmerzübertragungen in weit entfernte, ungewöhnliche Gebiete zu beobachten sind.

Die oft große Distanz zwischen dem Ort der Schmerzursache und der Region des übertragenen Schmerzes ist verantwortlich dafür, dass Bewegungsapparatschmerzen bis anhin oft nicht verstanden wurden und unbehandelbar blieben. Uns scheint, es könne nur derjenige eine adäquate Schmerzmedizin am Bewegungsapparat betreiben, der das Phänomen des übertragenen Schmerzes als alltäglich in seine diagnostischen Betrachtungen einbezieht.

1.9

Chronische Schmerzen und Bindegewebe

Wir haben uns damit auseinanderzusetzen, dass bei chronischen Schmerzpatienten die von Travell und Simons beschriebenen Techniken [384] der Trigger-punkt-Kompression, der Triggerpunkt-Injektion und des Spray und Stretch wenig wirksam sind. Bindegewebstechniken dagegen haben auf chronische Schmerzen oft eine erstaunlich günstige Wirkung, auch wenn sie, wie z. B. das Rolfing [323] oder die posturale Integration, auf Haltungskorrektur und seelische Entspannung abzielen und nicht auf Schmerzverminderung.

Wenn man Schmerzpatienten untersucht, findet man in den Schmerzzonen häufig eine teigige Verquellung des Gewebes. Dies ist Ausdruck eines Ödems. Der Manualtherapeut sucht die Problemzone an der Wirbelsäule, indem er paravertebral eine Hautfalte fasst und der Dornfortsatzreihe entlangrollt. In der Gegend der erkrankten Struktur wird die Hautfalte dicker und das Gewebe empfindlich. Dieses Phänomen findet man auch um den Triggerpunkt herum. Der Hartspannstrang ist an der Stelle des Triggerpunktes etwas verdickt und verquollen. Erfahrene Triggerpunkt-Therapeuten spüren das kleine Ödem bei der Palpation und können dem Patienten voraussagen, wo eine gezielte und kräftige Palpation Schmerzen provozieren wird. Wenn Triggerpunkte gehäuft auftreten und stark aktiv sind, reicht die Verquellung oft über den Hartspannstrang hinaus. In gewissen Fällen ist ein ganzer Muskel davon betroffen. Im M. trapezius descendens findet man dieses Phänomen bekanntlich häufig.

Das kleine Ödem um den Triggerpunkt herum tritt v. a. bei akuten Schmerzpatienten auf. Bei chronischen Schmerzpatienten liegt der Triggerpunkt meistens in einem Knötchen verborgen, und die Schmerzreproduktion gelingt nur bei sehr präziser und kräftiger Palpation. Es ist offensichtlich, dass sich hier die ödematöse Zone in ein Bindegewebsknötchen umgewandelt hat. Eine größere ödematöse Verquellung findet man bei chronischen myofaszialen Schmerzsyndromen eher in der Zone des übertragenen Schmerzes.

Ödem und bindegewebige Veränderungen weisen zwingend auf entzündliche Vorgänge hin. Schon die primäre Läsion, die den Triggerpunkt erzeugt, dürfte oft eine kleine Nekrose verursachen. Glogowski und Wallraff [141] haben 1951 eine Destruktion von Myofibrillenstrukturen in Myogelosen gefunden. Fassbender fand 1975 bei elektronenmikroskopischen Untersuchungen von Myogelosen eine Degeneration von Myofilamenten im Bereich der I-Banden bis hin zur Nekrose der kontraktilen Substanz [112, 113] (**Abb. 1.13**). 1996 berichtete Reitinger über pathologische Veränderungen der Mitochondrien und eine Verschmälerung der I-Bande in Myogelosen [321]. Und Pongratz und Späth haben 1997 in schmerzhafter Muskulatur lokale degenerative Prozesse und Ödeme sowie in chronischen Stadien fibröse Veränderungen gefunden [311]. In der Muskulatur dürfte die Haupt-

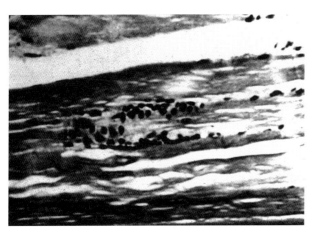 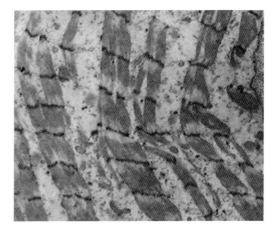

Abbildung 1.13: Patienten mit «Muskelrheumatismus». Links: ischämische Nekrose in einer Muskelfaser. Leukozyten umlagern die nekrotische Zone. Rechts: mottenfraßähnliche Filamentzerstörung [aus 113].

ursache von nekrotischen Prozessen eine verspannungsbedingte Ischämie sein. Man kann sagen, dass degenerative und reparative Vorgänge bei chronischen myofaszialen Problemen eine große Rolle spielen.

Ungeachtet ihrer Ursache laufen entzündliche Vorgänge immer nach demselben dreiphasigen Muster ab [57]. In einer ersten Phase wird die Nekrosezone hyperämisch, es tritt ein Exsudat ins Gewebe aus und durch Lücken in der Gefäßwand wandern Leukozyten und Makrophagen in die Nekrosezone. In einer zweiten Phase wandern aus intakten Kapillaren Angioblasten und Fibroblasten ins nekrotische Gewebe ein. Und in einer dritten, der Reparationsphase, erfolgt die Produktion von kollagenem Gewebe. Die Fibroblasten werden dabei durch das nekrotische Gewebe angezogen und bilden vorerst Proteoglykanmoleküle, welche das Ödem stabilisieren und eine gallertige Grundsubstanz bilden [275]. Dann veranlassen die Gene des Fibroblasten vermittelt durch Messenger-RNS dessen Ribosomen zur Produktion einer Tripelhelix, des Prokollagen-Moleküls [29]. Dieses lagert sich nach Verlust der endständigen Köpfe als Kollagenfaser in die Grundsubstanz ein. Nach rund zwei Wochen beginnt sich das frisch formierte Bindegewebe unter der Wirkung von Myofibroblasten zu kontrahieren [388], **(Abb. 1.14)**.

Für die bisherigen Ausführungen gibt es viele histologische Belege [29, 311, 374]. Die nachfolgende Hypothese allerdings muss erst noch verifiziert werden. Wir postulieren, dass in der Triggerpunkt-Region sich die beschriebenen Bindegewebsschrumpfungen den kontrakten Sarkomeren überlagern und diese fixieren. Es handelt sich dabei um einen Selbstheilungsversuch, der aber die ischämische Situation in einem Triggerpunkt und damit die Schmerzen perpetuiert. Es dürfte dies erklären, weshalb chronische myofaszi-

ale Schmerzsyndrome gegen Stretching und andere traditionelle Behandlungsmethoden therapieresistent sind.

Eine Dehnung kollagener Strukturen erfordert ein sehr langsames Einwirken größerer Kräfte über eine gewisse Zeit [212]. Derartige manuell ausgeführte Prozedere wurden erstmals von Ida Rolf an behinderten Kindern erprobt und beschrieben [323]. Durch solche manuelle Techniken lassen sich kollagene Fasern um ca. 5 % dehnen [32, 388]. Die manuellen Techniken, wie sie von Ida Rolf und ihren Schülern beschrieben wurden, dürften allerdings noch größere Längenveränderungen erzeugen. Man kann vermuten, dass dabei die elektrischen Bindungen der Kollagenfasern mit den Proteoglykanmolekülen gelöst werden und dass im Bindegewebe eigentliche Strukturveränderungen stattfinden.

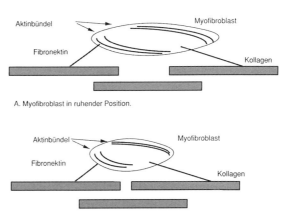

Abbildung 1.14: Die in der Reparationsphase neugebildeten Bindegewebsstrukturen beginnen sich nach zwei Wochen unter der Wirkung von Myofibroblasten zu kontrahieren [aus 388].

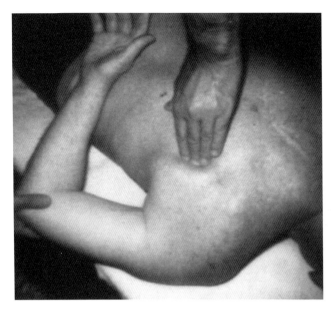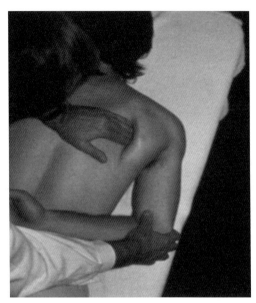

Abbildung 1.15: Links: chronischer Schmerzpatient mit adhärenten Faszien im Scapulabereich. Ursache dürften ischämische Entzündungsvorgänge mit Bildung von kontraktem Bindegewebe sein. Rechts: physiologische Verhältnisse.

Handgriffe, welche die hier beschriebenen Prinzipien therapeutisch umsetzen, werden in späteren Kapiteln eingehend beschrieben. Bei chronischen myofaszialen Schmerzsyndromen gibt es bindegewebige Veränderungen und Verkürzungen an verschiedenen Orten: im Knötchen um den Triggerpunkt herum, an anderen Orten im Hartspannstrang oder im benachbarten Muskel, in den Faszien und zwischen den Faszien zweier benachbarter Muskeln **(Abb. 1.15)**. Dies sind die Orte der manuellen Therapie.

1.10
Der neurogene Schmerz

> Every peripheral nerve laesion is usually likely to be
> followed by changes in the central nervous system.
> Siegfried Mense [264]

Die Unterscheidung eines nozizeptiven, eines neurogenen und eines im zentralen Nervensystem entstehenden Schmerzes ist nach Devor [88] heute allgemein anerkannt. Die Nervenmembranen sind bis zu einem gewissen Grade immer irritierbar, d. h. bereit, ihre Ionenkanäle zu öffnen. Unter normalen Verhältnissen findet die Reizbildung nur an den peripheren Nervenendigungen statt. Das ausgelöste Aktionspotenzial bewegt sich dann saltatorisch (bei myelinisierten Nerven) oder fließend (bei C-Fasern) nach proximal. Bei Verletzung eines Nerven findet eine explosionsartige Depolarisierung am Ort der Verletzung statt. An diesem Ort kann sich eine ektope Reiz-

bildung fest etablieren. Devor beschreibt, dass in einem verletzten Ischiasnerv einer Ratte nach drei Wochen 17 % aller A-Fasern eine spontane Entladung zeigen, sie bildet sich in der Folge wieder langsam zurück. Nach der vierten Woche zeigen 8 % aller C-Fasern eine Spontanentladung, die sich nur ganz langsam wieder zurückbildet. Die Spontanentladung findet eher in sensorischen als in motorischen Fasern statt. Die spontan entladenden Fasern haben auch eine tiefere Schwelle für eine Reizung durch mechanische, chemische und thermische Einflüsse. Bei myelinisierten Nerven scheint Wärme die ektope Reizbildung zu verstärken, bei unmyelinisierten Nerven ist eher Kälte reizprovozierend.

Die Nervenschädigungen, denen wir in unserem schmerzmedizinischen Alltag begegnen, haben in der Regel mechanische Ursachen. Manchmal sind es allerdings auch Folgen einer Zoster-Infektion. Meist sind es Druckläsionen, seltener sind es direkte Verletzungen. Die nachfolgenden Ausführungen stützen sich auf Lundborg [237, 238] und Mumenthaler [285].

Die mildeste Form der Läsion ist der *metabolische Leitungsblock.* Hier wird die lokale intraneurale Mikrozirkulation durch Druckkräfte unterbunden. Die Folge ist eine Sensibilitätsstörung, die aber nach Wegfall des Druckes unmittelbar wieder verschwindet. Bei einem Druck von ca. 80 mm Hg tritt eine intraneurale Ischämie auf. Überschreitet die Dauer des Druckes einige Stunden, so treten irreversible Schädigungen auf.

Der Zustand, bei welchem durch Druckkräfte oder durch eine Zerrung ein Schaden an der Myelinscheide

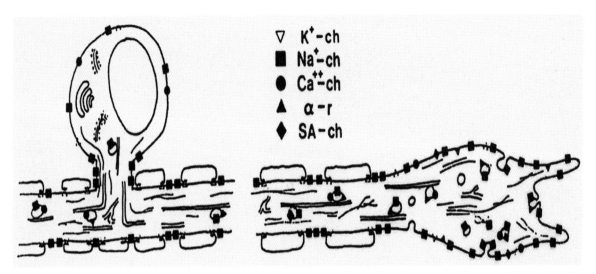

∇ K⁺-ch
■ Na⁺-ch
● Ca⁺⁺-ch
▲ α-r
◆ SA-ch

Abbildung 1.16: Vom Ganglion eines durchtrennten Nerven aus werden im Neurom Ionenkanäle in großer Zahl eingebaut. Dies führt zu einer Übererregbarkeit des Neuroms, die bis zur spontanen Reizbildung mit Entstehung von Spontanschmerzen gehen kann [aus 88].

eintritt, die Axon-Kontinuität aber erhalten bleibt, wird seit Seddon (1943) als *Neuropraxie* bezeichnet [348]. Neben einer Sensibilitätsstörung findet man hier oft motorische Ausfälle. Eine Neuropraxie kann sich innerhalb von Wochen bis Monaten wieder erholen. Oft bleiben aber Dauerschäden bestehen, zumindest die Leitgeschwindigkeit des Nerven erholt sich häufig nicht mehr ganz. Die Kompression eines Nerven stört immer den axonalen Transport. Es entsteht dabei eine erhöhte Vulnerabilität im distalen Bereich, manchmal wahrscheinlich auch proximal. Es können so Reizzustände an verschiedenen Engpassstellen in Serie auftreten, so genannte Double-Crush-Syndrome. Solche Zustände werden oft im Bereich der oberen Extremität diagnostiziert, der N. medianus resp. seine proximalen Anteile beispielsweise erscheinen dann gereizt in der Wurzelregion, in der Skalenuslücke, unter dem Pronator teres und im Karpalkanal.

Der Zustand, bei welchem die Kontinuität eines Axons zerstört ist, die bindegewebigen Anteile des Nervenstammes aber erhalten bleiben, wird als *Axotmesis* bezeichnet. Hier findet die so genannte Waller'sche Degeneration statt. Distal der Läsionsstelle degeneriert das Axon, die Markscheiden werden durch Schwannzellen und Makrophagen abgebaut. Proximal der Läsionsstelle proliferieren die Schwannzellen, sie bilden einen Wachstumskolben. Axonsprossen wachsen nach distal aus. Es ist wichtig, dass sie den distalen Stumpf wieder erreichen. Wenn dies nicht der Fall ist, bilden die auswachsenden Axone ein Neuromknötchen.

Wird der Nerv als Ganzes zerstört oder wird er verletzt mit einer massiven Narbenbildung, so bezeichnet man dies als *Neurotmesis*. Eine spontane Erholung ist jetzt nicht mehr möglich. Eine chirurgische Rekonstruktion sollte versucht werden. Oft endet eine Neurotmesis mit einem Narbenneurom und mit chronischen neurogenen Schmerzen durch ektope Reizbildung wie oben beschrieben. Nicht mehr behandelbare chronische Schmerzen sind oft die Folge **(Abb. 1.16)**.

Nach Nervenverletzungen gibt es spezielle Formen von pathologischer Reizbildung. Jänig [187, 188] beschreibt die Koppelung von sensorischen Bahnen an Schmerzafferenzbahnen in einer Weise, dass taktile Reize als Schmerz empfunden werden. Baron vertritt sogar die Ansicht, dass bei gewissen chronischen Schmerzen C-Fasern zu Grunde gehen. Eine Aussprossung von mechanorezeptiven A-Beta-Fasern würde dann eine persistierende Koppelung der Berührungs- mit der Schmerzafferenz erzeugen. Der Ausgang in eine Schmerzkrankheit würde so irrevisibel [19]. Rubin et al. [328] und Devor [88] beschreiben die Koppelung von sympathisch efferenten Bahnen an Schmerzafferenzbahnen. Dabei soll aus kleinen Knötchen im sympathischen Nerv Noradrenalin sezerniert werden, das zu Alpha-Adrenorezeptoren der verletzten Nervenstelle oder des Neuroms gelangt und die ektope Reizbildung im Schmerzafferenzsystem unterhält. Dies ist möglicherweise die pathophysiologische Grundlage der Kausalgie. Manchmal sprechen chronische Schmerzen nach Nervenläsionen auf systemisch appliziertes Phentolamin an und manchmal (freilich längst nicht immer) auf eine Sympathektomie.

Immer wieder wird die Ansicht vertreten, ein Hauptteil der Bewegungsapparatschmerzen würde auf Nervenkompressions-Phänomenen beruhen. Quinter und Cohen [315] weisen auf die Tatsache hin, dass es viele Schmerzen mit neurogenem Ursprung gibt, bei welchen keine neurologische Ausfälle auftreten und bei welchen auch die Resultate elektroneurographischer Untersuchungen normal bleiben. Die Autoren sind der Ansicht, dass die «referred pain»-Phänomene, wie sie von Travell und Simons dargestellt worden sind, ihre Ursache nicht in myofaszialen Triggerpunkten, sondern in peripheren Nervenkompressionen haben. Auch Butler [47, 48] hält periphere Nervenkompressionen für die Hauptursache von Bewegungsapparatschmerzen. Er hat eine Reihe von Dehnungstests entwickelt, mit welchen einzelne Nervenstämme selektiv mobilisiert werden können. So lassen sich nach diesem Autor die Konfliktzonen der Nervenstämme identifizieren. Die Mobilisation dieser Nervenstämme durch gezielte Bewegungen bildet auch die empfohlene Therapie. Gunn [149, 150] andererseits glaubt, dass chronische Läsionen von Nervenwurzeln Neuropathien erzeugen würden, die dann Schmerz und Verkürzung in peripheren Muskeln unterhielten. Myofasziale Triggerpunkte sind nach diesem Autor lediglich Folgen derartiger Vorgänge. Als Hauptpathologie wird ein Zirkelprozess postuliert, der als Elemente eine Wurzelkompression enthält und eine konsekutive Verspannung der paravertebralen Muskulatur, die ihrerseits die Zwischenwirbellöcher wiederum einengt und die Wurzelkompression verstärkt. Als Therapie empfiehlt Gunn das Dry Needling von Triggerpunkten in der paravertebralen Muskulatur.

Diesen Konzepten möchten wir nur eine partielle Richtigkeit zuerkennen. Triggerpunkte und übertragene Schmerzen liegen längst nicht immer im Innervationsgebiet desselben peripheren Nerven, wie Quinter dies glaubt. Dass seine Dehntests nicht selektiv an den Nervenstämmen wirken, gesteht Butler selbst zu. Dehnschmerzen können selbstverständlich auch bei Reizung myofaszialer Strukturen auftreten. Andererseits scheint uns Stretching eine ungeeignete Maßnahme zu sein, Entrapments zu beseitigen. Wir würden hier empfehlen, die Ursachen von Entrapments genauer zu analysieren und womöglich kausal zu beseitigen. Und zum Konzept von Gunn wäre zu sagen, dass myofasziale Schmerzsyndrome sich zwar oft radikulären Reizungen überlagern. Die Differenzialdiagnose primär muskulär/primär radikulär bereitet manchmal große Schwierigkeiten. Es gehen aber längst nicht alle Triggerpunkte in der Peripherie mit Störungen des Achsenorganes einher. Gerade in der Sportmedizin findet man überlastungsbedingte primäre Triggerpunkte in peripheren Muskeln in großer Zahl, die mit einer adäquaten Therapie behandelbar sind, ohne dass irgendwelche Folgen zurückbleiben.

Mumenthaler hat die große Ursachenvielfalt von Entrapments peripherer Nerven zusammengestellt [285]. Myofasziale Affektionen dürften manchmal zur Ursache von Nervenkompressionen werden, sei es, dass ein verkürzter Hartspannstrang einen Nerv komprimiert, sei es, dass eine Kompression im Gebiet des übertragenen Schmerzes infolge ödematöser Verquellung und retraktiver Fibrosierung entsteht. Letzterer Mechanismus könnte sehr wohl beim idiopathischen Karpaltunnelsyndrom eine Rolle spielen.

Travell und Simons [362, 384] listen die Muskeln auf, welche ihrer Meinung nach Entrapments verursachen können. Es sind dies, um einige Muskeln ergänzt: M. semispinalis capitis, M. frontalis, M. sternocleidomastoideus, Mm. scalenus anterior und medius, M. supraspinatus, M. pectoralis minor, M. coracobrachialis, M. brachialis, M. triceps brachii, M. supinator, M. pronator teres, Mm. flexor digitorum superficialis und profundus, M. flexor carpi ulnaris, M. extensor carpi radialis brevis, M. opponens pollicis, M. opponens digiti minimi, Mm. interossei der Hand, Mm. intercostales, Mm. rotatores und multifidii, M. iliacus, M. psoas, M. piriformis, M. sartorius, M. adductor magnus, M. peronaeus longus, M. soleus, M. extensor digitorium longus, M. flexor digitorum longus, M. abductor hallucis, Mm. interossei des Fußes.

Alle diese Muskeln können Nerven irritieren, ohne dass neurologische Ausfälle zu beobachten wären. Die Liste ist sicher nicht vollständig. Die adäquate Therapie besteht hier darin, die den Hartspann verursachenden Triggerpunkte gezielt zu behandeln und den Hartspannstrang damit zu detonisieren. Oft werden auch manuelle Bindegewebstechniken nötig sein, um eingeengten Nerven Platz zu verschaffen. Möglicherweise werden bei Patienten mit vielen Triggerpunkten an vielen Stellen kleine Nerven eingeengt, und es ist nicht ausgeschlossen, dass diese Entrapments zu chronischen Schmerzen etwas beitragen. Es ist dies vielleicht der Grund, warum ungezielte Bindegewebstechniken wie das Rolfing [323] bei chronischen Schmerzen oft eine erstaunlich gute schmerzlindernde Wirkung entfalten.

Wenn man aus dem Wissen über neurogene Schmerzen Lehren für die Praxis ziehen möchte, so kann man Folgendes sagen: Alle Operationen müssen unter größtmöglicher Schonung der Nerven durchgeführt werden. Eine Durchtrennung von Nerven, gedacht als Schmerzbehandlung, ist ein Kunstfehler und sollte aus dem Repertoire der Chirurgie definitiv verschwinden. Entrapments sollten bald behandelt werden, entweder chirurgisch oder durch eine adäquate Behandlung der verursachenden Hartspannstränge, damit nicht periphere neurogene Schmerzen zu einer zentralnervösen Chronifizierung führen. Davon handelt das nächste Kapitel.

1.11
Chronifizierung – Grenzen der Triggerpunkt-Therapie

Epidemiologie

Schmerzen, die länger als sechs Monate andauern, werden als chronisch bezeichnet [310]. Chronische Schmerzen haben keine klare biologische Funktion mehr, sie sind nutzlos, zerstörerisch und lebensfeindlich [223]. Zimmermann gibt für die damalige Bundesrepublik die Zahl von 3 Mio. chronischer Schmerzpatienten an. Bei etwa 15 % von ihnen würde es sich um problematische Schmerzpatienten mit langen «Patientenkarrieren» handeln [418]. Genaue Zahlen sind nirgends verfügbar, da eine einheitlich gehandhabte Klassifikation fehlt. Chronische Schmerzen verteilen sich nach Korff [211] wie folgt: Rückenschmerzen 41 %, Schulter-Arm-Schmerzen 23 %, Nackenschmerzen 19 %, Kopfschmerzen 9 %, übrige 8 %. Männer und Frauen leiden nach Korff gleich häufig unter chronischen Schmerzen. Der Altersgipfel liegt zwischen 40 und 50 Jahren.

Ursachen der Schmerzchronifizierung

Über die Ursachen der Schmerzchronifizierung ist in den letzten Jahren viel gerätselt worden. Einige postulieren, dass bei der primären Nozozeption die Schmerzstärke der entscheidende Faktor für die Auslösung von Chronifizierungsvorgängen sei. Sie schlagen vor, bei Operationen den hervorgerufenen Schmerz durch Lokalanästhesie zu dämpfen, um damit einen künftigen chronischen Schmerzzustand zu verhindern. Die Schmerzstärke allein kann aber nicht entscheidend sein, sonst würden alle Gichtpatienten nach schweren Anfällen ein chronisches Schmerzsyndrom entwickeln. Dies ist bekanntlich nicht der Fall.

Andere machen die lange Dauer von Schmerzen für das Anstoßen von Chronifizierungsvorgängen verantwortlich. Aber auch die Dauer der Schmerzanamnese kann nicht der entscheidende Faktor sein. Man erinnere sich an die Tausende von Coxarthrosepatienten, die jahrelang mit schwersten Schmerzen herumgehumpelt sind. Nach Einsetzen einer Totalprothese wird eine Mehrzahl von ihnen bald wieder schmerzfrei gehfähig. Manche von ihnen werden sogar wieder sportfähig.

Wir vertreten hier die Hypothese, dass ein wichtiger Faktor bei der Entstehung eines chronischen Schmerzes das Fortbestehen einer Nozizeption in der Peripherie ist. Diese Nozizeption kann in einer chronischen Erkrankung eines Gelenkes stattfinden. Es kann, wie im Kapitel 1.10 beschrieben, eine nicht ausgeheilte Verletzung eines Nervs nozizeptiv wirken.

Eine ganz wichtige persistierende Nozizeption dürfte aus muskulären Triggerpunkten herrühren. Da diese Schmerzquellen sehr klein sind und meist nicht dort lokalisiert sind, wo der Patient seinen chronischen Schmerz spürt, wird diese Chronifizierungsursache in der Regel übersehen.

Die Frage, ob bei chronischen Schmerzen organische Vorgänge oder psychosoziale Verursachung überwiegen, wird kontrovers diskutiert. Auch wenn man nicht annehmen kann, dass ein Schmerz ohne einen Organbefund allein durch psychische Probleme entstehen kann, so wirkt doch die Psyche auf mannigfaltige Weise bei der Schmerzchronifizierung mit. Das nächste Kapitel wird sich mit diesem Problemkreis eingehender auseinandersetzen.

Man muss annehmen, dass die Verursachung eines chronischen Schmerzproblems in der Regel komplex ist. Nie handelt es sich nur um ein zeitliches Problem. Die Chronifizierung besteht immer in mannigfaltigen Umbauprozessen im Schmerzafferenzsystem, die als Sensibilisierungsprozesse beschrieben werden können.

Periphere Sensibilisierung

Eine Gewebeschädigung führt nicht nur zur Aktivierung von Nozizeptoren, sondern auch zu deren Sensibilisierung. Vorerst sezerniert der Nozizeptor die Substanz P in die verletzte Umgebung, und eine Reihe von Entzündungsmediatoren sind an der Reaktion auf die Verletzung beteiligt: Bradykinin im Plasmaprotein, Serotonin (bei Gefäßläsion) aus Blutplättchen, Histamin aus Mastzellen und Prostaglandine, das ubiquitär im Gewebe freigesetzt wird. Substanz P ruft eine Hyperämie und ein lokales Ödem hervor. Die Entzündungsmediatoren breiten sich damit in der Umgebung aus. Über den Axon-Reflex gelangt die Substanz P auch in benachbarte Gebiete, welche damit in den Entzündungsbereich einbezogen werden (diese Vorgänge sind ausführlich beschrieben bei Mense [258, 264]). Die Nozizeptoren selbst erfahren eine Sensibilisierung durch eine Veränderung der Kinetik von Ionenkanälen [377]. Dies führt zu einer Senkung der Reizschwelle. Prostaglandin sensibilisiert dabei die Nozizeptoren für mechanischen Druck. Druck wird in der Folge als Schmerz empfunden. Dies dürfte eine Ursache dafür sein, dass Bewegungen schmerzhaft werden.

In den Gelenken wurden stumme Nozizeptoren nachgewiesen, die nur bei einem Entzündungszustand aktivierbar sind. In Tierexperimenten wurde zudem nachgewiesen, dass sich die Zahl der Nozizeptoren schon nach zwölf Tagen stark vermehrt hat, in gewissen Fällen bis zu einer Verdoppelung [258].

In der Regel wird eine verletzungsbedingte Entzündung durch Reparationsvorgänge gefolgt. Die Sensibilisierung bildet sich dabei wieder zurück. Dauert die Noziception nun aber an, beispielsweise in einem aktiven myofaszialen Triggerpunkt, so persistiert auch die Sensibilisierung. Es entsteht eine (peripher verursachte) Hyperalgesie.

Sensibilisierung im Hinterhorn

Erregbarkeit und Entladungsfrequenz des zentralen Neurons im Hinterhorn (hier folgen wir wiederum Mense [234]) sind abhängig von der Aktivität exitatorischer und inhibitorischer Synapsen, von welchen eine Nervenzelle oft mehr als tausend besitzt. Aus präsynaptischen noziceptiven Nervenendigungen wird Glutamat und Aspartat freigesetzt, welche an postsynaptischen Membranen Ionenkanäle für Natrium-Ionen öffnen und damit in den Zellen des zentralen Neurons ein Aktionspotenzial auslösen. GABA und Glyzin hingegen sind inhibitorische Transmitter-Substanzen. Sie öffnen Kanäle für negative Ionen und reduzieren damit die Erregbarkeit von postsynaptischen Zellen. Bei einem noziceptivem Einstrom wird die Erregbarkeit der Synapsen schon nach einigen Stunden gesteigert. In Tierversuchen konnte nachgewiesen werden, dass bei längerem postsynaptischem Zustrom inaktive Synapsen zu funktionieren beginnen, aktiviert wahrscheinlich durch Überflutung des Hinterhornes mit den Neuropeptiden L-Glutamat und Substanz P. Die Zahl der Neuronen, welche Afferenzen aus dem Gebiet einer Läsion erreichen, wird damit gesteigert. Es tritt dabei auch eine Vergrößerung der noziceptiven rezeptiven Felder in der Peripherie auf. Kocher, Tölle und Zieglgänsberger sind sogar der Ansicht, dass die zwei Substanzen mit der Zeit das Genom der Zellen des zweiten Neurons so aktivieren können, dass die Umsetzung von genetischen Informationen in Strukturinformationen langfristig verändert wird. Die Reaktionsfähigkeit des zweiten Neurons verändert sich dabei manchmal bis zur spontanen Reizbildung [208]. Ein chronisches Schmerzsyndrom breitet sich manchmal symmetrisch auf beide Körperseiten aus. Diesem Phänomen dürfte ebenfalls die Diffusion von Neurotransmittersubstanzen über beide Hinterhornhälften zu Grunde liegen.

Sensibilisierungsvorgänge im Gehirn

Über solche Vorgänge sind nur Bruchstücke bekannt. Erweiterte Kenntnisse darüber wären wünschenswert, da sie Licht auf die Einflüsse werfen könnten, welche psychische Prozesse auf die Schmerzchronifizierung ausüben.

1991 hat Di Piero [89] mit der Positronenemissions-Tomographie gezeigt, dass Patienten mit chronischem neurogenem Schmerz einen Hypometabolismus im Thalamus aufweisen. 1996 haben Jeanmonod et al. nachgewiesen, dass bei chronischen neurogenen Schmerzen die schmerzhemmenden deszendierenden Einflüsse aus dem Thalamus verloren gehen. Es entsteht dabei eine sich selbst aufrechterhaltende chronische Hyperpolarisation von Zellmembranen im Hypothalamus. Diese charakterisiert sich durch niederschwellig aktivierbare ungeordnete oder rhythmische Entladungen in diesem Areal. Diese Hyperpolarisation ist offenbar durch eine stereotaktische Thermokoagulation von Arealen im medialen Thalamus zu beseitigen. Jeanmonod berichtet, dass damit bei 71 % seiner Patienten die chronischen Schmerzen zu 50 bis 100 % zu lindern sind [192].

Dass bei chronischen Schmerzpatienten strukturelle Veränderungen im zentralen Nervensystem vorliegen, wird durch einen merkwürdigen Fallbericht von Soyka [364] nahe gelegt. Bei einer 55-jährigen Frau war es nach einer 12 Jahre zurückliegenden Bandscheibenoperation zu einem schweren lumbalen Schmerzsyndrom gekommen. Die Frau wurde stehunfähig und von intrathekaler Morphinapplikation abhängig. Im Zuge eines abgesprochenen Morphinentzuges kam es zu einem epileptischen Anfall mit einem Kreislaufversagen und einer zerebralen Hypoxie. Die Patientin entwickelte dadurch ein amnestisches Syndrom, das die Erinnerung für die letzten zwanzig Jahre auslöschte und damit auch für die gesamte Schmerzkrankheit. Die Patientin wurde schmerzfrei wieder gehfähig und benötigte keine Medikamente mehr. Die Schmerzen blieben auch verschwunden, als die Frau ihr Gedächtnis langsam wieder zurückgewann.

Sympathisch aufrechterhaltener Schmerz

Im Jahre 1900 hat Sudeck die akute Knochenatrophie im Rahmen einer «entgleisten Heilentzündung» beschrieben [367]. Diese Krankheit beginnt mit einem Stadium I mit lokaler Entzündung, mit Überwärmung, Rötung, Ödem, Hyperhidrosis und vermehrtem Haarwachstum. Nach einer gewissen Zeit geht sie in ein Stadium II über, in welchem die Haut kühl und livide wird und man im Röntgenbild eine kleinfleckige Demineralisierung von Skelettanteilen findet. Schließlich endet sie in einem Stadium III, das von Haut- und Muskelatrophien und von Kontrakturen geprägt ist und eine großwabige Osteoporose zeigt [35, 152]. Für den Morbus Sudeck (Synonyme: Algodystrophie, sympathische Reflexdystrophie, komplexes regionales Schmerzsyndrom I ohne und II mit einem Nervenschaden) sind in der Regel Verletzungen ursächlich. Manchmal sind diese allerdings äußerst geringfügig. In der Pathogenese des Morbus Sudeck spielt eine Überreaktion des sympathischen Nervensystems eine große Rolle. Mense allerdings glaubt, dass keine Überaktivität des Sympathikus vorliegt, sondern eine Übersensitivität der Gefäße auf sympathische Transmittersubstanzen [264]. Sekiguchi stellte 1996 bei Sympathektomie von Ratten eine sehr starke Anhebung der Schmerzschwelle fest [349]. Eine Zeit lang hat man therapieresistente Sudeck-Patienten mit einer Sympathektomie operativ behandelt. Dieses Verfahren ist aber von den meisten Chirurgen wieder verlassen worden, da die langfristigen Resultate doch nicht so günstig sind, wie man sich dies erhofft hatte. Die Therapie der Wahl ist heute Kalzitonin und Kortison [115].

Jänig hat sich mit diesen Problemen in vielen Arbeiten auseinandergesetzt [187–189]. Nach diesem Autor kann die Aktivität efferenter sympathischer Neurone die nozizeptiven afferenten Neurone sensibilisieren, vor allem in einem Gebiet, das eine Gewebeverletzung durchgemacht hat. Dies kann sowohl humoral durch Noradrenalin als auch nach einer Nervenläsion durch Sprossung eines sympathischen Axons mit Koppelung an das nozizeptiv afferente Neuron stattfinden. Nach Jänig gibt es allerdings hinsichtlich der «Sympathischen Reflex-Dystrophie» mehr Fragen als Antworten.

Die Ursachen der Intensivierung sympathischer Reflexaktivität sind unbekannt, und ebenso ist nicht bekannt, warum manchmal ein lokales oder regionales myofasziales Schmerzsyndrom unter Entwicklung sudeckoider Symptome unbehandelbar wird. Eine ossäre Dystrophie wird dabei in der Regel allerdings nicht gefunden.

Fibromyalgie

Der Name Fibromyalgie wurden von Hench 1977 erstmals gebraucht [160]. 1990 hat das American College of Rheumatology Diagnosekriterien für diese Krankheit aufgestellt:

- ausgedehnte Schmerzen in mindestens drei Körperregionen seit mehr als drei Monaten
- mindestens 11 von 18 definierten Schmerzpunkten sind bei Druck von 4 kg deutlich schmerzhaft. Sie werden als *tender points* bezeichnet [412].

Fibromyalgie lässt sich als ausgedehnte Allodynie beschreiben [331].

Die Prävalenz der Fibromyalgie hat nach Müller [280] in der Literatur ein Spektrum von 0,7 % bis 3,2 %. Das Geschlechterverhältnis beträgt 5:1 zu Lasten der Frauen. Die Fibromyalgie kommt in allen Kulturen vor [340]. In 50 % der Fälle beginnt der Schmerz in der Lumbalregion. Die Krankheit hat typische Begleitsymptome: Schlafstörungen, Spannungskopfweh, funktionelle Herz- und Magenbeschwerden, depressive Verstimmung [281]. Differenzialdiagnostisch ist sie vor allem von der Polymyalgia rheumatica, der

chronischen Borreliose, der Polymyositis und anderen rheumatischen Systemerkrankungen sowie von der Hypothyreose abzugrenzen [331]. Die Einnahme des Cholesterin-Senkers Atorvastatin (Sortis®), eines HMG-CoA-Reduktase-Hemmers, kann ein Fibromyalgie-ähnliches Schmerzsyndrom auslösen [10]. Fibromyalgie ist eine lebenslange Erkrankung. Es ist wichtig, die Patienten vor überflüssiger Diagnostik und nutzloser Chirurgie zu bewahren.

Im Liquor von Fibromyalgie-Patienten findet man einen erhöhten Spiegel von Substanz P als Beleg für erhöhte synaptische Aktivität, und als Zeichen einer verminderten Schmerzhemmung findet man im Serum einen tiefen Serotonin-Spiegel [331].

Viele Autoren halten die Fibromyalgie für ein komplexes Krankheitsgeschehen mit multifaktorieller Ursache [331]. Es gibt primäre und sekundäre Fibromyalgien [331]. Whiplash-Patienten haben 18 Monate nach dem Unfall in 22 % der Fälle eine Fibromyalgie entwickelt [45]. Wolfe [412] legt signifikante Daten vor, die zeigen, dass Fibromyalgie-Patienten erhöhtem psychosozialem Stress ausgesetzt sind. Sie haben ein tieferes Ausbildungsniveau als Gesunde, haben ein schlechteres Gesundheitsverhalten einschließlich Übergewicht und Rauchen, ihre Scheidungsrate ist höher, und Angst und Depression kommen bei Fibromyalgie-Patienten häufiger vor. Auch Schochat [344] weist bei süddeutschen Frauen nach, dass das Einkommen von Erkrankten unter dem Bevölkerungsdurchschnitt liegt und Fibromyalgie-Patientinnen häufiger alleinstehend sind. Man kann vielleicht daraus schließen, dass ähnlich wie beim Morbus Sudeck auch bei der Genese der Fibromyalgie eine erhöhte Daueraktivität des sympathischen Nervensystems eine Rolle spielt.

Die Ansicht, dass es sich bei der Fibromyalgie im Kern um eine Neurotransmitterstörung handelt, gewinnt aber wieder die Oberhand, seit bei etwa der Hälfte der Fibromyalgiepatienten mit peroraler und v. a. mit intravenöser Applikation des 5-HT-3 Rezeptor-Antagonisten Tropisetron eine deutliche Schmerzreduktion nachgewiesen wurde [312, 376].

Die Behandlung chronischer Schmerzpatienten

Wichtig ist, dass man die zwei Krankheiten «Fibromyalgie» und «myofasziales Schmerzsyndrom» zu unterscheiden lernt. Die Fibromyalgie ist eine Krankheit mit unbekannter Genese. Eine wirklich erfolgreiche Therapie der Fibromyalgie ist bis heute nicht bekannt. Myofasziale Schmerzsyndrome hingegen haben eine eruierbare mechanische Ursache, und es liegt ihnen mit myofaszialen Triggerpunkten ein definiertes pathologisches Substrat zugrunde. Sie sind ungleich viel häufiger. Und sie sind mit einer Triggerpunktbehandlung mindestens prinzipiell heilbar. Ein myofasziales Problem entsteht lokal. Es kann sich ausbreiten und zum regionalen Schmerzproblem werden. Wenn es sich generalisiert, wird es einer primären Fibromyalgie allerdings immer ähnlicher, seine Behandelbarkeit nimmt ab und kann mit der Zeit gegen Null tendieren.

Ein chronischer Schmerz ist mit Triggerpunkttherapie nur behandelbar, wenn seine Ursache zur Hauptsache in einer myofaszialen Störung besteht. Es ist anzunehmen, dass bei solchen Patienten die persistierende Nozizeption aus muskulären Triggerpunkten ursprünglich die zentralen Chronifizierungsprozesse angestoßen hat. Diese zentralen Prozesse scheinen interessanterweise reversibel zu sein, wenn es gelingt, die muskulären Schmerzursachen in der Peripherie zu beseitigen. Dazu ist sowohl eine präzise Behandlung aller Triggerpunkte der erkrankten Region notwendig, als auch eine mechanische Behandlung des Gebietes der primären Sensibilisierung in der Peripherie. Die Therapie der Wahl dazu ist die manuelle Triggerpunkt- und Bindegewebsbehandlung. Oft ist es nötig, die allodynischen Gebiete in der Peripherie mit einer Lokalanästhesie vorzubehandeln, damit der Patient die Therapie gut erträgt. Auch die zeitweilige Applikation von Steroiden, die man dem Lokalanaesthetikum beimischt, ist hilfreich. Man wird großzügig nichtsteroidale Antirheumatika einsetzen. Und der Patient, der oft eine schmerzbedingte Kinesiophobie entwickelt hat, sollte wieder zu Eigenaktivität ermuntert werden.

In der Regel gelingt eine solche Therapie nur bei Patienten mit einer positiven Einstellung. Sie wird, da sie auf den Rückbau zentraler Chronifizierungsvorgänge abzielt, in jedem Fall keine kurze sein. Dies kann zu Problemen mit den Kostenträgern führen. Man kann aber hoffen, dass sich die Lage der zahllosen chronischen Schmerzpatienten entscheidend verbessern wird, wenn sich die Triggerpunkt-Therapie in unserem Gesundheitswesen breit etabliert. Wenn allerdings nach zeitweiliger Besserung immer wieder Rezidive auftreten, so sollte man nicht zögern, nach anderen, nichtmuskulären Nozizeptionsquellen als Ursache für den chronifizierten Schmerz zu suchen.

1.12

Psyche und Muskulatur
Psychosomatik

Viele myofasziale Schmerzsyndrome haben klare Ursachen: Überlastungen des Bewegungsapparates oder Unfälle. Bei anderen sind die Ursachen nicht so klar, obwohl die Schmerzen offensichtlich auch in der Muskulatur entstehen. Viele vermuten hier psychosomatische Schmerzursachen.

Natürlich können im weiteren Sinne auch Unfallfolgen als psychosomatische Störungen aufgefasst werden. Bei vielen Unfallpatienten lassen sich Selbstschädigungstendenzen vermuten oder nachweisen. Boss [38] rechnet, dass 80 bis 90 % aller Unfälle aus unbewussten Fehlhandlungen resultieren. Eine kleine Gruppe von rund 5 % der Verkehrsteilnehmer würde gegen 80 % aller Unfälle verursachen. Die Unfallverursacher würden sich dabei nicht durch Intelligenzdefizite oder Koordinationsstörungen des Bewegungsapparates auszeichnen, wohl aber durch auffälliges Sozialverhalten (z. B. Abbruch von Schule und Lehre, erhöhte Scheidungsrate usw.) und durch pathologische Befunde im Rorschachtest. Auch Uexküll [386] postuliert ein spezifisches Persönlichkeitsprofil des so genannten «Unfallmenschen». Ein Mensch, der in einen Unfall verwickelt wird, würde mit weit höherer Wahrscheinlichkeit einen zweiten Unfall erleiden, als dies bei der Durchschnittsbevölkerung geschieht.

Auch bei denjenigen myofaszialen Syndromen, die durch Überlastung der Muskulatur verursacht werden, lassen sich ähnliche Überlegungen anstellen. Bei vielen Patienten hat man den Eindruck, dass sie nicht daran gewöhnt sind, auf Überforderungssignale ihres Körpers zu achten. Manche Patienten überlasten sich allerdings in der heutigen Zeit auch, weil sie sich von ihren Arbeitgebern unter Druck gesetzt fühlen oder weil sie Angst haben, ihren Arbeitsplatz zu verlieren. Etliche dieser Patienten wirken auf den Untersucher als psychisch alteriert. Viele Ärzte und noch mehr die Versicherer betrachten solche Schmerzpatienten als rentenbegehrlich, vor allem wenn es sich bei ihnen um ausländische Arbeitnehmer handelt [210]. Ihre Störungen erweisen sich oft als therapierefraktär.

Jeder Arzt wird laufend mit der Frage konfrontiert, wie viel an der Symptomatik einer Krankheit physiologisch verursacht wird und wie viel psychosomatisch bedingt ist. Der Begriff «psychosomatisch» wurde vom deutschen Arzt A. Heinroth 1818 erstmals verwendet [zit. nach 235]. Nach Uexküll [172] leiden heute 25 bis 30 % aller Patienten des niedergelassenen Arztes hauptsächlich unter funktionellen Störungen. Nach einer Scheidung würden nach dem gleichen Autor sogar 85 % aller Frauen neu körperliche Symptome entwickeln.

Über das Zusammenwirken physiologischer und psychischer Faktoren besteht nach Uexküll [172] bis heute keine eigentliche Theorie. Alle biologischen Systeme und der Mensch vielleicht am meisten sind von großer Komplexität. Viele biochemische Abläufe sind ganzheitlich organisiert, unterliegen vererbten Rückkoppelungsmechanismen und entwickeln sich teleologisch auf genetisch vorgegebene Zielzustände hin. Da biologische Systeme in der Lage sind, durch Erfahrung zu lernen, verändern sie sich ständig [386]. Was wir durch Innenschau oder bei Beobachtung von Verhalten als psychisch wahrnehmen, ist immer an biochemische Vorgänge gekoppelt. Das Psychische ist aber von derartiger Komplexität, dass ihm ein organisches Korrelat nur in Ansätzen beigeordnet werden kann. Es hat zudem eine transzendentale Seinsqualität, die auf nichts anderes zurückgeführt werden kann.

Die Rolle des Sympathikus

In der Regel gehen die als psychosomatisch imponierenden Störungen mit einer chronischen Veränderung der Affektlage einher [3]. Boss [38] unterscheidet diese organneurotische Funktionsstörung von der sinnhaltigen Symptombildung der Hysterie und anderer Neurosen. Die krank machenden Affekte sind dabei Begleiterscheinungen von dauernd intendiertem Kampf- oder Fluchtverhalten [235]. Dabei kommt es immer zu einer Überfunktion des sympathischen Nervensystems. Diese steigert Puls und Blutdruck, Schweißsekretion, die Durchblutung der Haut und den Grundtonus der Muskulatur. 1994 haben Mc Nulty et al. [250] gezeigt, wie psychologischer Stress (in Form von Rückwärtszählen in Siebnerschritten auf Zeit) die elektromyographische Aktivität eines Triggerpunktes stark steigert **(Abb. 1.17)**, während die Aktivität des benachbarten Muskelgewebes unbeeinflusst bleibt. Banks et al. [17] ergänzen diese Resultate durch die Feststellung, dass die stressbedingte Aktivitätszunahme eines Triggerpunktes durch autogenes Training stark reduziert werden kann. Diese zwei Arbeiten sind von großer Bedeutung, da sie erstmals den physiologischen Mechanismus sichtbar machen, mittels welchem erhöhte seelische Erregung zu Schmerzverstärkung führen kann.

Depression und Muskeltonus

Maurer-Groeli zeigte 1973, dass von 41 psychiatrisch hospitalisierten depressiven Patienten 50 % an Nackenschmerzen und 31 % unter Lumbalschmerzen litten. Die Autorin referiert verschiedene EMG-Untersuchungen bei Depressiven, die alle über eine erhöhte Motoneuronen-Aktivität in verschiedenen Körperbereichen berichten [Ritschl, Sracek und Skrabal, Whatemore und Ellis, Schwartz, alle zitiert nach 244]. Auch Hasenbring [157] beschreibt einen erhöhten Muskeltonus bei Depressiven. Sie berichtet, dass Depressive bei einem Bandscheibenvorfall in 80 % der Fälle von einer Operation nicht profitieren würden. Die Diagnose einer Depression wurde dabei mit dem Beck-Depression-Inventar gesichert, das eine Sensitivität von 90 % und eine Spezifität von 75 % aufweist. Hasenbring sieht die erhöhte Schmerzempfindlich-

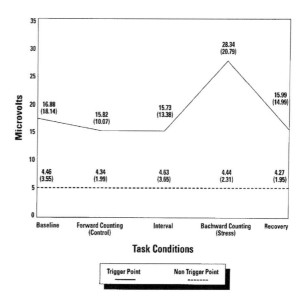

Abbildung 1.17: Unter Stress und einer erhöhten Erregung des Sympathikus ist die elektrische Aktivität eines Triggerpunktes signifikant erhöht. Dies ist eine Möglichkeit, wie die Psyche ein Schmerzgeschehen beeinflussen kann [aus 250].

keit auch im Zusammenhang mit einer verminderten Endorphin-Produktion der Patienten als Folge ihrer Inaktivität. Sicher ist bei Vorliegen einer Depression das Schmerzerleben wie alle anderen Lebensbereiche auch negativ gefärbt.

Verdrängung und Muskeltonus

Schon 1894 hat Freud [122] im Aufsatz über «Abwehr-Neuropsychosen» beschrieben, wie unerträgliche seelische Vorstellungen unschädlich gemacht werden können, indem ihre Erregungssumme ins Körperliche umgesetzt wird. Freud hat diesen Vorgang als Konversion bezeichnet. Alexander [3] hat Konversionssymptome als symbolischen Ausdruck emotional aufgeladener psychologischer Inhalte betrachtet und als Versuch, die angstmachende emotionale Spannung zu entladen. Er unterscheidet diese Art einer psychosomatischen Affektion von der vegetativen Neurose, bei welcher sich emotionale Zustände lediglich durch eine Überfunktion des vegetativen Nervensystems auf Organe auswirken (siehe oben). Im Bereich der Motorik analysiert die frühe Psychoanalyse vor allem hysterische Lähmungen, Ticks, Fehlleistungen und Zwangshandlungen. Reich [319] hat später die Lehre Freuds von der Bildung einer Charakterstruktur zur Abwehr nicht bewältigbarer Triebregungen weiter entwickelt und den Begriff der Charakterpanzerung geprägt, bei welcher die verspannte Muskulatur die Affektentwicklung hemmen würde. Mehr noch als Freud hat Reich die Bedeutung der Sexualität bei der Entstehung von psychischen Konflikten betont. Er hat den Orgasmusreflex und dessen Hemmung durch Muskelverspannungen erstmals beschrieben. Die Reaktionen verschiedener Anteile des Bewegungsapparates auf seelische Konfliktsituationen wurden allerdings von der Psychoanalyse nie gründlich erforscht.

1989 hat Rosenberg [325] versucht, bestimmten Affekten einzelne Muskelverspannungen zuzuordnen: Sorge und Ärger dem M. frontalis und dem M. occipitalis, Scham und Schüchternheit dem M. orbicularis oculi, Panik dem M. levator palpebrae, Aggression dem M. masseter und dem M. temporalis, Wut dem M. sternocleidomastoideus und dem M. zygomaticus, Abscheu dem M. orbicularis oris, Trauer und zurückgehaltene Tränen dem M. trapezius descendens, Angst allen Muskeln, welche die Schultern hochziehen, Verlangen und Sehnsucht dem M. pectoralis major, Freude dem M. latissimus dorsi, Stolz den Mm. rhomboidei, Selbstbehauptung dem Zwerchfell, sexuelle Gefühle dem M. rectus abdominis, Verletzlichkeit dem M. psoas, Verlustangst dem M. levator ani, Tendenz festzuhalten dem M. glutaeus maximus und den Adduktoren, sodann den kurzen Zehenbeugern, Unsicherheit schließlich den langen Beinmuskeln. Der Umgangssprache sind Zusammenhänge zwischen Charakter und Körperhaltung wohl bekannt. Sie spricht von aufrechten, hartnäckigen, halsstarrigen, verdrehten, vom Schicksal gebeugten, unterwürfigen und rückgratlosen Menschen [235].

Übertragungsphänomene in der Schmerzmedizin

Jeder Schmerzpatient hat vorerst den Wunsch, von seinen Schmerzen befreit zu werden. Schon bei der Erstkonsultation unterscheiden sich aber die einzelnen Patienten stark von einander. Die einen sind überängstlich, die anderen sind anspruchsvoll, einige sind gewissenhaft und wollen keine «überflüssigen» Kosten verursachen, andere betrachten ihre Krankheit als unverzeihliche Schwäche [16]. Nur eine Minderzahl unserer Patienten hat zu ihrem Schmerz ein sachliches Verhältnis.

Wenn nun ein Schmerzproblem aus objektiven Gründen schwierig zu beeinflussen ist oder wenn die Lebenssituation des Patienten schwierig ist, kann sich seine Motivation verändern. Viele Patienten regredieren dann, und frühkindliche Haltungen werden in die aktuelle Situation übertragen. Für manche wird dabei Schmerz und Krankheit zu einem Symbol von seelischem Schmerz, den sie einst in ihrer Kindheit erlitten hatten. Einige Patienten halten an ihrer Krankheit fest, da sie so eine Krise ihres Selbstwertgefühles vermeiden können [104]. Für manche Patienten ist das Leiden eine Besänftigung neurotischer Schuldgefühle. Ihr Verhalten scheint von Selbstbestrafungstendenzen

gesteuert, die sie an schmerzverursachendem Verhalten festhalten lässt. Viele Menschen haben ein negatives Bild von sich selbst und tun alles dafür, dass sich ihre negativen Erwartungen erfüllen (siehe auch Watzlawick: «Anleitung zum Unglücklichsein» [401]). Einige Menschen gehen zum Arzt, um zu beweisen, dass ihnen niemand helfen kann («Koryphäen-Killer-Syndrom» [23, 365]). Manchmal sind der masochistischen Grundhaltung aggressive Tendenzen beigemengt. Der Patient beginnt, verschiedene Ärzte gegeneinander auszuspielen. Schuldzuweisungen nehmen überhand (die Schmerzen haben begonnen, als mir der Arzt XY eine Injektion gemacht hat usw.). Wenn der Patient vom rationalen Umgang mit seiner Schmerzkrankheit abweicht, ist der therapeutische Erfolg zweifelhaft. Nach Hasenbring [158] ist Hilf- und Hoffnungslosigkeit ein wichtiger Prädiktor für einen schlechten Ausgang einer Behandlung. Und nach Thali et al. [371] ist Unzufriedenheit am Arbeitsplatz ein Hauptrisikofaktor für eine psychogene Schmerzchronifizierung.

Über den Umgang mit Schmerzpatienten

Ohne dafür ausgebildet zu sein, ist jeder Schmerztherapeut mit der Aufgabe konfrontiert, die psychischen Alterationen seiner Patienten zu akzeptieren und zu versuchen, sie zu beeinflussen. Vorerst ist es natürlich wichtig, dass der Therapeut davon überzeugt ist, dass er mit seinem therapeutischem Instrument – der Triggerpunkt-Therapie – in günstigen Fällen myofasziale Schmerzsyndrome nachhaltig beeinflussen kann, auch wenn diese schon chronisch geworden sind. Sodann sollte er seine Patienten ernst nehmen und offen sein, auch wenn er sagen muss, die Schmerzursache sei ihm unklar und eine Heilung scheine ihm ungewiss zu sein. Wichtig ist, dass der Schmerztherapeut für seine Patienten langdauernd und zuverlässig eine Verantwortung übernimmt. Situationen sollten vermieden werden, die Balint als Verzettelung der Verantwortung bezeichnet hat [16]. Die heute weit verbreiteten Schmerzkonferenzen sind eine starke Verführung in diese Richtung. Der Therapeut sollte dem Patienten gegenüber eine Haltung «I'm o.k. – you're o.k.» einnehmen, wie Harris sie beschrieben hat [154], auch wenn er Einblick in die seelischen Verstrickungen seines Patienten und in dessen Mängel an innerem Wachstum gewonnen hat. Zum Ernstnehmen des Patienten gehört auch, dass der Therapeut sich Klarheit verschafft über die Beziehungen des Patienten, über seine berufliche und über seine finanzielle Situation.

Die kleine Psychotherapie des Schmerztherapeuten

Manuelle Triggerpunkt-Therapie und Dry Needling sind starke Interventionen. Sie sind schmerzhaft und treten dem Patienten sehr nahe. Nicht selten lösen sie seelischen Schmerz aus, und der Patient beginnt zu weinen. Dies ist ein großer Vertrauensbeweis des Patienten und zeugt von Mut und Lebendigkeit. Affektäußerungen sind immer eine große Chance in der Aufarbeitung psychosomatischer Zusammenhänge. Der Therapeut sollte offen sein und ohne Wertung und ohne Stellung zu nehmen hören, was den Patienten bewegt. So kann vielleicht Klarheit darüber entstehen, was die Schmerzkrankheit im Leben des Patienten bedeutet, und dieser kann unter Umständen ein neues Verhältnis zu seinen Schmerzen entwickeln.

Bis zu einem gewissen Grade ist die Durchführung einer längeren Schmerztherapie nur möglich, wenn der Therapeut hellhörig die allfälligen unbewussten Tendenzen eines Patienten erkennt und sie nicht persönlich nimmt. Solche unbewussten Tendenzen äußern sich etwa in einer unerschütterlichen Heilserwartung ohne realistische Grundlage, in Resignation und Vorwegnahme eines schlechten Ausgangs auch bei begründeten Heilungschancen, in einer unbewussten Rebellion gegen jede therapeutische Maßnahme, in Entwertung des Therapeuten und in entsprechenden Schuldzuweisungen und in vielem mehr. Noch viel wichtiger ist aber, dass der Therapeut seine eigenen Reaktionen auf das Verhalten eines Patienten erkennen kann (Gegenübertragung nach Freud). Depressionen wirken ansteckend. Unbewusste Aggressivität kann Schuldgefühle im Therapeuten oder eine Gegenaggression erzeugen. Wenn es mir unangenehm ist, ins Zimmer zu treten, in welchem der betreffende Patient Platz genommen hat, tue ich gut daran, meine eigenen Gefühle zu hinterfragen. Manchmal ist die Teilnahme an einer Balint-Gruppe dabei hilfreich [16]. Nie sollten wir uns von Größenphantasien hinreißen lassen, Therapien in die Wege zu leiten, die nicht rational begründbar sind. Sind die Beziehungsprobleme unüberschaubar geworden, so erwäge man eine Überweisung an einen Psychotherapeuten. Dies verlangt aber viel Fingerspitzengefühl und ist nur bei Einverständnis des Patienten möglich. Oft genug wird man aus kulturellen oder schicksalhaften Gründen keine befriedigende Lösung finden.

Patienten, die sich selbst positiv erleben, haben bei Schmerztherapien in der Regel die besseren Erfolgschancen. Es ist nicht bekannt, warum dies so ist. Nun haben fast alle Menschen irgendwo in ihrem Erinnerungsschatz eine Reihe von positiven Erlebnissen. Wenn es gelingt, diese Erlebnisse zu wecken, wird manchmal eine Neuausrichtung des Lebens und damit auch eine neue Einstellung des Patienten zu seiner Schmerzkrankheit möglich. Erickson [106] hat Techniken beschrieben, mit welchen solche Persönlichkeitsentwicklungen unter Trance-Induktion provozierbar sind. Als Hypno-Therapie sind sie heute in der Medizin weit verbreitet und nicht schwierig zu erlernen.

Ganz wichtig ist es, im Patienten den Willen zur Eigenaktivität zu wecken. Der Patient wird Schmerzvermeidungs-Strategien zu erlernen haben, beispielsweise in einem Lehrgang über Rückenschule. Das Wissen, selbst etwas gegen die Schmerzkrankheit tun zu können, ist ein starkes Mittel gegen Hilf- und Hoffnungslosigkeit [118]. Wenn immer möglich sollte der Bewegungsapparat einem Trainingsprogramm unterzogen werden, was zur Vermeidung eines Deconditioning-Syndroms beiträgt und bessere Heilungsvoraussetzungen schafft.

Wer jahrelang chronische Schmerzpatienten zu heilen versucht, hat eine zermürbende Aufgabe übernommen, die manchmal in einer Burnout-Situation endet. Viele Therapeuten fühlen sich darum gedrängt, ihre Arbeit auf einem weltanschaulichen Boden zu verankern. Einige fühlen sich durch christliches Gedankengut gestärkt, wie es beispielsweise durch Albert Schweitzer vertreten wurde [347], der seine tätige Hilfe am Lebendigen ohne Ansehen von Erfolg oder Misserfolg geleistet hat.

Viele tendieren heute zu östlichem Gedankengut, welches Heilung als Ganzwerden versteht [102]. Dass es dabei nicht um einzelne Methoden der chinesischen Medizin geht (für welche in vielen Fällen keine Wirksamkeitsbelege beizubringen sind), wird schon durch den ersten Satz des *Tao Te King* nahe gelegt: «Das Tao, das enthüllt werden kann, ist nicht das ewige Tao» [220]. Der wunderbare Satz Lao Tses «Stets ohne Wunsch, sieht man das Geheimnis» ist ein guter Leitsatz zur Vermeidung der Klippen unseres therapeutischen Ehrgeizes.

Festzuhalten bleibt aber, dass psychisch gesunde chronische Schmerzpatienten auf eine Therapie oft nicht mehr gut ansprechen, wenn man die myofaszialen Schmerzprobleme zu lange vernachlässigt hat und Chronifizierungsprozesse überhand genommen haben. Die Kunst der Schmerztherapie besteht darin, sowohl psychische als auch organische Erscheinungen bei seinen Patienten richtig zu werten und in beiden Bereichen angemessen zu handeln.

2. Diagnostik myofaszialer Schmerzen

2.1
Diagnosekriterien

Im medizinischen Alltag wird eine Diagnose anhand von bestimmten Merkmalen gestellt, die bei der betreffenden Krankheit in einem möglichst hohen Prozentsatz aufzufinden sind. Das Bestreben muss dahin tendieren, dass die Diagnosekriterien eine höchst mögliche Sensitivität und Spezifität aufweisen. In vielen Gebieten der Medizin muss man hier freilich mit einer gewissen Unsicherheit leben, man denke nur beispielsweise an die Diagnose bei gewissen neurologischen Systemkrankheiten oder selbst bei der Borreliose, wo immerhin Laborbefunde verfügbar sind.

Die Unsicherheiten bei der Diagnose von myofaszialen Triggerpunkten haben verschiedene Ursachen:

- Zunächst gibt es anatomische Schwierigkeiten. Die Muskeln, die Triggerpunkte enthalten, liegen oft in tiefen Schichten oder sind voluminös. Oft sind sie weder der Palpation noch technischen Hilfsmitteln leicht zugänglich.

- Alle Menschen haben latente Triggerpunkte in großer Zahl. Es gibt einen kontinuierlichen Übergang von ganz diskreten triggerpunktartigen Phänomenen bis zu unübersehbar eindeutigen Befunden bei akuten Schmerzsyndromen.

- Oft liegen Mischzustände vor, beispielsweise zwischen Triggerpunkt-Phänomenen und fibromyalgieartigen Zuständen oder zwischen degenerativen Gelenkserkrankungen und myofaszialen Triggerpunkten.

- Schließlich braucht es eine gewisse Palpationserfahrung, um sich in den myofaszialen Schmerzsyndromen zurechtzufinden. Diese Fertigkeiten werden zurzeit an den Universitäten nicht vermittelt.

Travell und Simons haben 1983 folgende Diagnosekriterien für einen myofaszialen Triggerpunkt vorgeschlagen [384, auch in 144, 145]:

1. empfindliche Stelle in einem muskulären Hartspannstrang
2. lokale Zuckungsantwort auf mechanische Stimulation
3. in eine Präferenzzone übertragener Schmerz
4. Wiedererkennung des Schmerzes, der den Patienten zum Arzt geführt hat, bei Palpation
5. Einschränkung der Beweglichkeit
6. Muskelschwäche ohne Atrophie
7. Phänomene des autonomen Nervensystems.

Mit großer Zuverlässigkeit lässt sich die Diagnose eines myofaszialen Triggerpunktes durch Verfahren stellen, die mit größerem technischen Aufwand verbunden sind. Es wären hier zu erwähnen die Ableitung elektrischer Spontanaktivität aus einem Triggerpunkt in einem ruhenden Muskel mit dem EMG [174], der Nachweis verkürzter Sarkomere in einem Triggerpunkt mittels Biopsie und histologischer Darstellung [384], schließlich das Sichtbarmachen der lokalen Zuckungsantwort mittels Sonographie [138]. Alle diese Methoden haben im klinischen Alltag keine Bedeutung.

Seit 1983 haben sich in unserer Praxis die nachfolgenden Diagnosekriterien bewährt. Wegweisend war, dass eine möglichst hohe diagnostische Zuverlässigkeit mit möglichst geringem Zeitaufwand gepaart sein muss:

- Erster Schritt: Wir bringen alle Muskeln, die in Frage kommen, den schmerzerzeugenden Triggerpunkt zu enthalten, in eine Dehnstellung. Der Patient gibt an, welche Dehnung den ihm bekannten Schmerz reproduziert.

- Zweiter Schritt: Wir suchen den Hartspannstrang im ruhenden Muskel, bei Unklarheit in einer Dehnposition.

- Dritter Schritt: Wir suchen im Hartspannstrang eine Stelle, die ödematös verquollen ist.

- Vierter Schritt: An dieser Stelle suchen wir mit Fingerdruck die Empfindlichkeit eines Triggerpunktes.

- Fünfter Schritt: Der Patient bestätigt uns, dass der provozierte Schmerz derjenige ist, weswegen er uns aufgesucht hat.

Im Armbereich und manchmal auch in anderen Körperregionen verwenden wir auch isometrische Anspannungstests, um den triggerpunktbefallenen Muskel zu identifizieren. Anspannungstests ergeben seltener schlüssige Resultate als Dehnungstests. Im Armbereich sind sie aber oft das Mittel der Wahl. Nachfolgend beschreiben wir unseren Untersuchungsgang im Detail.

Nachzutragen bleibt, dass die Diagnosekriterien «lokale Zuckungsantwort» und «übertragener Schmerz» eine hohe Sensitivität haben und das erstere Kriterium auch eine hohe Spezifität. In der Routinediagnostik verwenden wir sie nicht. Sie treten in der Regel während der Behandlung auf und sind wertvolle bestätigende Diagnosekriterien.

2.2
Dehnungstests

Im Praxisalltag haben sich standardisierte Untersuchungsgänge bewährt, die rasch über den Zustand der Muskulatur hinsichtlich schmerzverursachender Triggerpunkte (TrP) einer Region Auskunft geben. Hinweisend sind nur die Schmerzen in der maximalen Dehnstellung. Die globalen Tests werden immer gefolgt von gezielten Dehnungstests für die einzelnen Muskeln.

Nacken- und Kopfschmerzen (Abb. 2.1)

- Dehnschmerz bei der Flexion weist auf TrP in der vielschichtigen dorsalen Muskulatur hin. Die TrP in der Erektormuskulatur können bis hinunter im mittleren Thorakalbereich lokalisiert sein.
- Dehnschmerz bei der Extension weist auf TrP im M. sternocleidomastoideus, in den Mm. scalenus anterior und medius, im M. longus colli oder im Platysma hin.
- Dehnschmerz bei der Seitneigung weist auf TrP in der Skalenusmuskulatur und im M. trapezius pars descendens hin.
- Dehnschmerz bei der Rotation: Schmerzt eine Linksrotation auf der linken Seite, so suche man die TrP im M. sternocleidomastoideus, im dorsalen Bereich des M. trapezius descendens, in den Mm. rhomboidei, im M. serratus posterior superior oder in den tiefen paravertebralen Rotatoren. Schmerzt eine Rotation nach links auf der rechten Seite, so enthalten möglicherweise der rechte M. levator scapulae, der M. omohyoideus, der vordere Anteil des M. trapezius descendens, die Mm. splenius capitis und cervicis oder der M. obliquus capitis inferior TrP. Schmerzen bei Rotationsbewegungen sind immer auch auf TrP in den Mm. scaleni verdächtig.

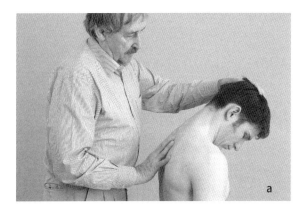
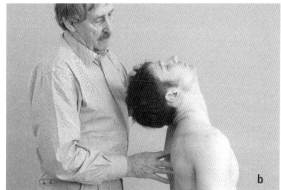
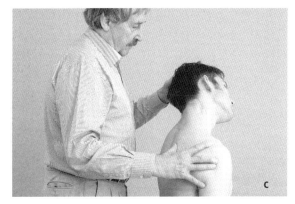
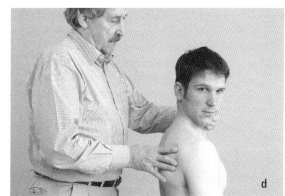

Abbildung 2.1: Bei Nacken und Kopfschmerzen werden routinemässig die sechs Dehnungen Flexion der HWS (a), Extension (b), Seitneigung nach beiden Seiten (c) und Rotation nach beiden Seiten (d) appliziert.

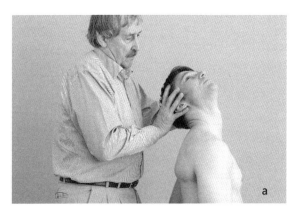
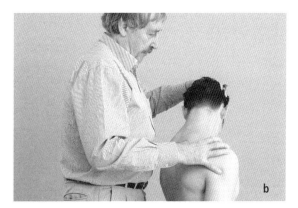

Abbildung 2.2: Einzelne Muskeln werden anschliessend gezielt gedehnt, hier der rechte M sternocleidomastoideus (a) und der rechte M. levator scapulae (b). Diese Dehnungen werden noch verstärkt durch ein Vorwärtsknicken mit dem Kinn (Inklination) bei (a) bzw. durch eine Elevation des rechten Armes bei (b).

Schulterschmerzen (Abb. 2.3)

- Schmerzt die Flexion, so suche man TrP in den steilen Fasern des M. pectoralis major und des M. subscapularis.
- Schmerzt die maximale Abduktion (vor allem kombiniert mit etwas Außenrotation), so dürften die Mm. latissimus dorsi oder teres major TrP enthalten evtl. auch die Mm. rhomboidei.
- Schmerzen bei der Hochrotation verraten TrP in den horizontalen Anteilen des M. subscapularis, im kranialen Anteil des M. pectoralis major oder im vorderen M. deltoideus.
- Die Schmerzen bei der horizontalen Adduktion können auf TrP im M. infraspinatus oder im dorsalen Anteil des M. deltoideus hinweisen, im weiteren in den medialen Schulterblattfixatoren.
- Ist der Schürzengriff dehnschmerzhaft, so dürften der M. supraspinatus, der M. infraspinatus oder der dorsale Anteil des M. deltoideus TrP enthalten.
- Eine Extension, bei welcher die Scapula vom Thorax wegrotiert wird, entlarvt TrP im M. serratus anterior.

Schmerzen in den Endstellungen der horizontalen Adduktion, der Abduktion und des Schürzengriffes haben ihre Ursache manchmal in Störungen des Akromioklavikulargelenkes, man hüte sich vor Verwechslung mit muskulären Schmerzursachen. Schmerzen in einer mittleren Phase von Schulterbewegungen weisen zwingend auf eine intraartikuläre Störung hin.

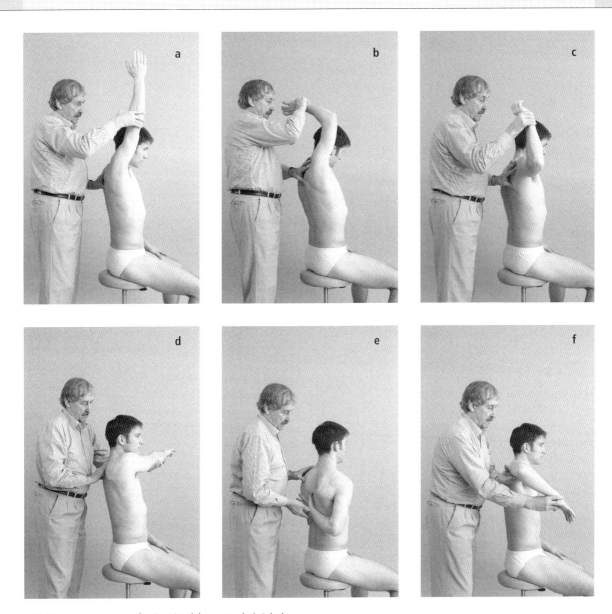

Abbildung 2.3: Die sechs Routinedehnungen bei Schulterschmerzen sind Flexion (a), Abduktion (b), Hochrotation (c), horizontale Adduktion (d), Schürzengriff (e) und horizontale Extension (f).

Armschmerzen (Abb. 2.4)

Im Armbereich ergeben sich die Dehn- und Anspannungsbewegungen zwingend aus der Anatomie.

Bei den Flexoren und Extensoren des Ellbogengelenkes hat man zwischen ein- und zweigelenkigen Muskeln zu unterscheiden. Die Dehnung der Pronatoren und der supinatorisch wirkenden Muskeln (immer in Streckstellung des Ellbogens) sind bereits gezielte Dehnungen. Bei der Dehnung der Vorderarmmuskulatur unterscheide man zwischen Hand- und Fingerflexoren resp. Extensoren. Der wichtige M. brachioradialis wird gezielt mit Ellbogenextension, Handgelenksflexion, Ulnarabduktion und Pronation gedehnt.

Abbildung 2.4: Neben Dehntesten führen im Armbereich häufig schmerzhafte Anspannungsteste zu den schmerzverursachenden Triggerpunkten. (a) M. extensor carpi radialis longus, (b) M. flexor carpi ulnaris, (c) M. extensor digitorum III, (d) M. brachioradialis, (e) M. pronator teres, (f) M. adductor pollicis.

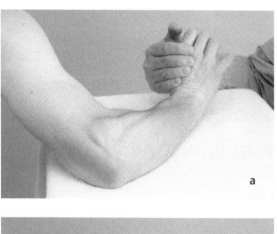
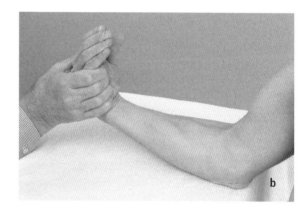
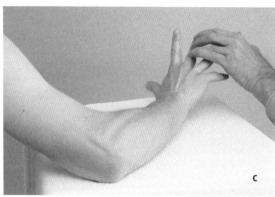
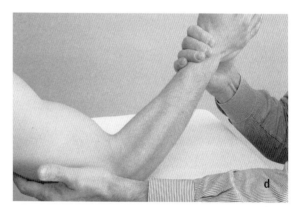
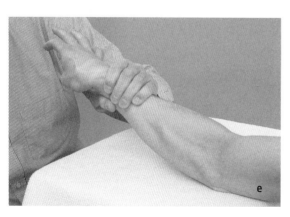
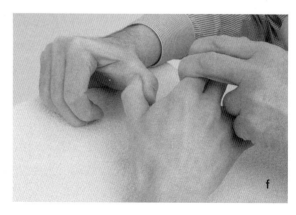

Lumbosakral- und Glutealschmerzen (Abb. 2.5)

- Die Flexion der Lendenwirbelsäule aus dem Stand wirkt als Dehntest für die ganze Erektormuskulatur, deren TrP sich in der Regel im thorakolumbalen Übergang befinden (weiter für gewisse Fasern des M. quadratus lumborum und manchmal des M. glutaeus maximus).
- Die Extension der Lendenwirbelsäule wirkt als Dehntest für große Teile der Bauchmuskulatur, für den M. psoas und den M. iliacus und auch für den M. tensor.
- Die Seitneigung aus dem Stand mit gegrätschten Beinen dehnt den M. iliacus auf der Neigungsseite (wichtig und häufig). Auf der Gegenseite dehnt die Seitneigung die laterale Bauchmuskulatur, den M. quadratus lumborum, den M. psoas, den Erector trunci, die laterale Glutealmuskulatur und den M. tensor.
- Die Rotation der Wirbelsäule dehnt die transversospinalen Muskeln sowie den M. obliquus abdominis externus der einen Seite und gleichzeitig den Internus der Gegenseite.

Abbildung 2.5: Die vier Dehnungen Flexion (a), Extension (b) und Seitneigung nach beiden Seiten (c) geben eine erste Auskunft über den Zustand der Rumpfmuskeln.

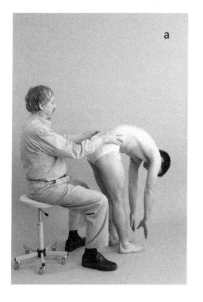
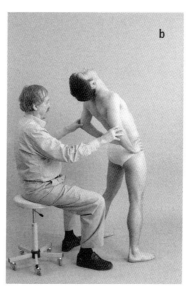
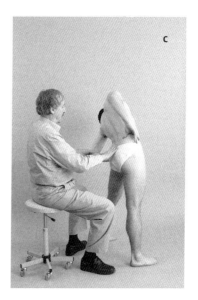

Die Muskulatur des Rumpfes ist ausgedehnt. Zur genauen Lokalisation der schmerzverursachenden Triggerpunkte sind immer gezielte Kombinationsbewegungen nötig **(Abb. 2.6)**. Bei den hier gezeigten Bewegungen der Lendenwirbelsäule handelt es sich nicht nur um Dehnungen, sondern immer auch um Belastungen der Muskulatur. Da die Rumpfmuskeln dabei aktiv Arbeit leisten, werden bei stark aktivierten Triggerpunkten nicht nur die auf Dehnung getesteten Muskeln Schmerz verursachen, sondern in seltenen Fällen auch diejenigen, welche die Bewegung aktiv einleiten. Auf das Phänomen, dass schmerzverursachende Triggerpunkte am ganzen Rumpf gefunden werden, die Schmerzen aber meist in der Lumbosakralregion auftreten, sei hier nochmals speziell hingewiesen.

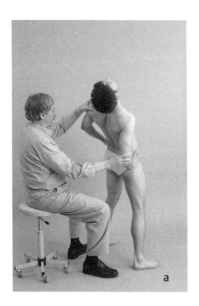 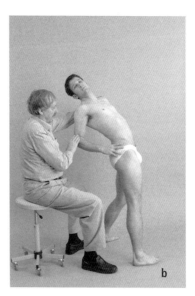 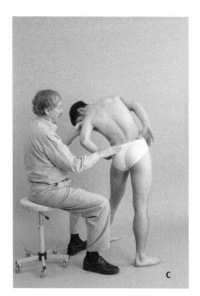

Abbildung 2.6: Es folgen gezielte Dehnungen. Die kombinierte Extension/Rechtsneigung dehnt den rechten M. iliacus (a). Die kombinierte Extension/Rechtsrotation dehnt den rechten M. obliquus abdominis externus (b). Eine kombinierte Linksneigung/Linksrotation dehnt den rechten M. obliquus abdominis internus (c).

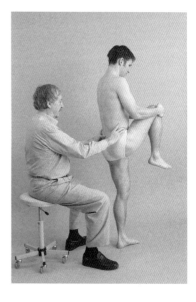

Abbildung 2.7: Der Spinetest rundet die Untersuchung ab. Er gibt hier Auskunft über die Beweglichkeit des rechten Iliosacralgelenkes.

Hüft- und Beinschmerzen

In dieser Region dient die Muskulatur nicht nur der Bewegung, sondern auch vermehrt der Stabilisierung des aufrechten Gangs. Viele Muskeln wirken hier synergistisch und lassen sich mit Dehnungstests nur ungenügend diskriminieren. Die palpierende Diagnostik ist hier wichtiger als die Dehnungstests. Bei den großen Beinmuskeln kann man mit gezielten Dehnungen die zweigelenkigen Muskeln (M. rectus femoris, dorsale Oberschenkelmuskulatur, M. gastrocnemius) von den eingelenkigen (übrige Quadrizepsmuskeln, kurzer Kopf des M. biceps femoris, M. popliteus, M. soleus) differenzieren. Viele Anteile der Glutealmuskulatur sind auch dann nicht in eine schmerzhafte Dehnstellung zu bringen, wenn sie stark aktivierte Triggerpunkte enthalten. Am Oberschenkel haben eine Innenrotationskomponente die Mm. glutaeus medius und tensor fasciae latae, eine Außenrotationskomponente die sechs Außenrotatoren, Teile des M. glutaeus maximus, sodann die Mm. sartorius und adductores.

2.3
Palpation

1. Der **Hartspannstrang** wird durch Querpalpation gesucht **(Abb. 2.8)**. Bei tief liegenden Hartspannsträngen muss der Muskel durch eine passive Flexion etwas entspannt werden. Bei langsamer passiver Extension ist der Strang die erste Struktur, die in Spannung gerät. Die Spannung erhöht sich reflektorisch, wenn die Querpalpation einer schmerzhaften Stelle mit etwas Druck repetierend ausgeführt wird. Manche Hartspannstränge sind bleistiftdick. Bei Sportlern, die sich chronisch überlasten, sind die Hartspannstränge sehr dünn und können leicht übersehen werden. Dafür sind sie in großer Zahl vorhanden.

2. Ein **Ödem** ist ein Zeichen einer Entzündung, oft ist diese als Folge einer Nozizeption neurogener Natur. Immer ist ein aktiver Triggerpunkt von einem kleinen Ödem umgeben. Der Hartspannstrang ist manchmal an dieser Stelle etwas aufgetrieben. Der Untersucher kann dem Patienten die Stelle ankündigen, an welcher dieser sogleich einen starken Schmerz verspüren wird.

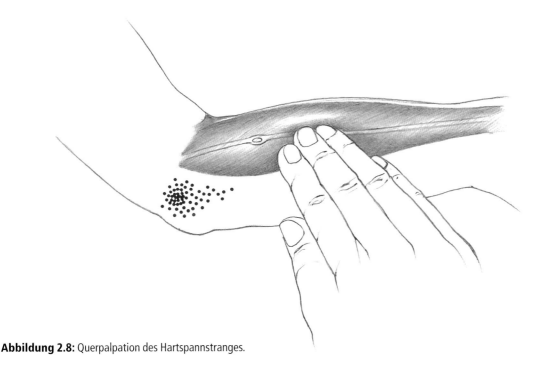

Abbildung 2.8: Querpalpation des Hartspannstranges.

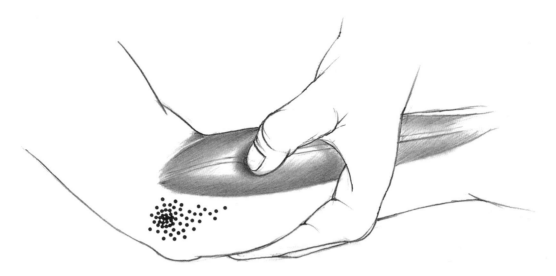

Abbildung 2.9: Längspalpation des Triggerpunktes mit quergestelltem Finger.

Sogar am Psoas in der Tiefe des Abdomens ist dies dem Erfahrenen mit großer Zuverlässigkeit möglich. Bei chronischen Schmerzen wird manchmal auch die Umgebung des Hartspannstrangs ödematös, in der Zone des übertragenen Schmerzes werden es oft große Bereiche des Unterhautgewebes. Mit der Zeit bilden sich allerdings in den entzündeten Zonen Bindegewebsstrukturen. Das ödematöse Knötchen um den Triggerpunkt wird zu einem Bindegewebsknötchen. Bei lange bestehenden muskulären Schmerzsyndromen kann man das Ödem oft nur noch erahnen.

3. Der **Triggerpunkt** wird gesucht, indem der palpierende Finger quergestellt den Hartspannstrang von Millimeter zu Millimeter abtastet **(Abb. 2.9)**. Manchmal muss der Strang mit den Fingern der anderen Hand etwas fixiert werden, damit er nicht wegrollt. Bei dieser Suche hinterlässt der Nagel des Suchfingers kleine Dellen, besonders im ödematösen Gewebe. Sie verschwinden innerhalb einer Viertelstunde wieder. Trifft der Finger den Triggerpunkt, so verspürt der Patient sogleich einen gewaltigen Schmerz und zuckt manchmal mit dem ganzen Körper zusammen. Manchmal sehen wir auch eine Zuckung des Hartspannstrangs selbst. Dieses Phänomen ist nicht bei allen Muskeln leicht auslösbar. In der Glutealmuskulatur gerät der Hartspannstrang manchmal in eine Art Flimmern. Manchmal beobachtet man eine lokale Zuckungsantwort in einem benachbarten Hartspannstrang des M. glutaeus maximus.

4. Nach einigen Sekunden präziser Palpation mit kräftigem Druck tritt häufig das für einen muskulären Triggerpunkt typische Phänomen auf, dass der Schmerz in eine entfernte Körperregion ausstrahlt. Die Areale dieses so genannten **übertragenen Schmerzes** sind für die einzelnen Muskeln in der Regel immer wieder ähnlich. Travell und Simons haben die typischen Übertragungsmuster kartographisch zusammengestellt. Wir haben unsere Erfahrungen der letzten Jahre zusammengetragen und diese Übertragungsmuster modifiziert. Gelegentlich findet man auch Abweichungen von den gewohnten Mustern. Die Schmerzübertragung kann manchmal in beträchtlicher Entfernung vom Triggerpunkt verspürt werden: aus dem Erektor der Thorakalregion beispielsweise im Gesäß, aus dem M. glutaeus medius im ganzen Bein, aus den Mm. scaleni im Interskapulärraum, aus dem M. subscapularis bis zur Hand usw. Bei dieser Schmerzübertragung soll der Untersucher den Patienten fragen, ob er den provozierten Schmerz kenne. Die Bejahung dieser Frage und die Aussage, es handle sich um genau den Schmerz, unter welchem der Patient schon lange leide, ist ein starkes Diagnosekriterium. Die Aussage wird schriftlich festgehalten, und schließlich lässt sich aus den Aufzeichnungen ein Behandlungsplan erstellen. Wenn immer möglich, sollte die

Behandlung beim primären TrP beginnen. Bei chronischen Schmerzpatienten mit einer Hyperalgesie muss man manchmal vorsichtig in der Peripherie anfangen.

2.4
Zuverlässigkeit der Diagnostik

Gerwin und Mitautoren haben 1996 gezeigt, dass die Zuverlässigkeit, mit welcher verschiedene Untersucher mit Hilfe der oben erwähnten vier ersten Diagnosekriterien (Hartspann und Triggerpunkt, lokale Zuckungsantwort, übertragener Schmerz, Wiedererkennung des Schmerzes) an fünf Schultermuskeln zu denselben Triggerpunkt-Diagnosen kamen, recht hoch ist, allerdings erst nach gründlichem Training [137]. Bei der lokalen Zuckungsantwort war die Übereinstimmung am geringsten. Eine Zuckungsantwort ist nach unserer Erfahrung nur durch eine Nadelung in vertretbarer Frist zuverlässig provozierbar. Am höchsten war die Übereinstimmung unter den fünf verschiedenen Muskeln am M. sternocleidomastoideus, am geringsten am M. latissimus dorsi.

2003 sind Licht et al. [229] der Frage nachgegangen, ob zwei in Untersuchung und Behandlung von myofaszialen Triggerpunkten erfahrene Untersucher präzise (reliable) in der Lage sind, bei derselben Person zwischen An- und Abwesenheit eines myofaszialen Triggerpunktes zu unterscheiden. An 38 Probanden wurden insgesamt 304 Muskeln untersucht. An folgenden Muskeln wurden definierte Triggerpunktregionen examiniert: M. rectus abdominis, M. quadratus lumborum, M. glutaeus medius und M. longissimus thoracis, alles Muskeln, die unspezifische Lumbosakralschmerzen verursachen können. Berücksichtigt wurden dabei die Standard-Diagnosekriterien von Simons (siehe Kapitel 2.1). Die Güte der Reproduzierbarkeit der Untersuchungsresultate wurde mit der Kappa-Statistik berechnet; die Resultate sind in **Tabelle 2.1** dargestellt. Diese exzellenten Resultate belegen: Die Diagnostik von myofaszialen Triggerpunkten ist zuverlässig. Die Kappa-Werte in dieser Studie sind ungewöhnlich hoch. Lediglich für den M. glutaeus medius ließ sich «nur» ein Kappa-Wert von 0,51 erzielen. Bei sehr hoher oder sehr tiefer Prävalenz verliert die Kappa-Statistik wegen der hohen zufälligen Übereinstimmung an Aussagekraft. In Anbetracht der hohen Prävalenz der Triggerpunkte in diesem Muskel von 84,2% und der hohen Übereinstimmung zwischen den zwei Untersuchern von 86,8% ist aber auch dieses Resultat ausgezeichnet. Die Resultate von Licht sind vor dem Hintergrund des offiziellen Statements der FIMM, der «Internationalen Gesellschaft der Manuellen Medizin», von 2002 zu sehen: «Die Untersuchungstechniken der manuellen Medizin sind nicht reliabel» [117]. Andere Beurteiler sehen das ähnlich [304, 230].

Tabelle 2.1: Zwei in der Diagnostik von myofaszialen Triggerpunkten erfahrene Untersucher können an vier ausgewählten Muskelpaaren der Rumpf- und Gesäßregion die An- oder Abwesenheit eines myofaszialen Triggerpunktes zuverlässig feststellen [aus 229].

Muskel	Prävalenz in %	Übereinstimmung in %	Kappa
Rectus abdominis	49,34	90,79	0,82
Quadratus lumborum	75,66	93,42	0,82
Glutaeus medius	84,21	86,84	0,51
Longissimus thoracis	63,16	86,84	0,71

3. Therapie myofaszialer Schmerzen

Opus divinum est sedare dolorem
Claudius Galen (130–201 n.Chr)

Bei akuten myofaszialen Schmerzen genügen oft eine oder einige wenige manuelle Behandlungen oder Dry-Needling-Applikationen, um den Schmerz definitiv zu beseitigen.

Bei chronischen Schmerzen drängt sich folgende Behandlungshierarchie auf:

1. Bindegewebe (Faszien)
2. Muskulatur (Triggerpunkte)
3. (falls noch nötig) Gelenksblockierungen.

Die Therapie myofaszialer Schmerzsyndrome hat immer zum Ziel, die lokale Durchblutungsstörung zu beseitigen, die Kontraktionsknoten zu dehnen und die Hypoxie im Triggerpunkt zu normalisieren. Immer gehört zur Therapie ein Stretching. Die klinische Erfahrung zeigt allerdings, dass Stretching allein (wie es im Sport und in der Physiotherapie angewendet wird) bei starken Triggerpunkt-Problemen nicht zum Erfolg führt. Stretching allein ist immer schmerzhaft und löst einen Abwehrspasmus aus. Es muss daher mit anderen Therapiemodalitäten kombiniert werden.

3.1
Spray and Stretch

Travell hat 1949 beschrieben [381], dass Kälteapplikation auf die Haut gefolgt von einem Stretching ein akutes myofasziales Schmerzsyndrom beseitigen kann. In der Pionierzeit der Triggerpunkt-Behandlung war «spray and stretch» die Therapie der Wahl.

Neben natürlichem Eis gibt es drei Mittel zur Kälteapplikation: Chloräthyl, Fluorimethan und verdampfender flüssiger Stickstoff. Chloräthyl ist in Spraydosen im Handel erhältlich. Es wird aus einer Distanz von etwas 30 cm auf die Haut gesprayt. Es entstehen dabei Chloräthyl-Dämpfe, die eine narkotisierende Wirkung haben und bei einer Konzentration von mehr als 4 % der Raumluft ein explosives Gemisch bilden (Lichtschalter!). Auch Fluorimethan wird aus einer Spraydose appliziert. Es sollte, da es die Ozonschicht schädigt, nicht mehr verwendet werden. Verdampfender Stickstoff wird in Deutschland und in der Schweiz routinemäßig verwendet. Es ist in einem Tank in flüssiger Form vorhanden (Cryojet), wird

elektrisch aufgeheizt und gelangt durch eine Düse als Dampf auf die Haut. Die Verdampfungstemperatur von Stickstoff beträgt ca. −170° C [345]. Stickstoffdampf wirkt als trockene, angenehme Kälte. Ein Nachteil ist, dass der Stickstoff-Nachschub organisiert sein muss und Kosten verursacht.

Die Kälteapplikation erzeugt eine Oberflächenanästhesie. Die Temperatur in den äußersten Schichten des Muskels sinkt nur um wenige Grade. Die Kälteapplikation auf der Haut ist offensichtlich in der Lage, reflektorisch den Abwehrspasmus zu hemmen, der regelmäßig auftritt, wenn ein triggerpunktbehafteter Muskel gedehnt wird [384].

Die Kälte wird über den Muskelbauch und auch über der Zone des übertragenen Schmerzes appliziert. Diese Technik hat den Vorteil, dass der Behandler die Lage des Triggerpunktes nicht genau kennen muss. Es ist zu vermeiden, dass die Haut zu stark abgekühlt wird oder sogar gefriert. Kälteblasen oder eine oberflächliche Nekrose wären die Folgen. Das nachfolgende Stretching sollte langsam durchgeführt werden. Der Patient sollte sich gut entspannen und tief durchatmen. Wärme in Form eines heißen Bades im Anschluss an die Therapie fördert die Heilung [384].

Bei chronischen Schmerzen ist die Wirkung von «spray and stretch» begrenzt, da dieses wenig Wirkung an kontraktem Bindegewebe hat.

3.2
Physiotherapeutische Techniken

Unter verschiedenen Namen existieren Behandlungstechniken für schmerzhafte Bewegungsapparat-Störungen, welche eine assistierte Muskelkontraktion mit einem assistierten Stretching in der nachfolgenden Entspannungsphase kombinieren. Solche Techniken haben wahrscheinlich auch eine gewisse Wirksamkeit auf den Triggerpunkt-Komplex. Die Dehnung hat vielleicht einen gewissen Effekt auf die verkürzten Sarkomere der Kontraktionsknoten.

Die Techniken lassen sich in zwei Gruppen einteilen. Bei der ersten Form wird nach einer assistierten isometrischen Anspannung eines Muskels mit rund einem Viertel der Maximalkraft drei bis zehn Sekunden lang die postisometrische Relaxation zur assistierten Dehnung ausgenützt [184, 225, 226). Bei einer zweiten Behandlungsform wird eine Bewegung gegen einen assistierten Widerstand durchgeführt, dabei wird der antagonistische Muskel reziprok gehemmt und in der Folge assistiert gedehnt. Das Prinzip der reziproken Hemmung wurde von Sherrington 1906 [354] entdeckt und von Knott [206] zur physiotherapeutischen Technik der propriozeptiven neuromuskulären Fazilitation ausgeformt. Lewit [227] hat gezeigt, dass die Wirksamkeit der geschilderten Therapietechniken durch Augenbewegungen und durch die Atmung gesteigert werden kann. Während der Widerstandsphase werden die Augen in die Kraftrichtung und nach oben bewegt, und der Atem wird in der Inspirationsphase angehalten. In der Dehnungsphase blicken die Augen in die Dehnungsrichtung und nach unten, und der Patient atmet langsam aus.

Die beschriebenen Behandlungsformen sind in der Physiotherapie weit verbreitet und sie sind recht wirksam. Ein Triggerpunkt-Problem lässt sich aber in der Regel auf diese Weise nicht definitiv beseitigen. Bei chronischen Schmerzproblemen ist die Wirksamkeit begrenzt.

3.3
Triggerpunkt-Injektion und Dry Needling

Es gibt drei Formen von Triggerpunkt-Injektionen: Die Injektion eines Lokalanästhetikums, die Injektion von Botulinus-Toxin und das Dry Needling. Man versuche immer, den Triggerpunkt exakt zu treffen. Die Auslösung einer lokalen Zuckungsantwort ist eine Bestätigung dafür. Die langfristige Wirkung einer Injektion ist nicht abhängig davon, ob eine Substanz in den Triggerpunkt infiltriert wird oder ob man eine trockene Nadelung vornimmt [224]. Wirksam ist offenbar vor allem die Zerstörung von erkranktem Gewebe, seien es kontrakte Myofibrillen, eine Endplatte oder Nozizeptoren. Wird der Triggerpunkt nicht exakt getroffen, so ist die Wirkung auch bei Applikation von Medikamenten deutlich geringer.

Als Lokalanästhetikum verwenden wir Procain oder Lidocain in einer Konzentration von 0,5 %. In einer Therapiesitzung behandeln wir einen bis fünf Triggerpunkte. Das Gesamtvolumen beschränken wir auf 10 bis 30 ml. Diese Dosis liegt weit unter der toxischen Grenze. Die Applikation einer größeren Menge löst manchmal beim Patienten unangenehme Sensationen aus. Ein Lokalanästhetikum hemmt kompetitiv Ca^{++}-Ionen und verhindert damit den K^+-Ausstrom aus der Zelle und damit eine Depolarisation. Die Leitung eines Nervenimpulses wird damit unterbunden. Ein Lokalanästhetikum wirkt an unmyelinisierten Nerven, also an den schmerzleitenden A-Delta und C-Fasern, stärker als an den stark myelinisierten motorischen Nervenfasern. Zusätze von Adrenalin zum Lokalanästhetikum sind strikt zu vermeiden. Sie würden die Ischämie im Triggerpunkt verstärken. Manchmal verursacht Adrenalin sogar größere Gewebenekrosen. Der Zusatz von Steroiden ist bei einer Triggerpunkt-Injektion nie nötig. Steroide verwenden wir in einem Gemisch mit Lokalanästhetika bei Reizzuständen an Sehnenansatzstellen und in Gelenken.

Botulinus-Toxin-A zerstört die Endplatte und denerviert die getroffene Muskelfaser. Eine Erholung findet erst nach Monaten allenfalls statt. Solche Injektionen sind risikoreich und darum speziellen Indikationen vorbehalten [51, 52, 292].

Am präzisesten kann man Triggerpunkte mit Akupunkturnadeln behandeln, also mit dem so genannten Dry Needling. Die Nadeln sind dünn und damit wenig gewebezerstörend. Man kann mit ihnen aus dem gleichen Einstich durch mehrmaliges Vorschieben die lokale Zuckungsantwort suchen. In stark aktiven Triggerpunkten lässt sich so eine lokale Zuckungsantwort mehrmals nacheinander provozieren. Die Wirksamkeit der Behandlung lässt sich so beträchtlich steigern. Bei chronischen Triggerpunkt-Phänomenen spürt man beim Vorschieben der Nadel sehr gut das Bindegewebsknötchen, das durchstochen werden soll. Bei stark aktiven Triggerpunkten wird die Nadel manchmal durch das Muskelgewebe krampfhaft festgehalten. Es ist dies das Te-chi-Phänomen, wie es von den Akupunkteuren beschrieben wird [15]. Melzack gibt im Übrigen an, 71 % der publizierten Triggerpunkt-Regionen würden klassischen Akupunkturpunkten entsprechen [251]. Auch die Patienten halten Dry Needling manchmal für eine Akupunkturbehandlung. Die beiden Verfahren sind aber doch sehr verschieden. Das Aufsuchen eines Triggerpunktes ist sehr viel aufwändiger als das Stechen bei der chinesischen Heilmethode, und man kann auf zeitaufwändige Präzision nicht verzichten, wenn die Triggerpunkt-Behandlung Erfolg haben soll.

Das exakte Treffen eines Triggerpunktes erheischt einige technische Fertigkeiten. Drei Injektionstechniken haben sich bei uns bewährt:

Technik 1

Bei der ersten Technik wird der Hartspannstrang durch Daumen oder Zeigfinger (mit dem Fingernagel in Querstellung) auf die empfindliche Stelle des Triggerpunktes abgesucht. Wenn man den Triggerpunkt gefunden hat, wird der Finger noch etwa ein bis zwei Millimeter von dieser Stelle wegbewegt, und in dieser Stellung wird der Hartspannstrang durch den Finger in der Tiefe des Gewebes fixiert. Nach Desinfektion der vorgesehenen Einstichstelle (ein bis zwei Millimeter neben dem Fingernagel) wird die Nadel in den Triggerpunkt vorgeschoben **(Abb. 3.1)**. Die richtige Stelle ist gefunden, wenn die lokale Zuckungsantwort ausgelöst wird.

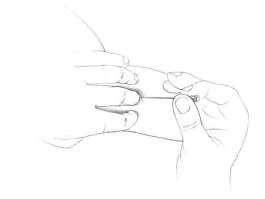

Abbildung 3.1: Injektionstechnik 1.

Technik 2

Die zweite Technik eignet sich für Muskeln, die an der Oberfläche liegen und mit ihrem Hartspannstrang zwischen Daumen und Mittelfinger fixiert werden können. Auch hier sucht man den Hartspannstrang (den Rand des Daumennagels quer zum Strang) und die empfindliche Stelle, den Triggerpunkt. Dieser wird zwischen Daumen und Mittelfinger fixiert. Es wird der quergestellte Daumen etwas verschoben. Dann erfolgt nach Desinfektion der Einstich in den Triggerpunkt **(Abb. 3.2)**.

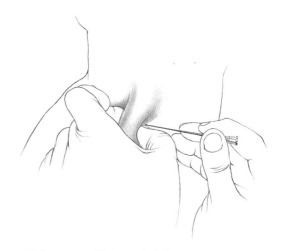

Abbildung 3.2: Injektionstechnik 2.

Technik 3

Bei der dritten Injektionstechnik erfolgt die Suche wie bei Technik eins. Dann werden Hartspannstrang und Triggerpunkt zwischen Zeigfinger und Mittelfinger fixiert, und die Injektion erfolgt senkrecht zwischen die Finger **(Abb. 3.3)**.

Bei allen Techniken trifft man den Triggerpunkt oft nicht beim ersten Vorschieben der Nadel. Darum sucht man mit der Nadel, ohne diese ganz aus der Haut zu ziehen, mit kegelförmigen Stichen, bis man die lokale Zuckung ausgelöst hat.

Bei Nadelbehandlungen sind einige Vorsichtsmaßnahmen unverzichtbar **(Abb. 3.4)**. Immer muss die Einstichstelle vorgängig desinfiziert werden, und man darf sie anschließend mit dem Finger nicht mehr berühren. Akupunkturnadeln sollten nie ganz bis zur Halterung eingestochen werden, da sie an dieser Stelle unter Querspannungen brechen können. Sehr wichtig sind gute Kenntnisse der Anatomie von Nerven und Gefäßen. Die Verletzung dieser Strukturen ist strikt zu vermeiden. Wenn die Nadel einen Nerven berührt, empfindet der Patient einen elektrisierenden Schmerz bis in die Peripherie, den er selber deutlich vom übertragenen Schmerz unterscheiden kann, der manchmal beim Einstich in einen Triggerpunkt auftritt. Nicht

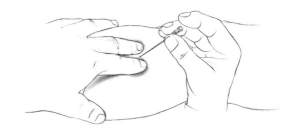

Abbildung 3.3: Injektionstechnik 3.

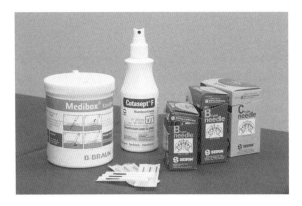

Abbildung 3.4: Das Handwerkzeug des Dry-Needling-Therapeuten: Akupunkturnadeln, Desinfektionsspray, Nadelbox, Tupfer zur Blutstillung.

immer lässt sich die Verletzung kleinerer Blutgefäße vermeiden. Man halte also bei der Injektionstherapie immer Material für eine adäquate Blutstillung bereit. Äußerste Vorsicht ist bei Injektionstherapie im Thoraxbereich geboten. Bei Durchstechen der Pleura visceralis tritt Luft aus der Lunge in den Pleuraspalt aus, es entsteht ein Pneumothorax. Da im Pleuraspalt ein Unterdruck besteht, kann sich ein Pneumothorax langsam und bis zum Kollabieren eines Lungenflügels ausdehnen. Eine Dyspnoe entsteht also erst allmählich im Verlaufe von Minuten bis Stunden. Besondere Vorsicht ist bei älteren Menschen mit einem Lungenemphysem zu beachten. Injektionsbehandlungen im Thoraxbereich dürfen immer nur in einer Thoraxhälfte erfolgen, eine Injektionsbehandlung oder ein Dry Needling auf beiden Thoraxseiten in der gleichen Sitzung ist ein Kunstfehler. Aus Sicherheitsgründen verzichten wir in gewissen Körperregionen ganz auf Nadelbehandlungen (vorderer Halsbereich zwischen beiden Mm. sternocleidomastoidei, oberer Nackenbereich kranial des Dornfortsatzes C2).

Es gibt zwei absolute Kontraindikationen für eine Injektionsbehandlung: eine Infektion in der Gegend der Einstichstelle und die Antikoagulation mit einem Quick unter 30 %.

3.4

Manuelle Triggerpunkt-Therapie

Während in der Volksmedizin die gute Wirkung einer schmerzhaften Druckmassage schon immer bekannt war, hat Melzack 1981 beschrieben, dass ein kurzer schmerzhafter Druck auf eine Muskelstelle von erhöhter Empfindlichkeit manchmal einen chronischen Schmerz dauerhaft beseitigen könne. Der Autor vermutet, dass hier ein Gate-Kontroll-Mechanismus vorliege, der in der Fomatio reticularis neurale Teufelskreise unterbrechen könne [252].

In der Erstausgabe von «Myofascial Pain and Dysfunction» 1983 beschreiben die Autoren Travell und Simons, dass ein mehrmaliger, zehn Sekunden andauernder Druck auf einen Triggerpunkt in der Regel eine Schmerzreduktion und eine Detonisierung des Hartspannstrangs zur Folge habe. Die Autoren vermuten, dass die Kompression den ischämischen Zustand im Triggerpunkt verstärken würde, dass dabei algogene Substanzen ins Gewebe abgepresst würden und eine reaktive Hyperämie mit einer Durchflutung des Triggerpunktes diese Wirkung unterstützen könne [384].

1997 haben Nagata und Tsujii eine manuelle Myo-Therapie beschrieben, die auf alte japanische Traditionen zurückgehe und von ihnen seit den siebziger Jahren praktiziert werde [289]. Die Autoren nehmen an, dass durch die schmerzhafte Stimulation im Muskel Neuropeptide freigesetzt und damit ein Heilungsprozess eingeleitet würde. Ihre Behandlung reduziere zudem das Ödem im erkrankten Muskel und setze Endorphine frei.

Seit den fünfziger Jahren hat Ida Rolf [323] eine langsame und sehr harte Tiefenmassage entwickelt mit dem Ziel, Bindegewebsstrukturen manuell zu dehnen. Ihr Ziel war, ihren Klienten zu einer Haltungsverbesserung zu verhelfen. Immer wieder haben Patienten nach derartigen Behandlungen berichtet, dass ihre chronischen Schmerzen dauerhaft gelindert worden seien.

Aus dem Triggerpunkt-Konzept nach Travell und Simons und Elementen des Rolfing haben wir seit 1983 die «Manuelle Triggerpunkt- und Bindegewebs-Behandlung» entwickelt [63–66]. Sie besteht im Kern aus vier manuellen Techniken, mit welchen am Triggerpunkt die Bindegewebshülle und Myofibrillen und im Hüllenbereich der Muskeln und intramuskulär kollagenes Gewebe gedehnt werden. Ziel ist es, an allen behandelten Stellen die Durchblutungsverhältnisse zu verbessern. Nicht ausgeschlossen ist es, dass durch die applizierten langsamen Kräfte kontrakte Fibrillen zerrissen werden und sich aus diesem Grunde die Kontraktionsknoten entspannen können. Danneskiold-Samsoe et al. haben 1983 beschrieben, dass bei einer schmerzhaften Tiefenmassage von Muskeln mit aktiven Triggerpunkten der Myoglobinspiegel im Plasma auf das Zehnfache ansteigt. Am gesunden Muskel hat die gleiche Massage diesen Effekt nicht. Nach der zehnten Behandlung des erkrankten Muskels, also am offenbar ausbehandelten Muskel, bleibt der Plasma-Myoglobin-Spiegel wieder normal [56]. Auch Reitinger et al. beschreiben 1998 in Längsschnitten die Entleerung einzelner Sarkolemmschläuche in der Nähe von Kontraktionsknoten [321]. Auch dies ist ein Hinweis auf eine Ruptur von erkrankten Myofibrillen, welche offenbar auch ohne Therapie stattfinden kann.

Während die vorgängig beschriebenen Behandlungsformen bei akuten und subakuten myofaszialen Schmerzen wirksam sind, ist die Manuelle Triggerpunkt- und Bindegewebs-Therapie nach unserem heutigen Wissensstand die einzige Behandlungsform, welche die myofaszialen Probleme bei chronischen Schmerzpatienten nachhaltig zu reduzieren in der Lage ist [63, 64, 66, 69, 72, 73, 75, 80].

3.5
Unsere vier manuellen Techniken

Die Techniken der Manuellen Triggerpunkt- und Bindegewebs-Behandlung haben wir 1988 eingehend beschrieben [63, 64, 66]. Sie bilden die Grundlage des Kursprogramms der IMTT, der Interessengemeinschaft für Myofasziale Triggerpunkt-Therapie in der Schweiz und in Deutschland.

Technik I

Die Spitze unseres Daumens drückt die empfindlichste Stelle des Triggerpunktes gegen einen knöchernen Untergrund, oder wir komprimieren diese Stelle zwischen Daumen und Mittelfinger **(Abb. 3.5)**. Der Patient führt dabei mit dem zu behandelnden Muskel aktiv eine repetierte Bewegung aus. Der Druck wird fünf bis zwanzig Sekunden lang aufrechterhalten und kann nach einer Pause ein- oder mehrmals wiederholt werden. Die aktive Bewegung ist langsam, kann vom Therapeuten assistiv geführt werden und führt in der Regel nicht über den gesamten Bewegungsradius.

Technik II

Wir nehmen mit der Spitze eines Fingers Kontakt zum Bindegewebsknötchen auf, das den identifizierten Triggerpunkt umhüllt. Mit einer sehr langsamen und kräftigen Bewegung dehnen wir dieses Bindegewebsknötchen auseinander **(Abb. 3.6)**.

Technik III

Mit den Knöcheln unserer MP-Gelenke oder mit unserem Daumen dehnen wir durch die Haut hindurch die oberflächliche Faszie des zu behandelnden Muskels **(Abb. 3.7)**. Unsere Bewegung hat dabei sehr langsam zu erfolgen, damit in den kollagenen Strukturen eine nicht reversible Längenzunahme erfolgen kann. Wahrscheinlich werden auf diese Weise auch Bindegewebsstrukturen gedehnt, die sich in Folge pathologischer Umbauvorgänge im Inneren des Muskels gebildet haben. Wichtig ist bei dieser Technik die richtige Vordehnung des Muskels und seiner Faszie.

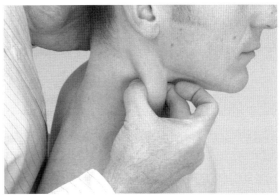

Abbildung 3.5: Technik I am M. sternocleidomastoideus.

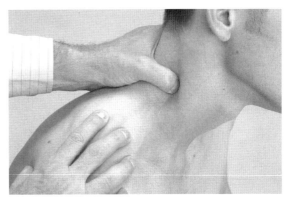

Abbildung 3.6: Technik II am M. scalenus medius.

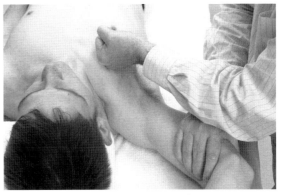

Abbildung 3.7: Technik III am M. pectoralis major.

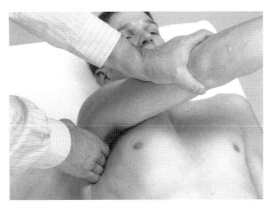

Abbildung 3.8: Technik IV zwischen den Mm. subscapularis und serratus anterior.

Technik IV

Wir gehen mit unserer Hand langsam zwischen zwei Muskeln in die Tiefe und lösen dabei Verklebungen, wie sie sich bei den meisten Menschen im Verlaufe ihres Lebens als Folge muskulärer Reizzustände gebildet haben **(Abb. 3.8)**. Die Technik unserer Handgriffe ist dabei nach den lokalen anatomischen Gegebenheiten zu variieren. Mit dieser Maßnahme kann bei den meisten Menschen die Beweglichkeit der behandelten Muskeln sogleich stark verbessert werden, besonders wenn die Zone zwischen Agonist und Antagonist auseinandergedehnt wird.

Die Bindegewebstechniken III und IV können auch in der Region des übertragenen Schmerzes und im Bereich der Sehnenansätze appliziert werden, wenn diese Orte schmerzhaft geworden sind. Die Reihenfolge der verschiedenen Therapieschritte ist beliebig. Die manuellen Techniken können mit Kryotherapie, mit Triggerpunkt-Injektionen oder mit Dry Needling kombiniert werden. Nach der manuellen Therapie sollte immer eine passive Dehnung des behandelten Muskels durchgeführt werden. Der Patient erhält sodann die Anweisung, diesen Muskel zu Hause zwei Mal täglich eine Minute lang selber zu dehnen.

Das beschriebene Therapieprozedere muss meistens mehrmals durchgeführt werden, bis sich die ganze Triggerpunkt-Pathologie aufgelöst hat. Nach der Therapie ist das ganze Gewebe in der Regel für zwei bis drei Tage stärker schmerzhaft. An der gleichen Stelle kann frühestens nach einer Woche erneut behandelt werden. Wenn der Patient nicht nach einer bis drei Behandlungen eine merkliche Besserung berichtet, so müssen Indikation und Prozedere reevaluiert werden.

3.6
Der therapeutische Schmerz

Die beschriebenen Techniken sind eingreifend und schmerzhaft. Wir behandeln die schmerzhaftesten Stellen am ganzen Körper. Dies benötigt eine Absprache zwischen Therapeut und Patient über das Ausmaß des therapeutischen Schmerzes. Der Patient muss instruiert werden, dass er die Behandlung *jederzeit* mit dem Wort «Stop» sogleich unterbinden kann, wenn es ihm zu viel wird. Der Patient sollte sowohl lernen, sich bei der schmerzhaften Behandlung zu entspannen, als auch lernen, wo er seine Grenzen setzen will. Die meisten Patienten ertragen die Behandlungen gut, wenn sie mit der Zeit eine Besserung spüren. Es gibt sogar Patienten, die dankbar sind, dass «endlich etwas Gründliches» mit ihnen passiert. Auch der Therapeut muss sich mit dem therapeutischen Schmerz auseinandersetzen. Es ist nicht jedermanns Sache, routinemäßig schmerzhafte Behandlungen auszuführen. Der Therapeut muss von der Methode überzeugt sein, andererseits aber geduldig bleiben und nicht zu viel aufs Mal erreichen wollen.

Nach der Behandlung findet man an der Behandlungsstelle für Minuten bis Stunden kleine Hautimpressionen. Hautrötungen halten etwas länger an. Selten, vor allem bei älteren Frauen, können auch kleine Hämatome auftreten. Sodann hat der Patient für zwei bis drei Tage an den behandelten Stellen stärkere Schmerzen. Über alle diese Dinge muss man den Patienten vorgängig orientieren. Die Schmerzen können mit nichtsteroidalen Antirheumatika einige Tage lang gedämpft werden. Es ist im Übrigen selbstverständlich, dass der Behandler immer kurz geschnittene und gut polierte Fingernägel hat.

3.7
Perpetuierende Faktoren

Zu einer erfolgreichen Therapie gehört, dass Faktoren gesucht und ausgeschaltet werden, welche die Muskulatur chronisch belasten und Rezidive hervorrufen. Dazu gehört beispielsweise eine belastende Haltung beim Sitzen. Ungeeignete Stellungen bei Arbeitsvorgängen sollten ergonomisch analysiert und eliminiert werden. Wo dies möglich ist, sollen kräftesparende Hilfsmittel verwendet werden. Längeres Bücken bei der Gartenarbeit ist zu vermeiden. Einzelne Muskeln und ganze Muskelgruppen sollten nicht längere Zeit in verkürzter Position belastet werden. Falscher Ehrgeiz bei Krafteinsatz im Beruf und im Sport ist schädlich. Beim Training im Sport sollte man die Belastungen nur allmählich steigern. Unvernünftige Spitzenbelastungen sind zu vermeiden.

Andererseits kann ein guter Trainingszustand der Muskulatur die Gefahr von Überbelastungen und deren Folgen beträchtlich reduzieren. Krafttraining ist eine gute Primärprophylaxe gegen myofasziale Probleme. In leichteren Fällen kann man Krafttraining auch als alleinige Therapie einsetzen. Training kann über Förderung der Vaskularisation muskuläre Schmerzen langfristig reduzieren. Bei größeren myofaszialen Problemen verstärkt Krafttraining den Schmerz in der Regel. Bevor ein solches Training als Sekundärprophylaxe verordnet wird, sollte man die Triggerpunkt-Probleme in der Muskulatur mit einer gezielten Behandlung auflösen.

3.8
Therapieresistenz

Wenn sich nach einer ersten Therapieserie keine Schmerzverminderung einstellt, sollte man die Situation nochmals analysieren. Es empfiehlt sich, folgende Fragen zu stellen:

- Stimmt die Diagnose? Ist das myofasziale Schmerzsyndrom vielleicht nur ein sekundäres? Wird der Schmerz vielleicht durch eine innere Krankheit oder durch eine Störung im Gelenk verursacht? Liegt eine Kompressionsneuropathie vor? Eine Diskushernie oder ein peripheres Entrapment? Oder eine Lockerung einer Hüft-Totalprothese?

- Haben wir den oder die primären Triggerpunkte wirklich gefunden? Haben wir nicht vielleicht nur sekundäre und Satelliten-Triggerpunkte behandelt? Sind wir vielleicht nur nach der «Davos-Methode» vorgegangen und haben lediglich da behandelt, wo's wehtut?

- Haben wir wirklich auf das Zentrum des Triggerpunktes eingewirkt? Ist vielleicht das Bindegewebsknötchen um den Triggerpunkt so derb, dass eine manuelle Behandlung nicht mehr genügt?

- Liegen perpetuierende Faktoren vor? Hält der Patient seine Rückendisziplin ein? Ist er chronischen Überlastungen ausgesetzt?

- Haben Chronifizierungsprozesse (sie können schon nach Tagen bis Wochen beginnen) ein Ausmaß angenommen, welches eine Behandlung des myofaszialen Schmerzsyndroms von der Peripherie her nicht mehr zulässt? Hyperalgesie und Allodynie sind Hinweise darauf.

- Ist die Kooperation des Patienten der Therapie angemessen? Spielen psychosoziale Probleme eine therapiebehindernde Rolle? Ist die gegenseitige Beziehung zwischen Therapeut und Patient intakt? Es entspricht allgemeiner ärztlicher Erfahrung, dass sich gute Therapieerfolge nur bei Patienten einstellen, die eine positive Einstellung zu sich selbst, zu ihrer Umwelt und zum Behandler haben. Wird der Therapieerfolg vielleicht durch eine versteckte Depression des Patienten verhindert? Liegt gar ein Rentenbegehren vor?

Manchmal lässt sich ein Therapieerfolg auf Umwegen erreichen. In manchen Fällen freilich ist die Pathologie stärker als unsere therapeutischen Anstrengungen und wir haben uns mit Teilerfolgen oder Misserfolgen abzufinden.

4. Handgriffe und Dry Needling einzelner Muskeln

Nachfolgend werden die einzelnen Muskeln, ihre Schmerzübertragungsgebiete und die Behandlung ihrer Triggerpunkte und ihrer Bindegewebsveränderungen detailliert beschrieben.

In jedem Muskel gibt es zahlreiche Triggerpunkt-Lokalisationen, die oft, wenn auch nicht immer, über große Teile des Muskels verteilt sind. Die meisten Triggerpunkte können einem Muskel zweifelsfrei zugeordnet werden. Bei einigen Muskeln gibt es allerdings Unklarheiten, die in der Anatomie begründet sind und im klinischen Alltag nicht zu vermeiden sind. Es betrifft dies beispielsweise die Nacken- oder die Interscapulär-Region oder auch die Glutaei.

Nochmals möchten wir hier betonen, dass die Verhältnisse bei chronischen myofaszialen Schmerzen in der Regel komplex sind. Man hat zu beachten, dass mit der Zeit Synergisten und Antagonisten sekundäre Triggerpunkte entwickeln und im Gebiet des übertragenen Schmerzes Satelliten-Triggerpunkte entstehen können. Manchmal ist der primär geschädigte Muskel nicht mehr zu identifizieren.

Die anatomischen Darstellungen beschränken sich auf die Topographie der einzelnen Muskeln und einiger wichtiger Nerven und Gefäße, sofern diese für den Untersucher und Behandler von Bedeutung sind.

Die Karten der Schmerzübertragungsgebiete haben wir neu gezeichnet. Es liegen ihnen mehr als 1500 dokumentierte Einzelbeobachtungen zu Grunde. Die Befunde des epochalen Werkes von Travell und Simons konnten wir im großen Ganzen bestätigen. Bei einzelnen Muskeln haben wir allerdings wichtige Abweichungen gefunden, z. B. bei den Scaleni oder bei der Glutealmuskulatur. Generell sind die von uns gefundenen Schmerzübertragungsgebiete größer als die von Travell und Simons publizierten. Sie überlagern

sich häufig. Wir sind daher der Ansicht, dass aus der Lage eines Schmerzübertragungsgebietes nur ungenügend auf die Lokalisation eines Triggerpunktes in einem bestimmten Muskel rückgeschlossen werden kann. Vielmehr empfehlen wir, die Untersuchung immer mit einer Serie von Dehntests aller als Schmerzursache in Frage kommender Muskeln zu beginnen, an den Extremitäten auch Anspannungstests anzuschließen, bevor der so gefundene, einen Triggerpunkt enthaltende Muskel palpatorisch untersucht wird.

Die flächige Rotfärbung zeigt die Bereiche an, in welche die Triggerpunkt-Schmerzen häufig übertragen werden. Die gepunkteten Zonen sind seltene Schmerzübertragungsgebiete. Mit der Heftigkeit der jeweiligen Schmerzen hat diese Darstellung nichts zu tun. Die Übertragungsgebiete sind bei den meisten Menschen ähnlich. Es gibt aber individuelle Varianten. Auf die Erfahrung, dass bei einigen Menschen verschiedene Muskeln ihre Triggerpunkt-Schmerzen (in Abweichung vom Normalfall) alle in die gleiche Körperregion übertragen, sei hier nur hingewiesen.

Für jeden Muskel geben wir einige wichtige Hinweise hinsichtlich Anamnese und Klinik (**K**), Anatomie und Untersuchung (**A**) und Therapie (**T**). Die klinischen Hinweise spiegeln die Erfahrung des Autors wider. Im Abschnitt Anatomie stehen die Strukturen im Vordergrund, die palpiert werden können. Hinsichtlich Ursprüngen und Ansätzen verlassen wir uns auf Wolf-Heidegger [414]. Die Therapie stellt die manuelle Triggerpunkt-Therapie und das Dry Needling in den Vordergrund. Auf die Verletzungsgefahren durch Injektionen wird speziell hingewiesen. Die in den Fotos dargestellten Handgriffe sind die in unseren Kursen gelehrten. Der Erfahrene kann sie durchaus modifizieren.

4.1

Halsmuskeln (Abb. 4.1, 4.2)

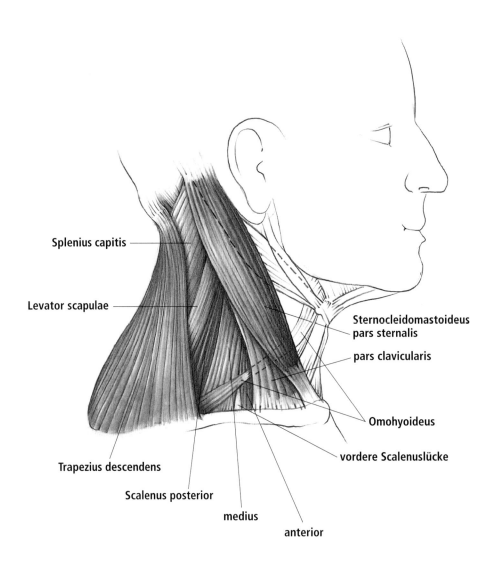

Splenius capitis

Levator scapulae

Sternocleidomastoideus
pars sternalis

pars clavicularis

Omohyoideus

vordere Scalenuslücke

Trapezius descendens

Scalenus posterior

medius

anterior

Abbildung 4.1: Hals seitlich.

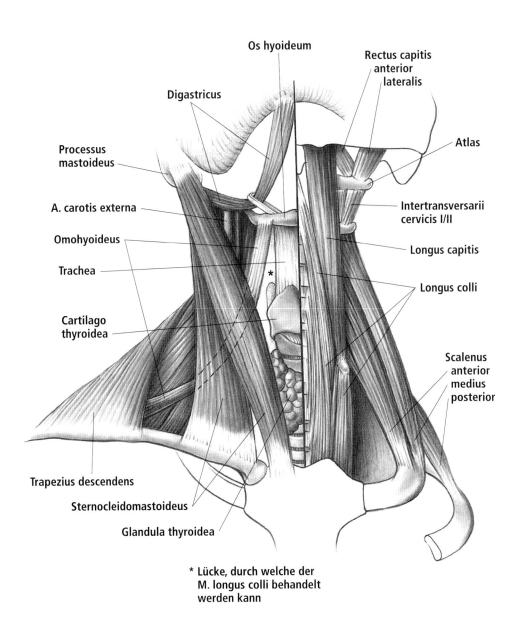

Os hyoideum

Rectus capitis anterior lateralis

Digastricus

Processus mastoideus

Atlas

A. carotis externa

Intertransversarii cervicis I/II

Omohyoideus

Longus capitis

Trachea

Longus colli

Cartilago thyroidea

Scalenus anterior medius posterior

Trapezius descendens

Sternocleidomastoideus

Glandula thyroidea

* Lücke, durch welche der M. longus colli behandelt werden kann

Abbildung 4.2: Hals von vorne.

M. trapezius descendens (Abb. 4.3)

K: Der Trapezius descendens ist einer der am häufigsten von TrP befallenen Muskeln des Körpers. Diese sind in vielen Bereichen des Muskels zu finden. Sie entstehen häufig durch Überlastungen bei der Arbeit (z. B. beim Schreibmaschine schreiben mit zu hoher Tastatur und nicht abgestützten Vorderarmen, speziell auch, wenn beim Schreiben der Kopf gedreht bleibt). Oft resultiert die Überlastung auch aus einem gewohnheitsmäßigen Hochziehen der Schultern als Ausdruck einer Angsthaltung. Bei HWS-Distorsionen wird manchmal auch ein Teil des Trapezius descendens geschädigt. TrP des Trapezius descendens sind bei den meisten Nackenschmerzen beteiligt und TrP in diesem Muskel sind eine der häufigsten Kopfweh-Ursachen. Bei chronischen TrP-Problemen im Trapezius ist der Muskel von einem Ödem durchtränkt, aufgeschwollen und als ganzer druckdolent.

A: Der Trapezius descendens hat eine komplizierte Architektur. Der Ursprung des Muskels liegt auf der Innenseite der kranialen Spina scapulae und am lateralen Claviculadrittel. Die Ansätze liegen am Ligamentum nuchae an der Spitze der Processi spinosi C 1 bis 6, sodann an der Protuberantia und der Linea nuchalis superior des Okziputes. Die medialen Fasern werden gedehnt durch eine Rotation zur gleichen Seite. Der Vorderrand des Trapezius descendens wird gedehnt durch eine Seitneigung und Rotation zur Gegenseite.

T: Die TrP des Trapezius descendens sind leicht zugänglich. Bei den meisten Menschen mit Schmerzproblemen im Nacken lassen sich durch Technik I Schmerzen auslösen, die in die laterale Kopfregion übertragen werden. Die TrP sind auch durch Dry Needling leicht zu treffen, und es lassen sich oft gut sichtbare lokale Zuckungsreaktionen provozieren. Man achte dabei darauf, dass der Muskel mit einer Hand etwas vom Thorax abgehoben wird und die Nadel eine streng tangentiale Einstichrichtung beibehält. Die Pleurakuppe kann das Claviculaniveau beträchtlich überragen (cave Pneumothorax).

Beobachtungen bei 60 Patienten

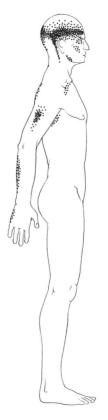

a

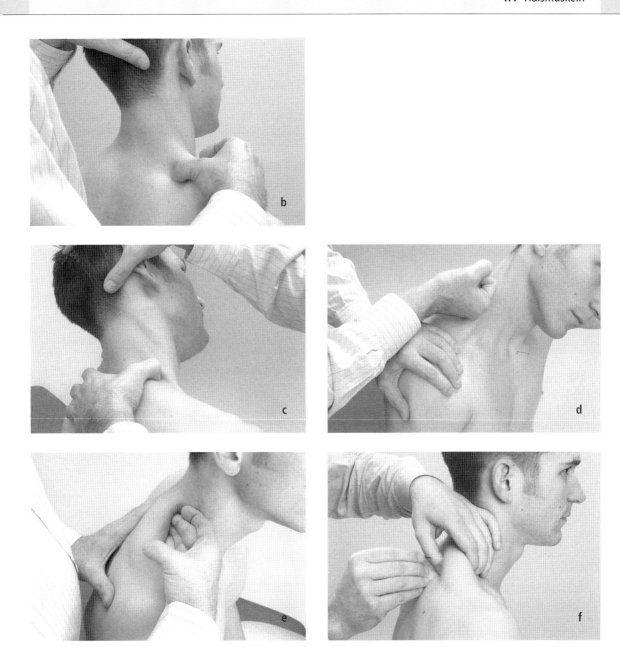

Abbildung 4.3: M. trapezius descendens. (a) Schmerzübertragungsgebiet, (b) Technik I, (c) Technik II, (d) Technik III, (e) Technik IV, (f) Dry Needling.

M. levator scapulae (Abb. 4.4)

K: Dieser Muskel wird oft bei einer Frontalkollision mit gedrehtem Kopf geschädigt. TrP können auch bei lange dauernder PC-Arbeit mit gedrehtem Kopf entstehen. Auch hier spielt die Angsthaltung mit hochgezogenen Schultern oft eine schmerzverursachende Rolle. Die Patienten klagen meistens über einen steifen, rotationseingeschränkten Nacken. Beim Rückwärtsfahren sind sie gezwungen, den ganzen Oberkörper zu verdrehen.

A: Der Ursprung des Levator scapulae liegt am Angulus superior der Scapula, der Ansatz an den obersten vier Querfortsätzen der Halswirbel. Wenn man mit der Hand von lateral nach medial über den Trapezius descendens hinwegstreicht, spürt man an der Stelle, an welcher der Levator den Trapezius descendens unterquert, einen deutlichen Wulst. An dieser Stelle unter dem vorderen Rand des Trapezius descendens liegt der wichtigste und häufigste Levator-TrP. Ein zweiter TrP liegt manchmal am Muskel-Sehnenübergang kranial des Angulus superior der Scapula.

T: Der TrP unter dem Trapezius-Vorderrand ist prädestiniert für die manuellen Techniken I und II. Im Kranialbereich können die Finger den schmalen Muskel umgreifen und von kaudal nach kranial eine Technik III ausführen. Der Muskel wird dabei vorgängig in eine Dehnstellung gebracht: Flexion der HWS sowie Seitneigung und Rotation zur Gegenseite. Sehr wirksam ist eine Technik IV ventral oder dorsal in der Urspungsregion am Schulterblatt. Der Arm wird dabei im Schultergelenk 180° abduziert, und Technik IV wird mit zwei Fingern von kranial nach kaudal ausgeführt. Dry Needling und Injektionen sind bei Levator scapulae-TrP mit äußerster Sorgfalt auszuführen, damit kein Pneumothorax verursacht wird.

Beobachtungen bei 55 Patienten

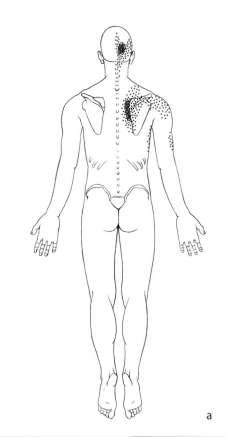

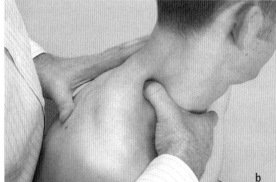

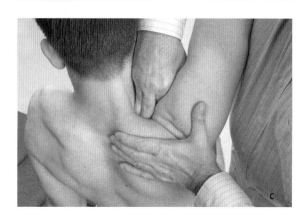

Abbildung 4.4: M. levator scapulae. (a) Schmerzübertragungsgebiet, (b) Technik I, (c) Technik IV.

M. sternocleidomastoideus (Abb. 4.5)

K: Dieser Muskel wird häufig bei Distorsionstraumen der Halswirbelsäule geschädigt, Autokollisionen sind hier die häufigste Schmerzursache. Reaktiviert werden die TrP durch längere Über-Kopf-Arbeit, durch Verliegen in der Nacht in alkoholisiertem Zustand, sodann bei längeren Fahrradtouren mit zu tiefem Lenker, beim Brustschwimmen ohne Eintauchen des Kopfes, beim gewohnheitsmäßigen Einklemmen des Telefonhörers zwischen Kopf und Schulter und bei Kopfrollübungen. TrP im Sternocleidomastoideus sind wahrscheinlich die häufigste Ursache von Kopfschmerzen überhaupt. Das häufigste Schmerzübertragungsgebiet liegt im Bereich von Stirne, Schläfe und gleichseitigem Auge. Patienten mit TrP im Sternocleido erzählen auch häufig von Augen- oder Ohr-Symptomen: von Flimmern, Sternchen sehen und wechselnden Skotomen. Einmal hat ein Patient über Doppelbilder erzählt, welche nach Behandlung der Sternocleido-TrP sogleich definitiv verschwunden sind. Tinnitus ist manchmal durch die Behandlung von Sternocleido-TrP zu beeinflussen. Einseitige Taubheit und Schwindel ohne Nystagmus sind bei TrP in diesem Muskel beschrieben [362]. Ein Tortikollis ist oft von TrP in einem Sternocleidomastoideus und einer starken Verkürzung dieses Muskels begleitet.

A: Der Muskel ist leicht zu tasten. TrP sind sowohl im oberflächlichen als auch im tiefen Anteil auf der ganzen Länge zu finden. Die Unterscheidung des tiefen Sternocleido-Kopfes vom Scalenus anterior ist manchmal schwierig. Der Sternocleido wird gedehnt durch eine Extension mit angezogenem Kinn, eine Seitneigung zur Gegenseite und eine Rotation zur gleichen Seite.

T: Die manuellen Techniken II, III und IV gehen an diesem Muskel ineinander über. Beim Dry Needling und bei Injektionen ist der Muskel auf der medialen Seite mit drei Fingern zu schienen, damit die Nadel nicht tiefer liegende Strukturen gefährdet.

Beobachtungen bei 60 Patienten

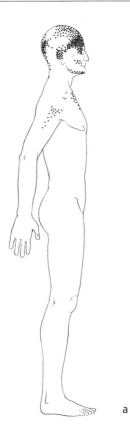

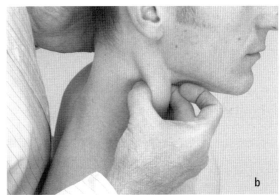

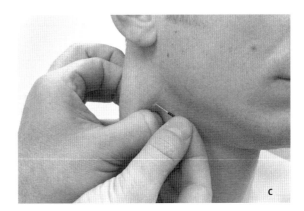

Abbildung 4.5: M. sternocleidomastoideus. (a) Schmerzübertragungsgebiet, (b) Technik I, (c) Dry Needling.

Mm. scaleni (Abb. 4.6)

K: TrP in den Scaleni entstehen oft durch Distorsionstraumen der HWS mit lateraler Krafteinwirkung. Manchmal ist Verliegen in der Nacht oder Einschlafen im Fernsehsessel ursächlich. Manchmal entstehen TrP durch Überlastung der Scalenus-Muskeln bei ihrer Funktion als Atemhilfsmuskeln, beispielsweise beim Ziehen oder Heben von schweren Gegenständen mit angehaltener Atmung oder bei chronischem Asthma bronchiale. Immer wird die Seitneigung stark eingeschränkt. Die von Travell und Simons beschriebenen Schmerzübertragungsgebiete im dorsalen und frontalen Thorax sowie im Arm sind häufig zu beobachten. Nicht selten haben wir aber auch Schmerzübertragungen in verschiedene Areale am Kopf beobachtet. Hartspannstränge im Scalenus medius und anterior können den Plexus brachialis einengen und Schmerzen und Sensibilitätstörungen auf der ulnaren Armseite verursachen. Die Übertragungsgebiete von TrP-Schmerzen liegen eher auf der radialen Armseite [384], Sensibilitätstörungen fehlen in diesem Fall, Paraesthesien sind aber möglich.

A: Der M. scalenus anterior ist ventral und dorsal des Sternocleido in der Tiefe zu tasten. Unmittelbar dorsal des Sternocleido liegt die vordere Scalenus-Lücke zwischen Scalenus anterior und medius. Eine kräftige Palpation durch diese Lücke löst einen Nervenschmerz im Arm und Sensibilitätsstörungen in der Hand aus. Der Scalenus medius hat einen breiten Ursprung auf der ersten Rippe und bedeckt die Lateralseite des Halses. Der Scalenus posterior hat einen schwierig zu tastenden Ursprung an der zweiten Rippe, einen etwas flacheren Verlauf als der Scalenus medius und wird zum Teil durch den Levator scapulae überdeckt. Alle Scaleni haben multiple Ansätze an verschiedenen Querfortsätzen der Halswirbelsäule. Die TrP liegen auf verschiedenen Höhen.

T: TrP im Scalenus medius eignen sich gut zur Dry-Needling-Therapie. Es darf aber nicht zur tief gestochen werden, damit die aus den Zwischenwirbellöchern austretenden Nerven nicht verletzt werden. Vorsicht ist auch im Bereich der vorderen Scalenus-Lücke geboten. Im kaudalen Gebiet bedenke man, dass die Lungenspitze bis 2,5 cm über das Claviculaniveau emporragen kann. Die Scaleni kann man sehr gut von lateral her manuell behandeln. Man bringe dabei die Muskeln durch Seitneigung der HWS in eine gewisse Vorspannung. Den Scalenus anterior sollte man ausschließlich manuell behandeln. Seine Behandlung von ventral her ist oft erfolgreich. Man bleibe dabei immer lateral der A. carotis.

Beobachtungen bei 60 Patienten

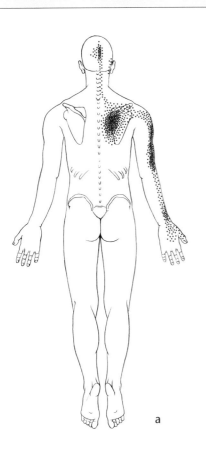

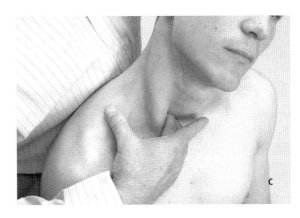

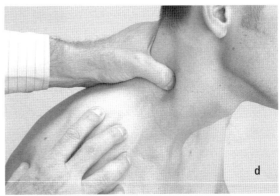

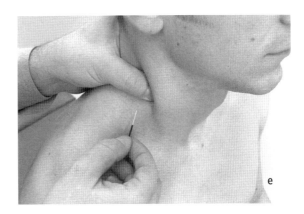

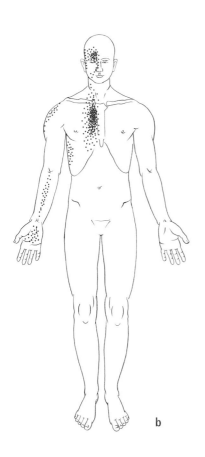

Abbildung 4.6: Mm. scaleni. (a, b) Schmerzübertragungsgebiet, (c) M. scalenus anterior, Technik I, (d) M. scalenus medius, Technik I/II, (e) M. scalenus medius, Dry Needling.

M. longus colli (Abb. 4.7)

K: Dieser Muskel liegt unmittelbar vor der Wirbelsäule und ist derjenige Muskel, der bei Extensions-
traumen der HWS am ehesten gezerrt wird und TrP
entwickelt.

A: Mit vorsichtiger Palpation tastet man den Muskel
zwischen Kehlkopf und Trachea auf der medialen
Seite und der A. carotis hinter dem M. scalenus anterior auf der lateralen Seite.

T: An dieser exponierten Stelle kommt nur eine manuelle Therapie in Frage. Da zahlreiche sensible
Strukturen im vorderen Halsbereich liegen, ist der
manuell ausgeübte Druck zu begrenzen. Kehlkopf
und A. carotis dürfen nicht komprimiert werden.

Beobachtungen bei 8 Patienten

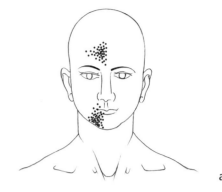

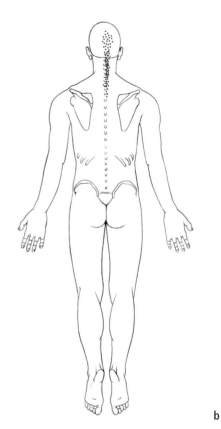

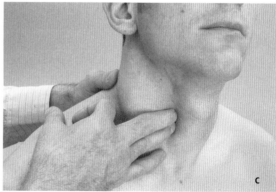

Abbildung 4.7: M. longus colli. (a, b) Schmerzübertragungsgebiet, (c) Technik I und vorsichtig II.

M. omohyoideus (Abb. 4.8)

K: TrP in diesem Muskel sind manchmal für ein Globusgefühl verantwortlich («Kröte im Hals»).

A: Der Muskel hat seinen Ursprung an der Incisura scapulae. Der laterale Bauch liegt unter dem Vorderrand des Trapezius descendens. Von diesem unterscheidet er sich durch die Richtung, die nicht zum Okziput führt, sondern zu seinem Ansatz am Zungenbein. Er unterquert den Sternocleido auf mittlerer Höhe.

T: Nur manuell.

Beobachtungen bei 4 Patienten

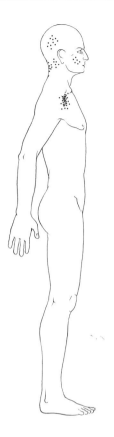

Abbildung 4.8: M. omohyoideus. Schmerzübertragungsgebiet.

4.2

Nackenmuskeln (Abb. 4.9)

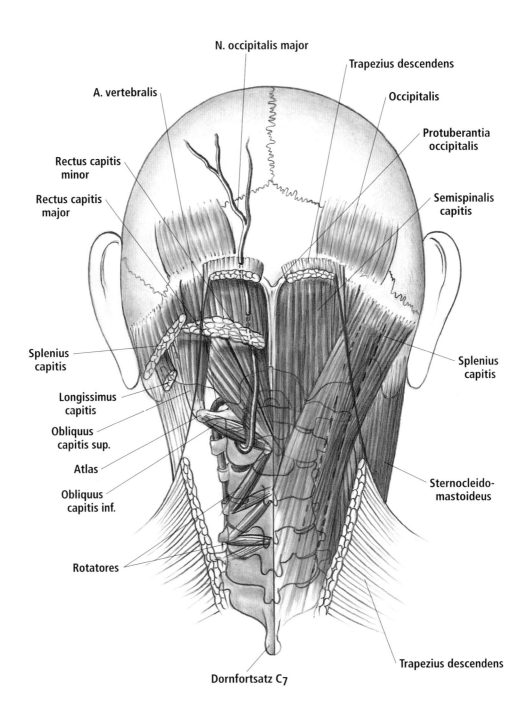

Abbildung 4.9: Nacken.

M. splenius capitis, M. splenius cervicis, M. semispinalis capitis, M. longissimus capitis, Mm. multifidi und rotatores (Abb. 4.10 bis 4.14)

Diese Nackenmuskeln liegen in vier Schichten übereinander und sind schwierig voneinander zu differenzieren. In der äußersten Schicht überdeckt der Trapezius descendens die meisten übrigen. Er zieht von der Kranialseite der Spina scapulae und vom lateralen Drittel der Clavicula an die Dornfortsatzspitzen der HWS und hinauf zur Linea nuchalis superior.

In der zweiten Schicht umscheidet der Splenius cervicis die tieferen Muskeln. Er entspringt an den Dornfortsätzen der oberen BWS und verläuft V-förmig zu den Querfortsätzen der Wirbel C1 bis 3. Er kann unter dem lateralen Rand des Trapezius descendens dorsal der Scalenus- und Levator-Ansätze palpiert, jedoch nur undeutlich identifiziert werden. In der gleichen Schicht zieht der Splenius capitis von den Dornfortsätzen C3-TH3 V-förmig zum lateralen Okziput. Zwischen den Rändern des Trapezius descendens, des Levator scapulae und des Sternocleido kann der Muskel direkt palpiert werden, er füllt den kranialen Bereich dieses Zwischenraumes aus.

In der dritten Schicht haben der Semispinalis capitis und der Longissimus capitis einen vertikalen Verlauf. Sie ziehen von den Querfortsätzen TH1 bis 6 zum Okziput zwischen Linea nuchalis superior und inferior (Semispinalis capitis), respektive in die Grube medial des Mastoides (Longissimus capitis). Der erstere Muskel ist ein dicker Wulst, der letztere (besonders in erkranktem Zustand) ein straffes kabelartiges Gebilde lateral davon. Unter dem Semispinalis capitis liegt unidentifizierbar der Semispinalis cervicis.

In der vierten Schicht liegen tannenbäumchenartig die Rotatores und die Multifidi. Erstere ziehen von den Querfortsätzen zur nächst höheren und zur übernächsten Dornfortsatzbasis. Die letzteren ziehen mit gleicher Faserrichtung und zwei bis vier Etagen überspringend ebenfalls von den Querfortsätzen zur Basis der jeweiligen Dornfortsätze. Rotatores und Multifidii lassen sich zwischen den Wülsten des Semispinalis capitis und des Longissimus capitis in der Tiefe über den Gelenkfortsätzen der HWS palpatorisch erahnen. Hartspannstränge in diesem System lassen sich in der Tiefe palpieren. Die Schweizer Manualtherapeuten bezeichnen die Triggerpunkte in dieser Muskulatur als Irritationszonen.

Im kranialen HWS-Bereich liegen in der gleichen vierten Etage die vier paarigen Subokzipital-Muskeln zwischen Axis und Okiput. Von ihnen ist in verspanntem Zustande allenfalls palpabel der Recuts capitis major unter dem lateralen Rand des Semispinalis capitis, der Obliquus capitis inferior zwischen Axis-Dornfortsatz und Atlas-Querfortsatz (unter dem Splenius capitis) und von lateral her der Obliquus capitis superior über dem Atlas-Querfortsatz und unter dem Processus mastoideus. Diese Stelle ist immer schmerzhaft. Der Rectus capitis minor (zwischen hinterem Atlas-Bogen und Okziput kaudal der Linea nuchalis inferior) ist selten palpatorisch identifizierbar.

Ein Teil des Ramus dorsalis des zweiten Zervical-Nerven bildet den N. occipitalis major. Dieser tritt zwischen Atlas und Axis nach dorsal, überquert die Subokzipital-Muskulatur und durchquert den Semispinalis capitis und den Trapezius descendens. Deren Verspannung kann zu einem Entrapment des Nerven führen mit Taubheit am Hinterkopf und brennendem Schmerz.

Beobachtungen
M. splenius capitis bei 14 Patienten
M. splenius cervicis bei 11 Patienten
M. semispinalis capitis bei bei 18 Patienten
M. longissimus capitis bei 12 Patienten
Mm. rotatores und multifidi bei 7 Patienten

K: Die Nackenmuskeln können TrP nach Traumen entwickeln, z. B. nach Frontalkollision in angegurtetem Zustand oder beispielsweise durch einen missglückten Purzelbaum. Manchmal ist für die TrP-Bildung eine Haltungsüberlastung ursächlich mit längerer aktiver Extension der HWS, beispielsweise beim Fahrrad fahren mit zu tiefer Lenkstange. Auch die längere passive Flexion, beispielsweise das Liegen auf einer Sofarolle ohne ausgleichendes Kissen, kann TrP erzeugen oder reaktivieren.

T: Beim Dry Needling und bei Injektionen im Nackengebiet ist Vorsicht geboten. Die Region kranial des Dornfortsatzes C2 darf nicht mit Nadeln behandelt werden. Die Nadeln sollten im Übrigen nie ventral der hinteren Querfortsatzkante geführt werden, damit die Arteria vertebralis zwischen den Querfortsätzen und die austretenden Nerven nicht verletzt werden. Man steche die Nadel eher von kranial in leicht kaudale Richtung und nie nach medial gerichtet, damit der Spinalkanal und die darin verlaufenden Strukturen bei Vorliegen einer Lücke zwischen Skelettbestandteilen nicht gefährdet werden.

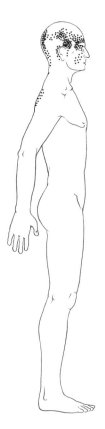

a

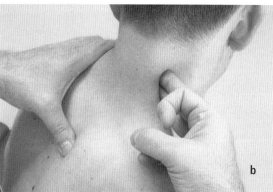

b

Abbildung 4.10: M. splenius cervicis. (a) Schmerzübertragungsgebiet, (b) Technik I und II.

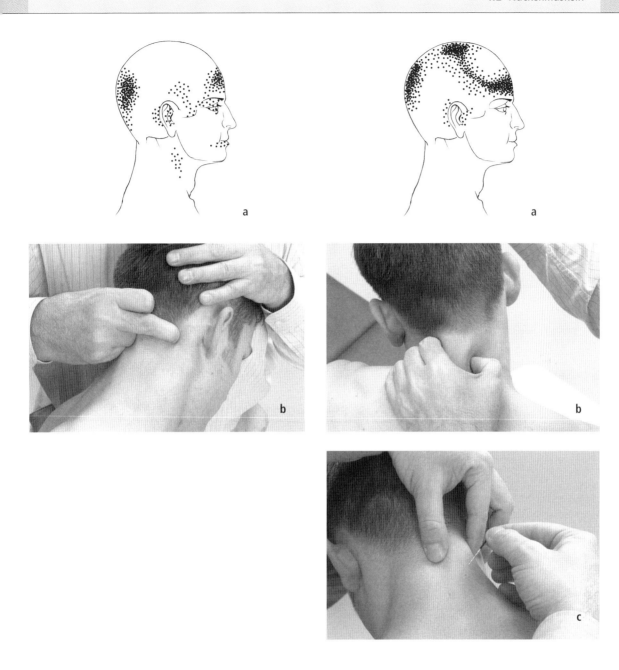

Abbildung 4.11: M. splenius capitis. (a) Schmerzübertragungsgebiet, (b) Technik I bis III.

Abbildung 4.12: M. semispinalis capitis. (a) Schmerzübertragungsgebiet, (b) Technik I, (c) Dry Needling.

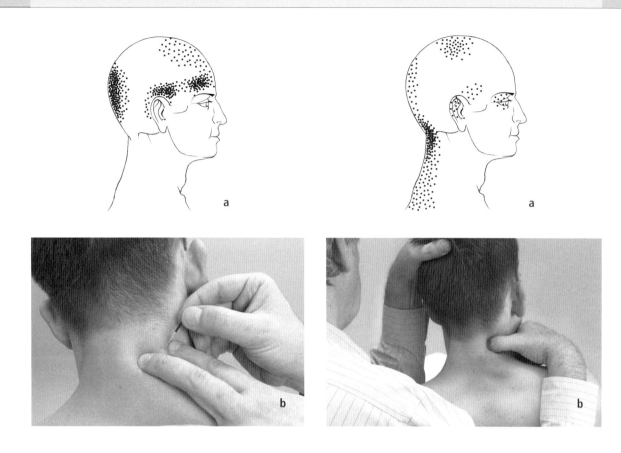

Abbildung 4.13: M. longissimus capitis. (a) Schmerzübertragungsgebiet, (b) Dry Needling.

Abbildung 4.14: Mm. multifidi und rotatores. (a) Schmerzübertragungsgebiet, (b) Technik I und II.

Subokzipital-Muskeln (Abb. 4.15)

Die Atlanto-Okzipital-Gelenke erlauben eine Inklination und Reklination von ca. 40°, die Atlanto-Axial-Gelenke etwa eine Rotation von 40° nach beiden Seiten. Die subokzipitalen Muskeln sind an diesen Bewegungen beteiligt. Die Bewegungen in diesen so genannten Kopfgelenken sind durch einen starken Bandapparat begrenzt und geschützt. Bei einer Traumatisierung können die Subokzipital-Muskeln allerdings trotzdem TrP entwickeln. Wenn TrP anderer Muskeln einen übertragenen Schmerz in die Subokzipital-Region verursachen, entstehen in der Subokzipital-Muskulatur manchmal Satelliten-TrP. Da sich eine Dry-Needling-Therapie in dieser Region verbietet und eine manuelle TrP-Therapie aus anatomischen Gründen hier schwierig ist, ist man manchmal gezwungen, die TrP-Therapie durch neuromuskuläre Relaxations-Techniken zu substituieren.

Beobachtungen bei 6 Patienten

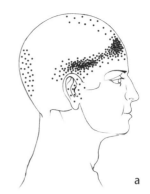

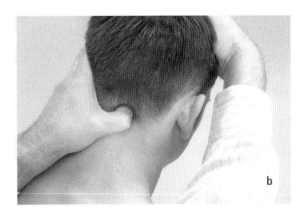

Abbildung 4.15: Subokzipital-Muskeln. (a) Schmerzübertragungsgebiet, (b) Technik I und II.

4.3

Kopfmuskeln (Abb. 4.16)

Am Kopf gibt es einige sehr kräftige Muskeln, die der Kaufunktion dienen, und eine große Anzahl von kleinen Muskeln, die der Mimik dienen. Nicht alle von ihnen sind für den TrP-Therapeuten von Bedeutung.

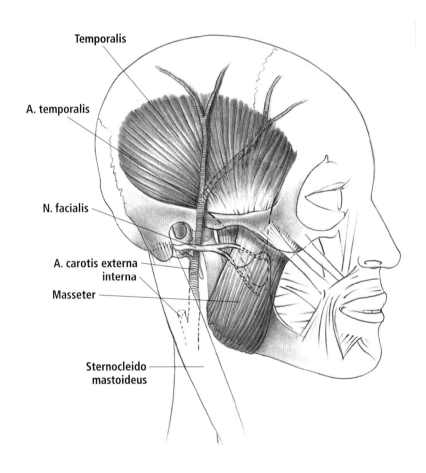

Abbildung 4.16: Kaumuskulatur. Oberflächliche Schicht.

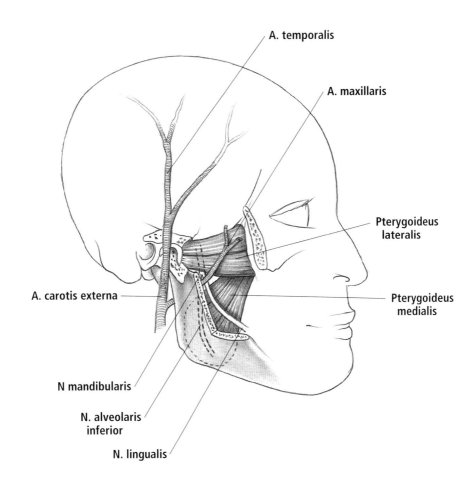

A. temporalis

A. maxillaris

Pterygoideus
lateralis

A. carotis externa

Pterygoideus
medialis

N mandibularis

N. alveolaris
inferior

N. lingualis

Abbildung 4.16: Kaumuskulatur. Tiefe Schicht.

M. masseter (Abb. 4.17)

K: TrP im Masseter entstehen durch chronische Überlastung beim nächtlichen Zähneknirschen (Bru-
xismus, ursächlich ist hier eine erhöhte emotionale
Spannung), aus akuten Überlastungen (z. B. Kauen
von Trockenfleisch), infolge Okklusionsstörungen,
nach akutem Trauma oder nach längerem Aufsper-
ren der Kiefer bei zahnärztlichen Behandlungen.
Neben Schmerzausstrahlungen in den Ober- und
den Unterkiefer, in einzelne Zähne und in ein Ohr
können diese TrP auch Tinnitus auslösen. Chronische TrP-Aktivität im Masseter hat oft eine Einschränkung in der Mundöffnung zur Folge. Nor-
malerweise haben die PIP-Fingerknöchel 2 bis 4
zwischen den eigenen Zahnreihen Platz [384].

A: Der Masseter entspringt an der Innen- und Unterseite des Jochbogens und dem Oberkiefer und setzt
außen an der Mandibula in der Gegend des Kieferwinkels an. Der Muskelbauch und die TrP sind mit
einem Zangengriff von außen und von der Mund-
höhle her gut zu tasten.

T: Der gleiche Griff dient der manuellen Behandlung
mit Technik I und II. Die TrP sind auch gut mit Dry
Needling und einer Injektionskanüle zu treffen.
Okklusionsstörungen müssen zahnärztlich behandelt werden. Nächtliches Zähneknirschen muss
manchmal psychiatrisch aufgearbeitet werden.

Beobachtungen bei 11 Patienten

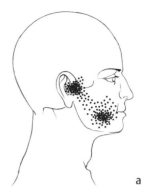

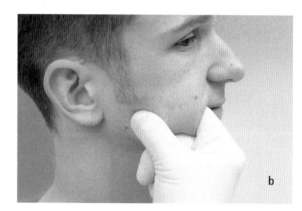

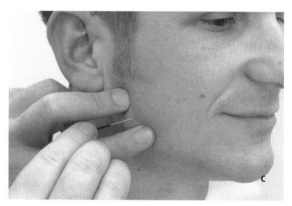

Abbildung 4.17: M. masseter. (a) Schmerzübertragungsgebiet, (b) Technik I und II, (c) Dry Needling.

M. temporalis (Abb. 4.18)

K: Die Aktivierung von TrP in diesem Muskel erfolgt in gleicher Weise wie beim M. masseter. Manchmal entstehen TrP auch durch Aufpralltraumen des seitlichen Kopfes. Ab und zu findet man im Temporalis Satelliten-TrP von Schmerzübertragungen aus dem Trapezius descendens. Die Schmerzen aus Temporalis-TrP können durch Kälte verschlimmert werden.

A: Die Ursprünge des großen M. temporalis liegen am Os temporale und am Os parietale. Der Ansatz ist auf der Medialseite des Processus coronoideus an der Mandibula nur von der Mundhöhle her zu palpieren.

T: Der Temporalis eignet sich gut für eine Dry-Needling-Therapie. Die gut palpable A. temporalis darf dabei nicht verletzt werden. Der M. masseter ist vorgängig zu behandeln, damit ein allfälliges Hämatom durch die regionalen Venen (die durch den M. masseter ziehen) abfließen kann [362].

Beobachtungen bei 8 Patienten

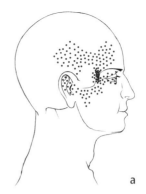

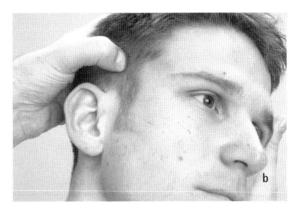

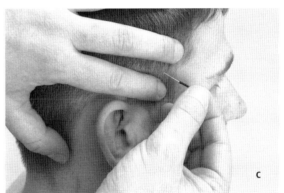

Abbildung 4.18: M. temporalis. (a) Schmerzübertragungsgebiet, (b) Technik I, (c) Dry Needling.

M. pterygoideus medialis (Abb. 4.19)

K: Analog dem Masseter. Der Schmerz wird vor allem in die Kiefergelenksregion übertragen.

A: Palpabel von außen auf der Innenseite des Kieferwinkels und von innen mit aufgesperrtem Mund hinter dem letzten Stockzahn auf der Innenseite des Oberkiefers (löst in der Regel Würgreiz aus).

T: Manuelle Therapie kann versucht werden. Dry Needling ist schwierig. Man steche bei maximal geöffnetem Mund durch die Incisura mandibulae zwischen Caput mandibulae und Processus coronoideus leicht nach medial parallel zur Achse des hinteren Kieferastes, der Muskel liegt auf der Innenseite des distalen hinteren Kieferastes. Es empfiehlt sich hier vielleicht der Rückgriff auf die «spray and stretch»-Methode.

Die Schmerzübertragungsgebiete bei den Mm. pterygoideus medialis und lateralis sowie beim M. digastricus übernehmen wir von Travell und Simons (384). Wir verfügen über keine verlässlichen eigenen Beobachtungen.

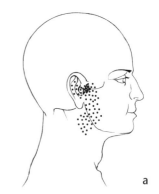

a

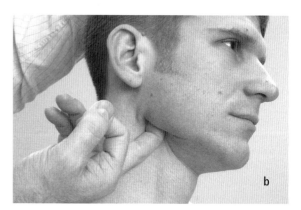

b

Abbildung 4.19: M. pterygoideus medialis. (a) Schmerzübertragungsgebiet, (b) Technik I.

M. pterygoideus lateralis (Abb. 4.20)

K: Analog dem Masseter. Der Pterygoideus lateralis ist der wichtigste Verursacher von «Kiefergelenks-schmerzen».

A: Den vorderen Ansatz findet man an der Lateralseite des Os sphenoidale (mit dem Finger von der Mund-höhle her palpabel gegenüber des M. temporalis am Processus coronoideus des Unterkiefers). Der hintere Ansatz liegt an der Kiefergelenkskapsel und am Diskus artikularis. Der Muskel ist überdeckt vom Jochbogen und vom Processus coronoideus der Mandibula. Er ist von außen schlecht palpabel.

T: Die Injektion von außen bei geöffnetem Mund ist topographisch anspruchsvoll. Die Gefahr, den N. facialis, Äste des N. trigeminus und verschiedene Gefäße zu verletzen, ist groß. Es empfiehlt sich, die Dry-Needling- oder Injektionsbehandlung durch einen in TrP-Therapie geschulten Zahnarzt vorneh-men zu lassen oder sich auf die «spray and stretch»-Therapie zu beschränken.

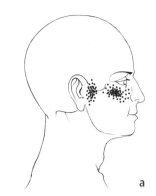

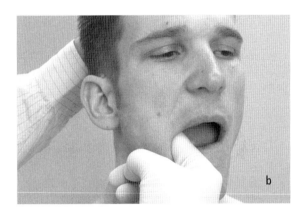

Abbildung 4.20: M. pterygoideus lateralis. (a) Schmerzüber-tragungsgebiet, (b) Technik I.

M. digastricus (Abb. 4.21)

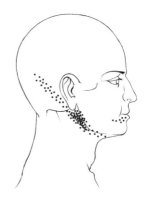

K: TrP in diesem Muskel können entstehen durch langes aktives Mundöffnen. TrP im hinteren Muskelbauch übertragen ihren Schmerz in den kranialen Sternocleidomastoideus-Bereich. Vom vorderen Muskelbauch werden Schmerzen in den Unterkiefer und in die unteren vorderen Schneidezähne übertragen.

A: Der vordere Bauch des Digastrikus liegt kaudal des M. mylohyoideus, der den Mundboden bildet. Vorne inseriert der Muskel im medialen Bereich des Unterkiefers. In der Mitte wird der Muskel an seiner Zwischensehne durch eine fibröse Schlinge am Zungenbein fixiert. Der hintere Bauch durchbohrt den M. stylohyoideus und zieht neben diesem Muskel zum Mastoid.

T: Der hintere Bauch überquert die A. carotis externa. Er soll deshalb nur manuell behandelt werden.

Abbildung 4.21: M. digastricus. Schmerzübertragungsgebiet.

Gesichts- und mimische Kopfmuskeln (Abb. 4.22)

Im Gesicht gibt es eine große Zahl kleiner Muskeln, die im Dienste der Mimik wirken. Die größten sind: Platysma, Orbicularis oris, Zygomatikus und Orbicularis oculi. In der Kopfhaut gibt es die für das Stirnrunzeln verantwortlichen M. frontalis und M. occipitalis.

K: TrP in den Gesichtsmuskeln sind selten. Am ehesten entstehen sie noch durch direkte Verletzungen oder durch habituelle Anspannung bestimmter Gesichtspartien. Manchmal werden TrP im Gesicht aktiviert, weil sie in der Schmerzreferenz-Zone eines TrP eines anderen Muskels liegen. Einen giftigen Schmerz auf einer Nasenseite haben wir schon bei einem TrP des M. zygomaticus gesehen. Vor einiger Zeit haben wir einen Patienten mit einem TrP im M. frontalis behandelt. Dieser TrP verursachte eine Sensibilitätsstörung in der vorderen Kopfhaut. Seine manuelle Behandlung führte zu sofortiger Schmerzübertragung in die Stirne und zu sofortiger intensiver Tränensekretion im gleichseitigen Auge. Vor einigen Jahren haben wir einen Patienten mit jahrelang anhaltenden einseitigen Hinterkopfschmerzen gesehen, die auf einen isolierten TrP im M. occipitalis zurückzuführen waren.

A: Hinsichtlich der Anatomie von Gesichts- und Kopfmuskeln konsultiere man die gängigen Atlanten [294, 299, 414]. Das diagnostische Prozedere bei Gesichtsschmerzen besteht in einer minutiösen und zeitaufwändigen flächigen Palpation der Gesichtsmuskeln.

T: Im Gesicht wird man am ehesten mit einem präzisen Dry Needling behandeln. Die TrP, welche in den eingestreuten muskulären Partien der Kopfhaut verborgen sind, behandelt man am besten mit der manuellen Technik II. Diese Prozedere sind meistens rasch erfolgreich.

Beobachtungen
M. frontalis bei 3 Patienten
M. occipitalis bei 5 Patienten

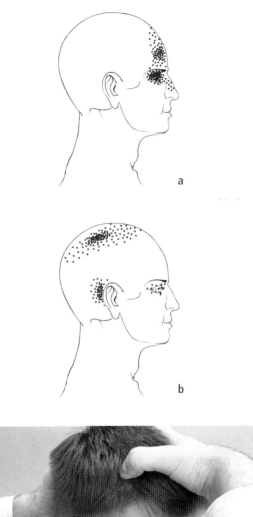

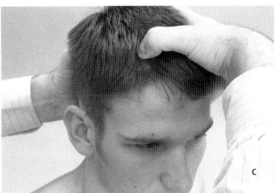

Abbildung 4.22: Gesichts- und mimische Kopfmuskeln. (a) Schmerzübertragungsgebiet M. frontalis, (b) Schmerzübertragungsgebiet M. occipitalis, (c) Technik I am M. frontalis.

4.4

Schulter- und Brustmuskeln (Abb. 4.23, 4.24)

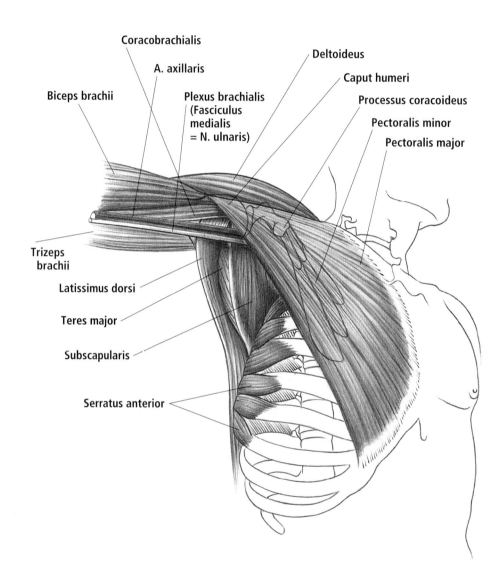

Abbildung 4.23: Schulter von vorne.

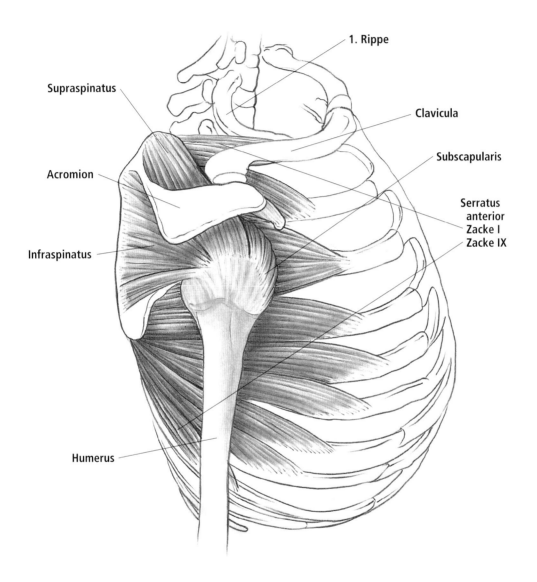

1. Rippe

Supraspinatus

Clavicula

Subscapularis

Acromion

Serratus
anterior
Zacke I
Zacke IX

Infraspinatus

Humerus

Abbildung 4.24: Schulter von lateral.

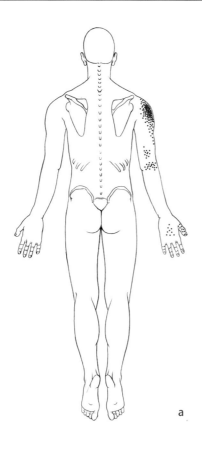

a

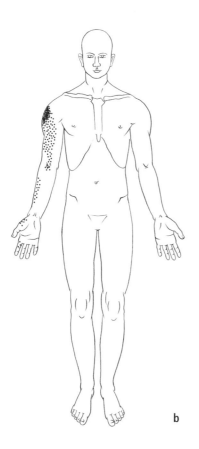

b

M. deltoideus (Abb. 4.25)

K: Dieser Muskel enthält häufig TrP. Da es sich um einen gefiederten Muskel handelt, können diese an verschiedenen Orten auftreten, am meisten aber im Bereich des dorsalen und des ventralen Muskelrandes. Ursächlich sind Stürze mit direkten Traumen oder mit einer Überdehnung des Muskels. Nicht selten geschieht die Überdehnung durch einen Treppensturz, bei welchem sich der Patient am Geländer fest zu halten versucht. Im vorderen Anteil können TrP durch den Rückstoß von Gewehren entstehen, im dorsalen Anteil sehen wir häufig TrP durch eine Überlastung beim Langlaufen. Als Folge sehen wir oft eine Bewegungseinschränkung bei der transversalen Adduktion und beim Schürzengriff.

A: Der Deltoideus ist ein großer Muskel. Seine Struktur tritt plastisch hervor durch Anspannung von Muskelanteilen gegen Widerstand.

T: Alle Therapieformen sind hier problemlos anwendbar. Bei Injektionen hat man auf eine gute Desinfektion zu achten, da tief geführte Nadeln den Gelenkraum erreichen können.

Beobachtungen bei 28 Patienten

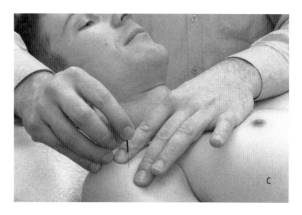

c

Abbildung 4.25: M. deltoideus. (a, b) Schmerzübertragungsgebiet, (c) Dry Needling ventraler Triggerpunkte.

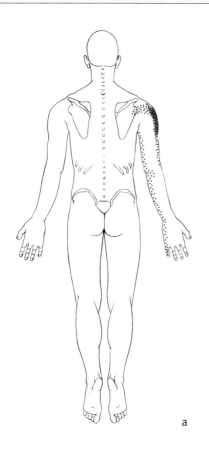

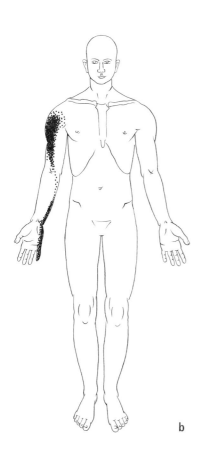

M. infraspinatus und M. teres minor (Abb. 4.26)

K: TrP in diesen Muskeln entstehen durch Schultertraumen oder als sekundäre TrP bei myofaszialen Problemen im Subscapularis. Infraspinatus-TrP führen zu einer schmerzhaften Einschränkung des Schürzengriffes. Sie lösen typischerweise nächtliche Schmerzen in Seitenlage aus.

A: Infraspinatus und Teres minor wirken als Außenrotatoren des Schultergelenkes. Palpatorisch sind sie kaum voneinander zu unterscheiden. Der erstere wird durch den N. suprascapularis innerviert, der zweite durch den N. axillaris. Die TrP befinden sich in der Regel in demjenigen Teil des Muskels, der nicht durch den Deltoideus überdeckt ist.

T: Auch hier sind alle Therapietechniken problemlos anwendbar. Bei Injektionen hat man sorgfältig darauf zu achten, dass die Scapula nicht weggedreht ist. In diesem Falle würde man Gefahr laufen, einen Pneumothorax zu erzeugen.

Beobachtungen bei 60 Patienten

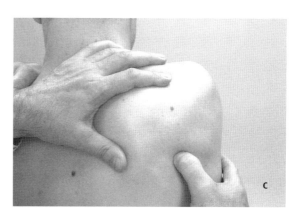

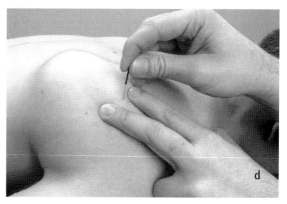

Abbildung 4.26: M. infraspinatus. (a, b) Schmerzübertragungsgebiet, (c) Technik I und II, (d) Dry Needling.

M. supraspinatus (Abb. 4.27)

K: TrP in diesem Muskel entstehen durch vielerlei Schultertraumen, sodann auch bei Überlastungen durch Flexions- und Abduktionsbewegungen, welche der Supraspinatus zusammen mit dem Deltoideus und dem kaudalen Serratus anterior leistet. Der Supraspinatus wirkt primär verursachend oder reflektorisch mitbeteiligt an Impingement-Situationen der Rotatorenmanschette mit. Ein Impingement-Syndrom ist immer gekennzeichnet durch einen Phasenschmerz im mittleren Bereich der Bewegung (meistens bei Abduktion kombiniert mit einer Innenrotation). Liegt eine rein muskuläre Schmerzverursachung vor, so besteht ein Endphasenschmerz. TrP im Supraspinatus werden schmerzhaft beim Schürzengriff.

A: Der Supraspinatus ist unter dem Trapezius descendens teilweise direkt palpabel, wenn letzterer Muskel durch eine HWS-Extension und eine Seitneigung zur gleichen Seite entspannt wird. Die Supraspinatus-Sehne kann ebenfalls direkt getastet werden, wenn der palpierende Finger von vorne unter dem Deltoideus das Ligamentum coracoacromiale und Teile der Rotatorenmanschette tastet.

T: Beim Dry Needling und bei Injektionen hat man darauf zu achten, dass nicht an der Scapula vorbeigestochen und damit die Lunge gefährdet wird. Die manuelle Therapie ist oft erstaunlich erfolgreich.

Beobachtungen bei 50 Patienten

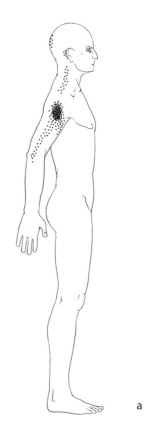

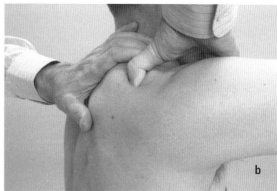

Abbildung 4.27: M. supraspinatus. (a) Schmerzübertragungsgebiet, (b) Technik I bis III.

M. subclavius (Abb. 4.28)

K: Dieser Muskel entwickelt TrP nur, wenn bei einem Unfall der Schultergürtel nach kranial vom Thorax weggezerrt wird oder wenn eine Claviculafraktur stattfindet.

A: Die Ansätze des Muskels liegen medial auf der ersten Rippe, lateral an der Unterseite der Clavicula. Der Muskel ist schlecht palpierbar.

T: Behandlung durch Injektionen oder Dry Needling. Es ist dabei äußerste Vorsicht zu beachten, damit die Pleura nicht verletzt wird und ein Pneumothorax verursacht wird. Alternative Behandlung allenfalls durch «spray and stretch». Bei schlanken Patienten lässt sich der Muskel manchmal bei elevierter Schulter durch Umgreifen der Clavicula mit einem Pinzettengriff behandeln.

Beobachtungen bei 4 Patienten

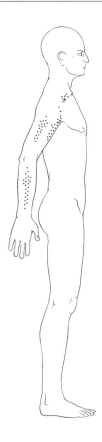

Abbildung 4.28: M. subclavius. Schmerzübertragungsgebiet.

M. pectoralis major (Abb. 4.29)

K: TrP im Pectoralis major entstehen durch Hyperab-
duktions-Traumen oder durch Heben schwerer
Gegenstände vor dem Körper. Manchmal ist ursächlich ein direktes Trauma durch die Gurt-
schnalle bei einer Frontalkollision. Eine Verkürzung des Muskels durch eine zusammengefallene
Haltung begünstigt die Entstehung von TrP. TrP im
Pectoralis major können eine Angina pectoris vor-
täuschen, aber auch reflektorische Begleiterscheinung eines koronaren Geschehens sein und dieses
überdauern. Man beachte, dass Nitroglyzerin auch
die muskuläre Durchblutung verbessert und so
schmerzlindernd wirken kann. Verwirrend wird die
Situation durch die Tatsache, dass Pectoralis-major-TrP in gewissen Fällen EKG-Veränderungen bewirken können, wie ST-Veränderungen und supra-
ventrikuläre Rhythmusstörungen [362]. Manche
Patienten fürchten bei Thoraxschmerzen, einen
Lungenkrebs zu haben. Sie sind nach erfolgreicher
Behandlung von Pectoralis-major-TrP sehr erleich-
tert .

A: Der claviculäre Anteil des Pectoralis major überlagert lateral den sternalen und costalen Anteil. Bei
Hyperabduktion wird diese Überlagerung aufgefä-
chert. Wichtig sind die TrP des claviculären Anteils
am Rande des M. deltoideus, die auch bei Frauen
gut behandelbar sind. Man beachte, dass die
Schmerzen manchmal auch durch TrP in der Inter-
costal-Muskulatur unter dem Pectoralis major verursacht werden.

T: Der Pectoralis major ist für manuelle Behandlung
gut geeignet, bei Frauen verhindert die Brust die
manuelle Behandlung in vielen Bereichen. Dasselbe
gilt für Dry Needling und Injektionen. Hier ist insbesondere darauf zu achten, dass die Pleura nicht
verletzt wird. Vor allem bei älteren Emphysempa-
tienten ist in den Zwischenrippenräumen äußerste
Vorsicht geboten. Dry Needling bei elevierter Schulter und weggehobenem Muskelband verhindert
diese Gefahr.

Beobachtungen bei 38 Patienten

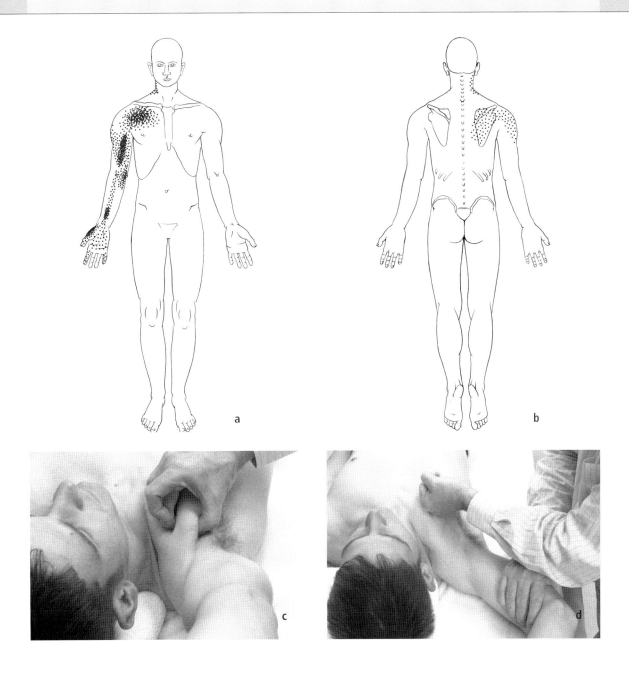

Abbildung 4.29: M. pectoralis major. (a, b) Schmerzübertragungsgebiet, (c) Technik I, (d) Technik III.

M. pectoralis minor (Abb. 4.30)

K: TrP in diesem Muskel können entstehen, wenn bei einem Sturz die Scapula vom Thorax weg nach hinten gekippt wird. Hartspannstränge im Pectoralis minor können den Plexus brachialis und die Arteria axillaris einengen. Dies wird oft durch haltungsbedingte Muskelverkürzungen begünstigt. Schmerzen in diesem Kontext können sowohl durch myofasziale TrP als auch durch eine Nervenkompression verursacht werden, die beiden Elemente können sich kombinieren. Beim positiven Hyperabduktions-Test entsteht eine Hypästhesie im Arm und der Radialispuls bleibt weg.

A: Der Pectoralis minor ist zwischen dem Korakoid und den Rippen 3 bis 5 ausgespannt. Der Muskel ist gut palpabel und in der Regel graziler, als man denkt.

T: Die Behandlung wird vor allem manuell erfolgen müssen. Beim positiven Hyperabduktions-Test sollte man versuchen, mit Technik IV den Raum unter dem Pectoralis minor manuell aufzudehnen.

Beobachtungen bei 5 Patienten

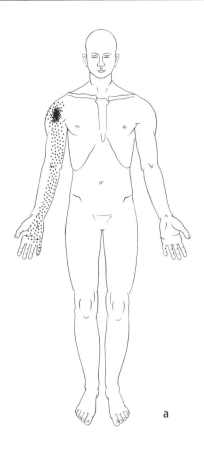

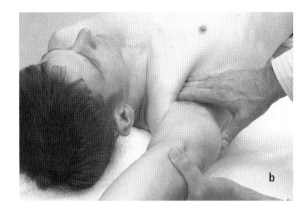

Abbildung 4.30: M. pectoralis minor. (a) Schmerzübertragungsgebiet, (b) Technik I bis IV.

M. serratus anterior (Abb. 4.31)

K: Man beachte, dass im Serratus anterior und im Subscapularis in der Regel TrP sich wechselseitig induzieren. TrP im Serratus anterior können entstehen durch Stürze auf Arm oder Hand, bei welchen die Scapula vom Thorax weggedreht wird. Besonders bei Ski- oder Fahrradunfällen geschieht dies häufig. TrP können entstehen nach Heben schwerer Gegenstände in Flexionsrichtung, nach Bankdrücken oder bei exzessiven Liegestützübungen. Vielerlei Thoraxschmerzen gehen auf Serratus-anterior-TrP zurück. Interscapulär-Schmerzen sind in der Regel durch Palpation von Serratus-TrP nicht auslösbar. Eine gründliche Behandlung des Serratus anterior bringt einen Interscapulär-Schmerz aber oft zum Verschwinden. Bei therapieresistenten Nackenschmerzen suche man TrP im kranialen Serratus anterior. Bei chronischen Schmerzproblemen bilden sich zwischen Serratus anterior und Subscapularis oft Adhäsionen. Der subscapuläre Raum ist dann nicht mehr austastbar. Die Schulterbeweglichkeit wird dadurch beeinträchtigt, auch wenn glenohumeral keine Adhäsionen bestehen. Der Serratus anterior wird durch den N. thoracicus longus innerviert. Dessen Lähmung führt zum auffälligen Symptom einer Scapula alata.

A: Die Ursprünge des Muskels liegen auf der Innenseite des medialen Scapula-Randes, seine Ansätze liegen zackenartig auf den Rippen 1 bis 9. Eine Verkürzung des Serratus anterior führt zur bekannten Lateralisierung der Scapula.

T: Die Zacken 1 und 2 sind schwierig zu tasten. Man greife ventral des Trapezius-Vorderrandes in die Tiefe und suche die Ansätze auf den Rippen. TrP gibt es sowohl im subscapulären Raum wie auch in den freiliegenden Serratus-Zacken. Bei chronischen Schulterschmerz-Problemen ist der subscapuläre Raum in der Regel bindegewebig verklebt und verwachsen. Dieser Raum muss mit der manuellen Technik IV in vielen Sitzungen allmählich wieder ausgeweitet werden, damit eine Technik I in der Tiefe überhaupt möglich wird. Dry Needling ist nur auf den freiliegenden Serratusbereichen möglich.

Beobachtungen bei 28 Patienten

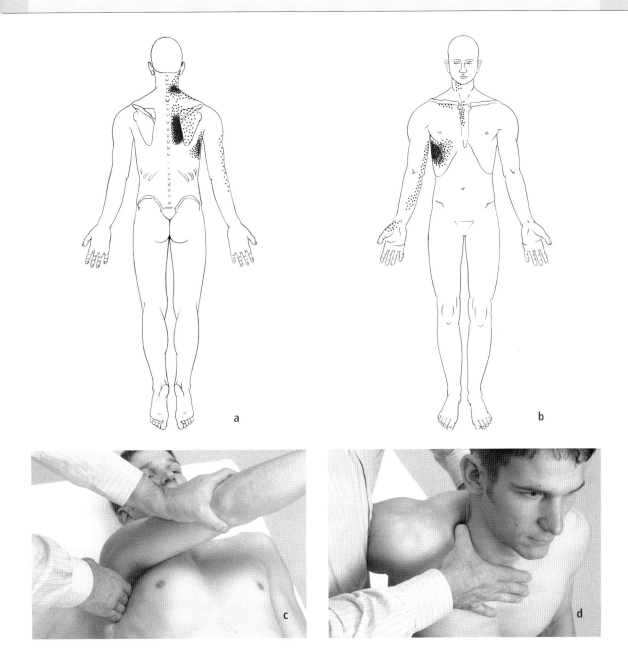

Abbildung 4.31: M. serratus anterior. (a, b) Schmerzübertragungsgebiet, (c) Technik IV, (d) Technik I an der obersten Zacke
auf der ersten Rippe.

M. subscapularis (Abb. 4.32)

K: TrP im Subscapularis entstehen durch Sturz auf die Handfläche bei angewinkeltem Ellbogen, durch Behinderung des Wurfarmes beim Handball-Torwurf, durch eine hintere Schulterluxation oder durch längere Ruhigstellung des Schultergelenkes in adduzierter, innenrotierter Stellung. Der Subscapularis hat bei jedem schmerzhaften Schulterproblem TrP, er ist der Schlüsselmuskel bei Schulterschmerzen. Wie der Supraspinatus trägt er zu der muskulären Teilverursachung eines Impingement-Syndromes bei. TrP im Subscapularis sind wahrscheinlich Ausgangspunkt der retraktiven Kapsulitis [362]. Auch bei vielen Armschmerzen spielt der Subscapularis eine zentrale Rolle. Bei jeder lateralen Epikondylodynie suche man auch den Subscapularis nach TrP ab.

A: Der Ursprung des Muskels bedeckt fast die ganze Innenfläche der Scapula, sein Ansatz führt über die Rotatorenmanschette zum Tuberculum minus. Der Subscapularis ist der wichtigste Innenrotator des Schultergelenkes (neben Pectoralis major, Latissimus und Teres major). TrP, die bei Flexion des Schultergelenkes schmerzprovozierend werden, suche man auf der Innenseite des lateralen Scapula-Randes. TrP, die bei Hochrotation Schmerzen provozieren, liegen kranial in der Gegend des Scapula-Halses.

T: Vor allem die manuelle Therapie ist wichtig. Wo nötig, müssen mit Technik IV die Adhäsionen zwischen Subscapularis und Serratus anterior schrittweise aufgedehnt werden.

Beobachtungen bei 60 Patienten

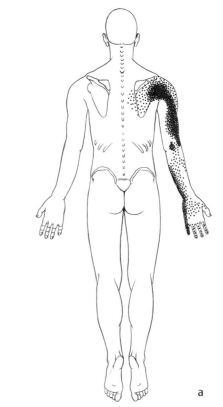

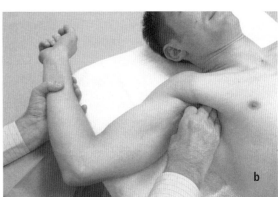

Abbildung 4.32: M. subscapularis. (a) Schmerzübertragungsgebiet, (b) Technik I und IV im kranialen Muskelbereich.

M. latissimus dorsi (Abb. 4.33)

K: Der Latissimus ist ein langer, lockerer Muskel, der selten durch Unfälle geschädigt wird. TrP werden eher durch Überlastungen beim Crawl- oder Butterfly-Schwimmen ausgelöst, oft durch Überlastungen am gleichnamigen Gerät im Fitness-Studio und manchmal durch kräftiges Strecken der Brustwirbelsäule gegen Widerstand. Die TrP führen zu schwer erklärbaren Schmerzen im dorsalen Thorax-Bereich. Wenn der Latissimus befallen ist, suche man auchTrP im Teres major. TrP in diesen Muskeln verhindern oft die volle Abduktion des Armes im Schultergelenk.

A: Die Latissimus-Ursprünge liegen an den Dornfortsatzspitzen TH-7 bis zum Sakrum, der Muskel hat Insertionen am Beckenkamm und an den kaudalen Rippen. Er umgreift den Teres major und setzt an der Crista tuberculi minoris an. Die kranialen TrP können mit einem Zangengriff dort palpiert werden, wo der Muskel die hintere Achselfalte bildet. Im kaudalen Bereich suche man die TrP mit flächiger Palpation im lateralen Thorax-Bereich.

T: Alle Therapie-Techniken sind hier problemlos möglich. Beim Dry Needling beachte man, dass der Muskel im kaudalen Bereich recht dünn ist.

Beobachtungen bei 20 Patienten

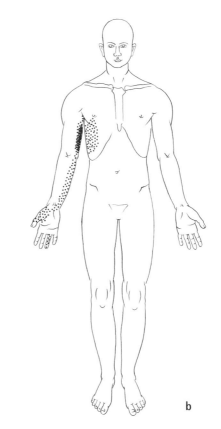

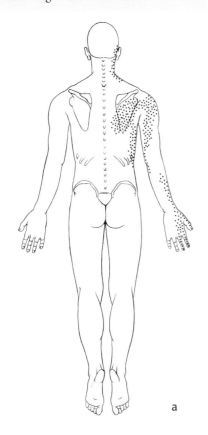

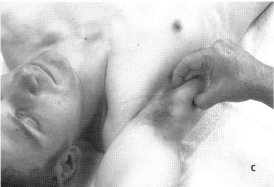

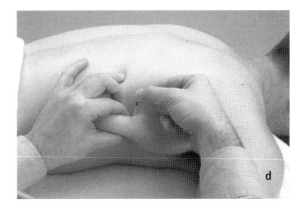

Abbildung 4.33: M. latissimus dorsi. (a, b) Schmerzübertragungsgebiet, (c) Technik I, (d) Dry Needling.

M. teres major (Abb. 4.34)

K: TrP entstehen hier durch Überlastungen bei Extensions/Innenrotations-Bewegungen gegen Widerstand, z. B. beim Langlaufen. Hartspann- und TrP-Phänomene behindern die maximale Abduktion des Armes, der Oberarm kann nicht mehr ans Ohr gelegt werden.

A: Der Ursprung des Teres major liegt am lateralen Scapula-Rand, der Ansatz medial des Latissimus-Ansatzes an der Vorderseite des Humerus. Im Ruhezustand sind die Muskelgrenzen schwierig zu identifizieren. Bei Anspannung gegen Widerstand (Extension/Innenrotation) treten sie plastisch hervor.

T: Die Behandlung ist mit allen Techniken problemlos möglich, sie erfolgt im Sitzen, in Bauchlage oder in Seitenlage. Wenn die Rotationsfähigkeit des Schultergelenkes beeinträchtigt ist, behandle man Adhäsionen zwischen Innen- und Außenrotatoren der Schulter, also zwischen Teres major und Teres minor durch Technik IV. Die Lücke zwischen beiden Muskeln findet man durch Anspannung des langen Tricepskopfes, der in dieser Lücke verschwindet.

Beobachtungen bei 37 Patienten

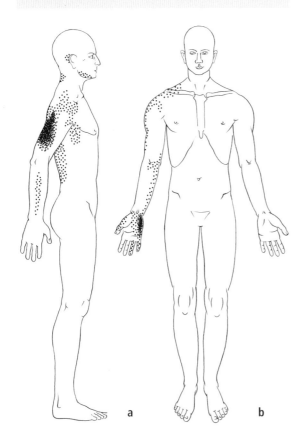

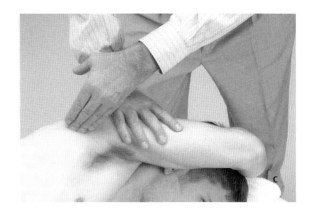

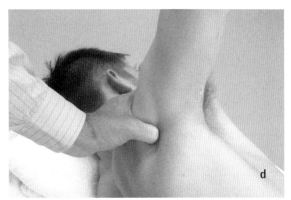

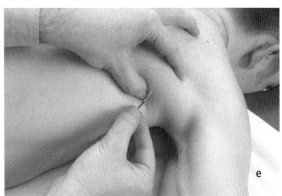

Abbildung 4.34: M. teres major. (a, b) Schmerzübertragungsgebiet, (c) Technik II und III, (d) Technik IV zwischen M. teres major und minor, (e) Dry Needling.

M. coracobrachialis (Abb. 4.35)

K: TrP entwickeln sich in diesem Muskel vor allem sekundär bei TrP in Muskeln der Umgebung. Als Ursache für Oberarmschmerzen wird der Coracobrachialis meist erst nach erfolgreicher Behandlung
der primär befallenen Muskeln identifiziert. Paräs-
thesien im dorsoradialen Vorderarm sind manchmal Folgen einer Kompression des N. musculocutaneus, der den Coracobrachialis im Kranialbereich durchquert.

A: Der Coracobrachialis ist gut palpabel unter dem
kurzen Kopf des Biceps brachii, mit welchem er
gemeinsam am Coracoid entspringt. Sein distaler
Ansatz liegt ventral des Deltoideus-Ansatzes. Der
Coracobrachialis unterstützt die Flexion und die
Adduktion des Oberarmes.

T: Behandeln kann man manuell und auch mit Dry
Needling und Injektionen. Bei Letzterem hat man
allerdings sorgfältig darauf zu achten, dass der Ge-
fäß-Nervenstrang zwischen Coracobrachialis und
Triceps nicht verletzt wird.

Beobachtungen bei 3 Patienten

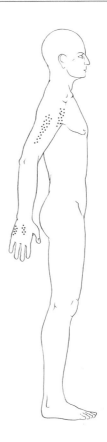

Abbildung 4.35: M. coracobrachialis. Schmerzübertragungsgebiet.

4.5
Oberarmmuskeln (Abb. 4.36, 4.37)

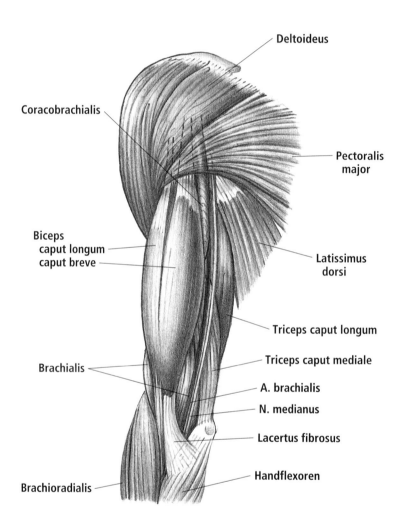

Abbildung 4.36: Oberarm von vorne.

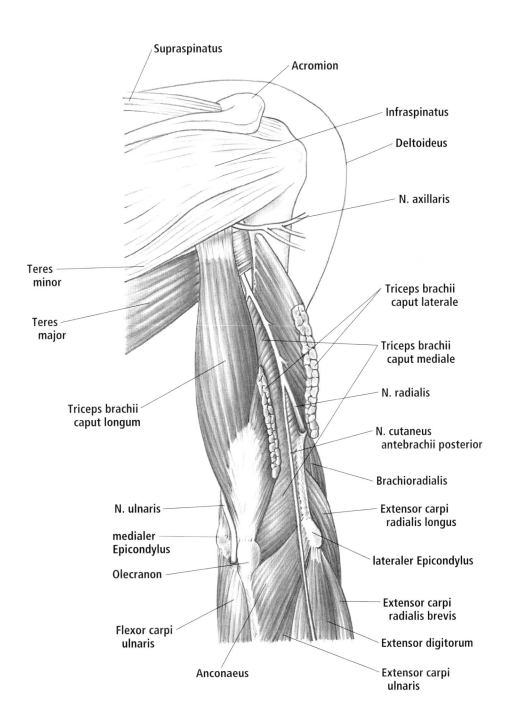

Supraspinatus

Acromion

Infraspinatus

Deltoideus

N. axillaris

Teres minor

Teres major

Triceps brachii caput laterale

Triceps brachii caput mediale

N. radialis

N. cutaneus antebrachii posterior

Brachioradialis

Triceps brachii caput longum

N. ulnaris

medialer Epicondylus

Olecranon

Extensor carpi radialis longus

lateraler Epicondylus

Extensor carpi radialis brevis

Flexor carpi ulnaris

Anconaeus

Extensor digitorum

Extensor carpi ulnaris

Abbildung 4.37: Oberarm von hinten.

M. biceps brachii (Abb. 4.38)

K: TrP in diesem Muskel werden in der Regel hervorgerufen durch akute oder chronische Hebeüberlastungen. Vor allem die Belastung bei flektiertem Ellbogen macht den Muskel in dieser Beziehung anfällig. Eine proximale Bicepstendinitis ist in der Regel Folge von übertragenem Schmerz aus Biceps-TrP.

A: Beide Bicepsköpfe sind zweifelsfrei palpabel. Proximal inseriert die Sehne des Caput longum am Proc. supraglenoidale, durchquert die Schultergelenkhöhle und liegt anschließend im Sulcus intertubercularis. Die Sehne des Caput breve inseriert am Coracoid und durchquert die Axilla ventral des M. coracobrachialis. Distal inseriert die gemeinsame Sehne an der Tuberositas radii, ihre Lage macht den Muskel zu einem Flexor und, vor allem in Beugestellung, zu einem Supinator des Ellbogens. Eine breitflächige Aponeurose, der Lacertus fibrosus, verbindet den distalen Biceps mit der Deckfaszie der Handflexorengruppe.

T: Die Behandlung kann manuell, mit Dry Needling oder mit Injektionen erfolgen. Die anschließende Dehnung erfolgt durch eine Extension bei proniertem Arm.

Beobachtungen bei 22 Patienten

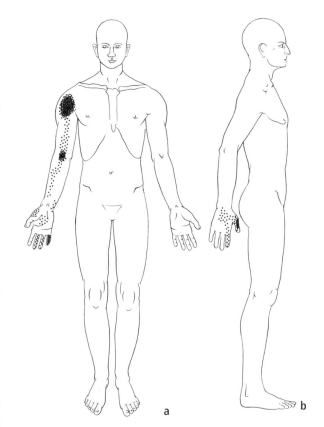

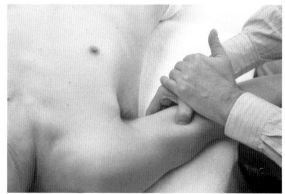

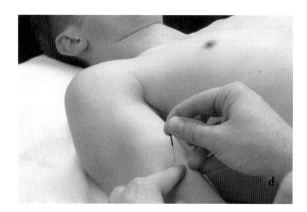

Abbildung 4.38: M. biceps brachii. (a, b) Schmerzübertragungsgebiet, (c) Technik I und II, (d) Dry Needling.

M. brachialis (Abb. 4.39)

K: TrP im Brachialis sind die Folge von Flexionsüber-
lastungen. Tragen von Gegenständen mit gestrecktem Arm ist bei Verkürzung des Muskels schmerz-
auslösend. Es kann sich dabei ein Circulus vitiosus
einstellen. Ein Hartspannstrang am lateralen Rand
des Muskels kann den sensiblen Ramus superficialis des N. radialis komprimieren.

A: Der Brachialis ist medial und lateral hinter dem Bizeps gut palpabel. TrP findet man auf beiden Seiten. Der Brachialis hat seinen Ursprung auf halber
Höhe des ventrales Humerus, sein Ansatz liegt an
der proximalen Ulna. Der Muskel ist der kräftigste
unter den vier Ellbogenbeugern.

T: Manuell, Dry Needling und Injektionen. Bei den
letzteren Maßnahmen achte man lateral auf den
N. radialis, medial auf den N. medianus.

Beobachtungen bei 40 Patienten

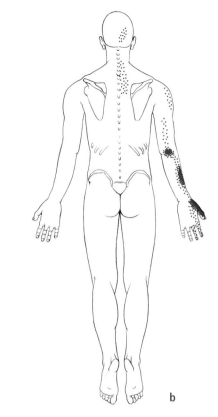

b

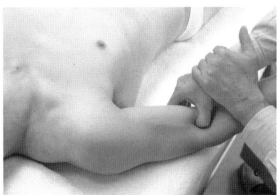

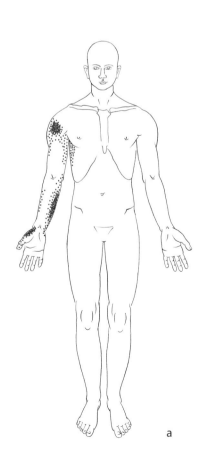

a

Abbildung 4.39: M. brachialis. (a, b) Schmerzübertragungsgebiet, (c) Technik I und II im lateralen Bereich.

M. triceps brachii (Abb. 4.40)

K: Der Triceps entwickelt TrP durch Traumen, durch
Überlastung bei Liegestütz-Übungen, beim Tennis
(Aufschlag oder Rückhandschlag) oder beim Gebrauch von Unterarmkrücken. TrP im Caput mediale unmittelbar proximal des lateralen Epikondylus
können dort einen «Tennis-Ellbogen» verursachen.
TrP im proximalen Caput mediale können einen
«Golfer-Ellbogen» am medialen Epikondylus verursachen. Hartspannstränge im Caput laterale sind
in der Lage, den N. radialis zu komprimieren.

A: Das Caput longum entspringt am Labrum infragle-
noidale, tritt zwischen Teres minor und Teres major
nach dorsal und bildet den medialen Teil des oberflächlichen Triceps. Das Caput laterale entspringt am
Humerus proximal und lateral des N. radialis, überdeckt diesen Nerven und bildet den lateralen Teil des
oberflächlichen Triceps. Das Caput mediale entspringt am Humerus distal und medial des
N. Radialis und bildet oberhalb des Ellbogens lateral
und medial die tiefe Schicht des Muskels. Alle 3
Köpfe setzen mit einer gemeinsamen Sehne am Olekranon an.

T: Die Behandlung kann manuell oder mit Dry Needling erfolgen. Beide Techniken können den
N. radialis verletzen, welcher die Humerus-Hinter-

Beobachtungen bei 23 Patienten

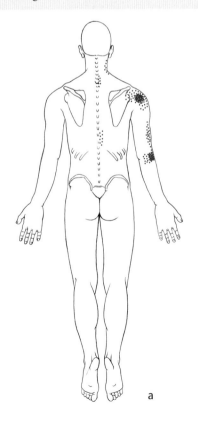

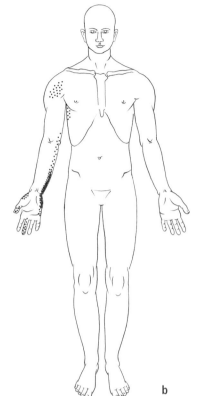

fläche schräg von medial nach lateral überquert.

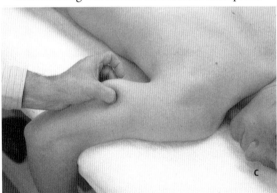

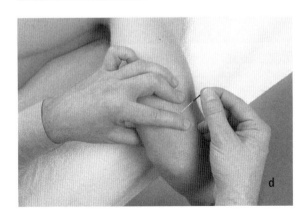

Abbildung 4.40: M. triceps brachii. (a, b) Schmerzübertragungsgebiet, (c) Technik I und II, (d) Dry Needling.

M. anconaeus (Abb. 4.41)

Dieser kleine Deckmuskel des Ellbogengelenkes im Sulkus zwischen dem lateralen Epikondylus und dem Olekranon enthält oft einen TrP, dessen Schmerzübertragung am so genannten Tennis-Ellbogen beteiligt ist.

Beobachtungen bei 6 Patienten

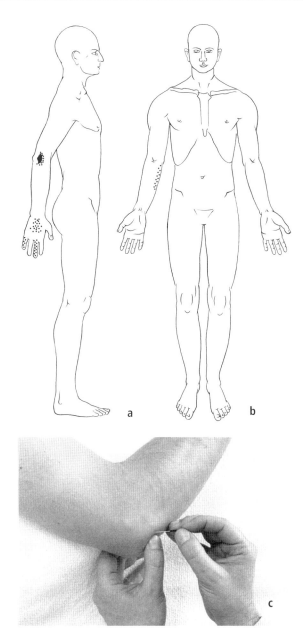

Abbildung 4.41: M. anconaeus. (a, b) Schmerzübertragungsgebiet, (c) Dry Needling.

4.6

Unterarmmuskeln (Abb. 4.42, 4.43)

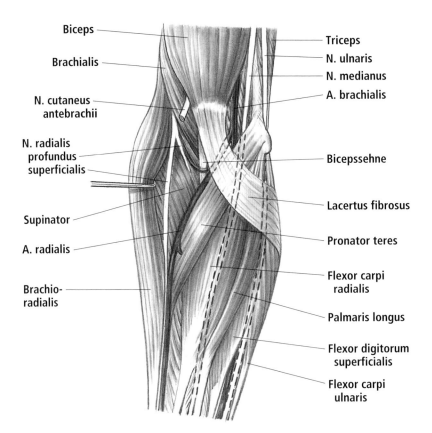

Biceps

Brachialis

N. cutaneus
antebrachii

N. radialis
profundus
superficialis

Supinator

A. radialis

Brachio-
radialis

Triceps

N. ulnaris

N. medianus

A. brachialis

Bicepssehne

Lacertus fibrosus

Pronator teres

Flexor carpi
radialis

Palmaris longus

Flexor digitorum
superficialis

Flexor carpi
ulnaris

Abbildung 4.42: Ellenbeuge.

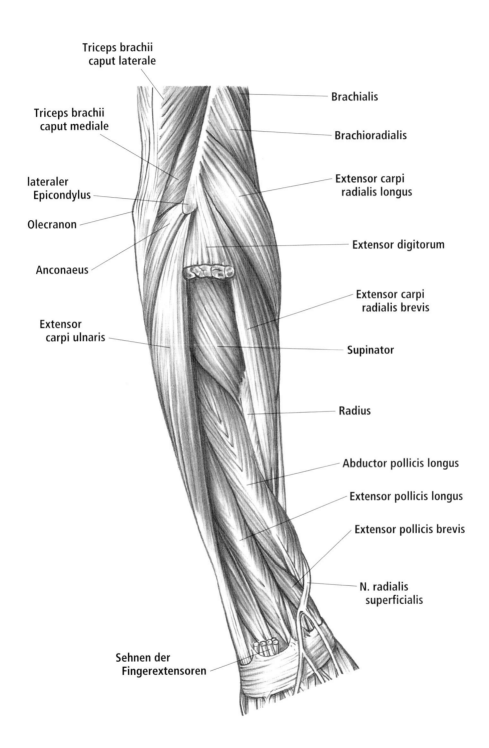

Triceps brachii
caput laterale

Triceps brachii
caput mediale

lateraler
Epicondylus

Olecranon

Anconaeus

Extensor
carpi ulnaris

Sehnen der
Fingerextensoren

Brachialis

Brachioradialis

Extensor carpi
radialis longus

Extensor digitorum

Extensor carpi
radialis brevis

Supinator

Radius

Abductor pollicis longus

Extensor pollicis longus

Extensor pollicis brevis

N. radialis
superficialis

Abbildung 4.43: Vorderarm von dorsal.

M. supinator (Abb. 4.44)

K: TrP im Supinator entstehen durch Supinations-
überlastung (beispielsweise durch Schraubenzie-
her-Arbeit), bei Rückhandschlägen im Tennis mit
gestrecktem Ellbogen oder bei Pronationsüberdeh-
nung durch einen angeleinten wilden Hund. Nach
Travell und Simons ist eine TrP-Situation im Supinator die wichtigste Ursache für eine laterale Epikondylodynie [384]. Der Ramus profundus des
N. radialis durchquert den Muskel zwischen seinen
zwei Schichten, und er kann hier durch eine Hart-
spann-Situation eingeengt werden. Bei Ellbogen-
Schmerzen am lateralen Epikondylus handelt es
sich aber in der Regel um übertragene Schmerzen
aus TrP verschiedener Muskeln, und eine dekom-
primierende Operation des so genannten Supina-
tor-Tunnels ist aus Schmerzgründen praktisch nie
indiziert.

A: Beim entspannten Brachioradialis tastet man denjenigen Teil des Supinators, der sich vom lateralen
Epikondylus von lateral nach medial um den Radius herumzieht. Der Muskel und seine TrP liegen
radial der Bizeps-Sehne und bedecken hier den Radius. Denjenigen Teil des Supinators, der sich von
der Ulna her um den Radius herumzieht, kann man
in der Tiefe der Ellenbeuge ulnar der Bizepsehne
tasten oder von dorsal her lateral der proximalen
Ulna. Der Supinator trägt neben seiner Hauptauf-
gabe zur Ellbogenflexion bei.

T: Wegen der Gefahr einer Nervenverletzung ziehen
wir manuelle Techniken vor. Vor allem Technik I
mit Pronation und Supination des Vorderarmes ist
wichtig.

Beobachtungen bei 27 Patienten

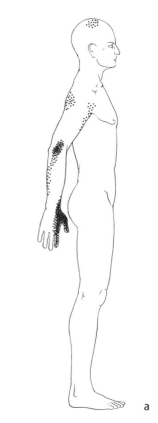

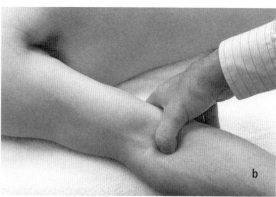

Abbildung 4.44: M. supinator. (a) Schmerzübertragungsgebiet, (b) Technik I.

M. pronator teres (Abb. 4.45)

K: Dieser Muskel entwickelt TrP durch Überlastung der Pronation und durch traumatische Überdehnung in Supinations-Richtung. Die TrP können Schmerzen auf die Radialseite des Karpalkanals übertragen. Der N. medianus unterquert den Pronator teres (manchmal durchquert er ihn), und er kann hier komprimiert werden. Eine TrP-Situation im Pronator teres steht dann in Differenzialdiagnose zu einem Karpaltunnelsyndrom.

A: Der Pronator teres ist als radialster Muskel der Flexoren-Gruppe gut palpabel. Vom Ursprung am medialen Epikondylus zieht er zum Radius, den er distal des Supinator-Ansatzes umschlingt. Er hat ebenfalls eine Ellbogen-Flexionskomponente.

T: Die Behandlung erfolgt meistens manuell. Bei Dry Needling und Injektionen muss der Verlauf des N. medianus streng beachtet werden.

Beobachtungen bei 10 Patienten

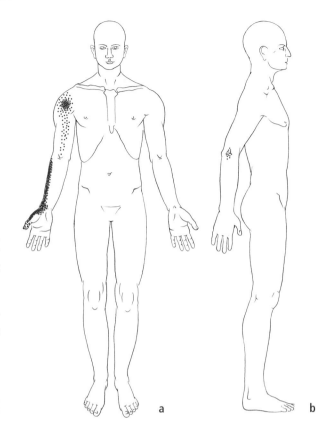

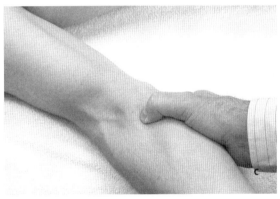

Abbildung 4.45: M. pronator teres. (a, b) Schmerzübertragungsgebiet, (c) Technik I und II.

M. brachioradialis (Abb. 4.46)

K: Der Brachioradialis bekommt seine TrP durch Flexions-Überlastungen des Ellbogens in Neutralstellung. Seine TrP sind ebenfalls eine wichtige Ursache der lateralen Epikondylodynie.

A: Der Muskel und seine TrP sind durch Zangengriff und Abheben des Muskels vom unterliegenden M. extensor carpi radialis longus leicht zu palpieren. Seine Insertionen hat der Brachioradialis am Humerus-Schaft über dem lateralen Epikondylus und am Proc. styloideus radii.

T: Manuell, Dry Needling und Injektionen. Bei letzteren zwei Behandlungsarten ist auf den Ramus superficialis den N. radialis peinlich zu achten, der unter dem medialen Rand des Brachioradialis zum radialen Handgelenk verläuft.

Beobachtungen bei 28 Patienten

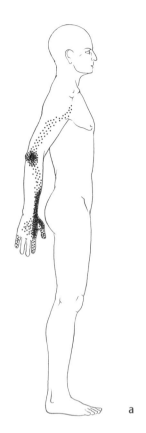

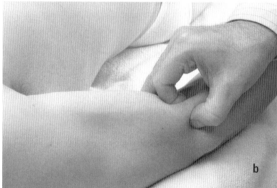

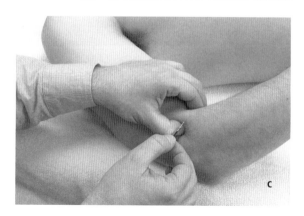

Abbildung 4.46: M. brachioradialis. (a) Schmerzübertragungsgebiet, (b) Technik I und II, (c) Dry Needling.

Handextensoren (Mm. extensores carpi radialis longus und brevis, M. extensor carpi ulnaris) (Abb. 4.47)

K: Diese Muskeln entwickeln TrP bei Überlastung des Handgelenkes durch handwerkliche Arbeiten und durch Handgelenks-Distorsionen. Neben übertragenen Schmerzen haben diese Muskeln nach Travell und Simons ein «schmerzhaft kraftloses Greifen» zur Folge [384].

A: Die Handextensoren haben ihre Ursprünge aufgereiht am lateralen Epikondylus. Der Extensor carpi radialis longus setzt an der Basis des Metakarpale II an, er funktioniert als Handextensor und Radialduktor. Der Extensor carpi radialis brevis inseriert am Metacarpale III und extendiert die Hand. Der Extensor carpi ulnaris mit Ansatz am Metacarpale V ist hauptsächlich eine Ulnarduktor. Die Identifikation der verschiedenen Muskeln gelingt durch Palpation der repetierten erwähnten Bewegungen. Der lange Extensor carpi radialis überdeckt den kurzen zum Teil, sein Muskelbauch liegt im proximalen Drittel des Vorderarmes. Die anderen zwei Extensoren sind länger, ihre TrP liegen distaler.

T: Die oberflächlichen TrP der Handextensoren eignen sich gut für ein Dry-Needling-Prozedere, immer gefolgt von manuellen Techniken.

Beobachtungen
M. extensor carpi radialis longus bei 14 Patienten
M. extensor carpi radialis brevis bei 11 Patienten
M. extensor carpi ulnaris bei 16 Patienten

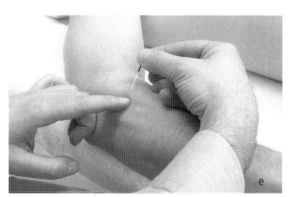

Abbildung 4.47: Handextensoren. (a) Schmerzübertragungsgebiet M. extensor carpi radialis longus, (b) Schmerzübertragungsgebiet M. extensor carpi radialis brevis, (c, d) Schmerzübertragungsgebiet M. extensor carpi ulnaris, (e) Dry Needling des M. extensor carpi radialis brevis.

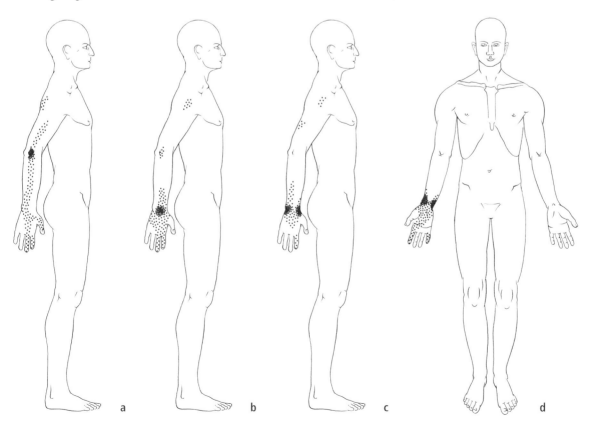

Fingerextensoren II–V (Abb. 4.48)

K: Am häufigsten entstehen TrP in den Fingerextensoren bei Pianisten und Gitarre-Spielern durch stundenlanges Üben und bei langer Computerarbeit mit der Maus.

A: Die Fingerextensoren lassen sich durch repetierte Fingerbewegungen identifizieren. Die langen Fingerstrecker liegen zwischen dem Extensor carpi radialis brevis und dem Extensor carpi ulnaris. Distal inserieren sie mit einer Aponeurose an den mittleren und den distalen Phalangen der Finger II bis V. Ein spezieller Extensor indicis zieht von der Dorsomedial-Seite der distalen Ulna zum Metakarpaleköpfchen II.

T: Wie Handextensoren.

Beobachtungen bei 10 Patienten

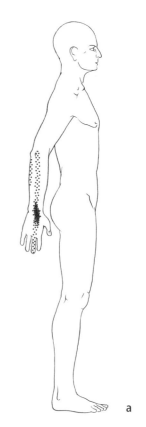

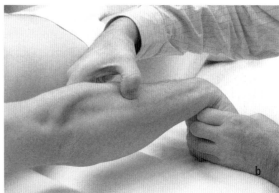

Abbildung 4.48: M. extensor digitorum. (a) Schmerzübertragungsgebiet, (b) Technik II.

Handflexoren und M. palmaris longus (Abb. 4.49)

K: Die Handflexoren M. flexor carpi radialis und M. flexor carpi ulnaris entwickeln TrP nach Distorsionen des Handgelenkes und nach Überlastung der Handflexion gegen Widerstand. Nach Travell und Simons haben Patienten mit einer Dupuytren'schen Kontraktur vermehrt TrP im Palmaris longus [362]. Hartspannprobleme im Flexor carpi ulnaris sind wahrscheinlich öfter für Ulnaris-Läsionen in der Sulkusregion verantwortlich, als man dies früher glaubte.

A: Von radial nach ulnar entspringen am medialen Epikondylus der Reihe nach Pronator teres, Flexor carpi radialis, Palmaris longus und Flexor carpi ulnaris. Der zweite Muskel inseriert distal am Metacarpale II, der vierte am Os pisiforme. Der Palmaris longus dazwischen inseriert an der Palmar-Aponeurose und hat die Funktion, die Hand hohl zu machen. Alle vier Muskeln sind über ihre Funktion gut zu identifizieren.

T: Manuell, Dry Needling oder Injektionen. Bei letzteren zwei Maßnahmen achte man darauf, dass man in der obersten Schicht bleibt und die Nn. medianus und ulnaris nicht verletzt.

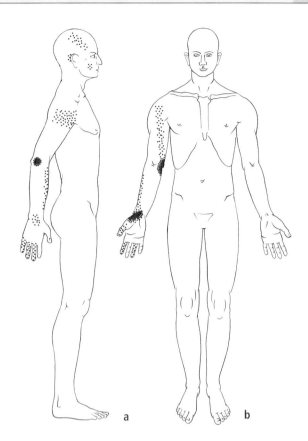

Beobachtungen
M. flexor carpi radialis bei 30 Patienten
M. palmaris longus bei 13 Patienten
M. flexor carpi ulnaris bei 17 Patienten

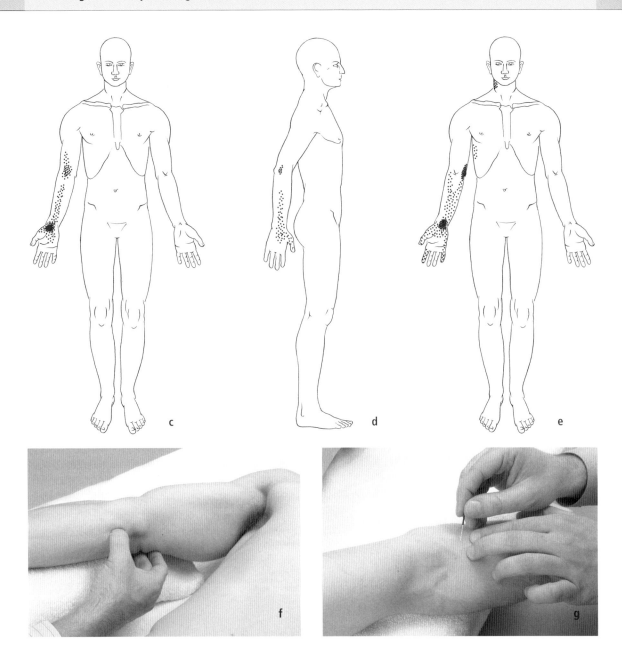

Abbildung 4.49: Handflexoren. (a, b) Schmerzübertragungsgebiet M. flexor carpi radialis, (c, d) Schmerzübertragungsgebiet M. palmaris longus, (e) Schmerzübertragungsgebiet M. flexor carpi ulnaris, (f) Technik I am M. flexor carpi
ulnaris, (g) Dry Needling am M. flexor carpi radialis.

Mm. flexor digitorum superficialis und profundus (Abb. 4.50)

K: Diese Muskeln können TrP durch Überlastung bei Greifbewegungen entwickeln.

A: Der Flexor digitorum superficialis ist ein breiter langer Muskel, seine TrP liegen distaler als diejenigen der übrigen palmaren Vorderarmmuskeln. Sein Ursprung erstreckt sich vom medialen Epikondylus über Ulna und Radius. Distal enden die Sehnen an den Mittelgliedern der Finger II bis V. Der Flexor digitorum profundus hat kürzere Muskelbäuche, er liegt auf der ulnaren Armseite. Seine Ursprünge liegen an der Ulna und an der Membrana interossea. Distal durchbohren seine Sehnen diejenigen der oberflächlichen Fingerbeuger und setzen an den Endphalangen II bis V an. Die TrP der Fingerbeuger sind schwierig zu tasten.

T: Nur manuell. Dry Needling und Injektionen können den N. medianus, die A. ulnaris und den N. ulnaris verletzen, die zwischen den oberflächlichen und tiefen Fingerbeugern verlaufen.

Beobachtungen bei 25 Patienten

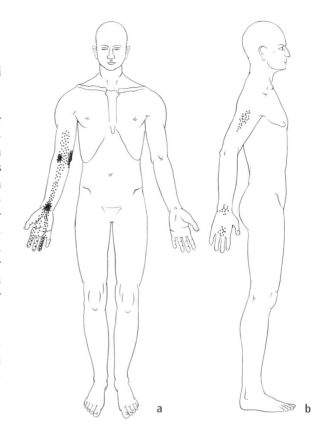

Abbildung 4.50: Mm. flexor digitorum. (a, b) Schmerzübertragungsgebiet.

4.7

Handmuskeln (Abb. 4.51)

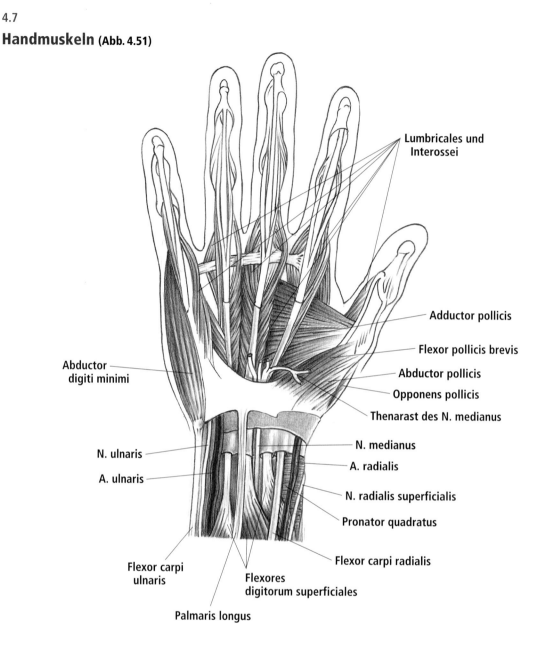

Lumbricales und
Interossei

Adductor pollicis

Flexor pollicis brevis

Abductor
digiti minimi

Abductor pollicis

Opponens pollicis

Thenarast des N. medianus

N. ulnaris

N. medianus

A. ulnaris

A. radialis

N. radialis superficialis

Pronator quadratus

Flexor carpi radialis

Flexor carpi
ulnaris

Flexores
digitorum superficiales

Palmaris longus

Abbildung 4.51: Hand von volar.

M. pronator quadratus (Abb. 4.52)

K: Dieser Muskel entwickelt TrP durch Überbelastung der Hand bei Pronationsbewegungen gegen Widerstand. Das Gebiet des übertragenen Schmerzes liegt im palmaren Handgelenk-Bereich. Dies gibt manchmal Anlass für die Fehldiagnose eines Karpaltunnel-Syndroms.

A: Der Pronator quadratus inseriert im Lateral-Bereich der Ulna und im Palmar-Bereich des Radius. Er liegt tiefer als die Hand- und Fingerflexoren und tiefer als Nerven und Gefäße. Er lässt sich an diesen Strukturen vorbei gut tasten.

T: Manuell, Dry Needling und Injektionen, letztere Maßnahmen nur bei strikter Beachtung von Nerven und Gefäßen.

Beobachtungen bei 3 Patienten

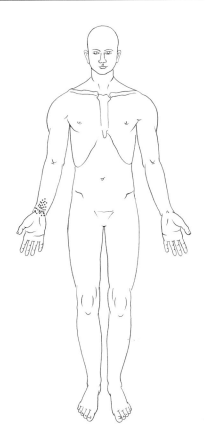

Abbildung 4.52: M. pronator quadratus. Schmerzübertragungsgebiet.

Lange Daumenmuskeln (Abb. 4.53)

K: Der Daumen wird von vier Muskeln bewegt, die in der Tiefe des Vorderarmes entspringen: M. flexor pollicis longus (auf der Palmarseite des Radius), Mm. extensor pollicis longus und brevis (auf der Dorsalseite der Ulna resp. des Radius und auf der Membrana interosea antebrachii) und der M. abduktor pollicis longus (dorsal am Radius). Die Daumenmuskeln übertragen Schmerzen oft in die Region des Sattelgelenkes, was manchmal zur Fehldiagnose «Rhizarthrose» führt.

A: Die Muskelbäuche liegen tief, TrP sind nur ungenau zu lokalisieren. Im Handgelenk-Bereich überkreuzt der Extensor pollicis brevis den Abduktor und die beiden Extensoren bilden die Tabatière. Die Ansätze liegen am Endglied (Flexor und Extensor longus), am proximalen Daumenglied (Extensor brevis) und am Metacarpale I (Abduktor pollicis longus).

T: Nur manuell. Gerichteter Druck auf die TrP-Region in der Tiefe des Vorderarmes ist oft erfolgreich.

Beobachtungen bei 15 Patienten

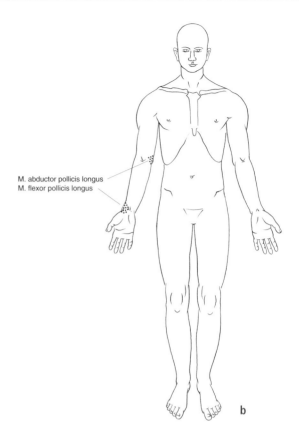

M. abduktor pollicis longus
M. flexor pollicis longus

b

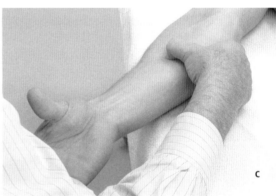

c

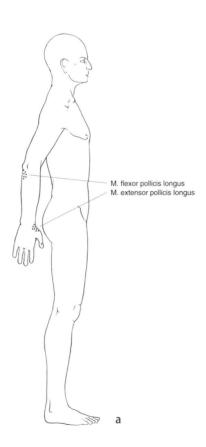

M. flexor pollicis longus
M. extensor pollicis longus

a

Abbildung 4.53: Lange Daumenmuskeln. (a, b) Schmerzübertragungsgebiet, (c) Technik I am M. flexor pollicis longus.

M. adductor pollicis (Abb. 4.54)

K: TrP bilden sich bei übertriebenem Krafteinsatz der Daumen-Adduktion. Sie übertragen Schmerzen in vielfältige Gebiete, manchmal bis zum medialen oder lateralen Epikondylus.

A: Die Ursprünge des Muskels liegen am Metacarpale III und II, sein Ansatz am Metacarpale I und an der proximalen Phalanx. Der Muskel und seine TrP sind leicht zu palpieren.

T: Manuell, Dry Needling und Injektionen.

Beobachtungen bei 48 Patienten

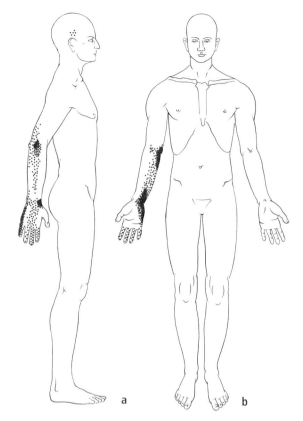

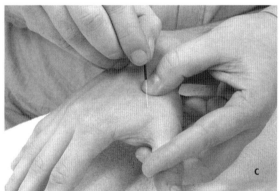

Abbildung 4.54: M. adductor pollicis. (a, b) Schmerzübertragungsgebiet, (c) Dry Needling.

Thenar und Hypothenar-Muskeln (Abb. 4.55)

K: Überlastungen bei manueller Tätigkeit können bei den Thenar-Muskeln zu TrP führen, z. B. Unkraut jäten oder manuelle TrP-Behandlung mit dem Daumen. Manchmal bleiben schmerzhafte TrP nach Daumenfrakturen zurück. TrP im Hypothenar sind selten. Wir haben solche schon nach Stürzen auf die Hand gesehen.

A: Die Muskelbäuche des M. abduktor pollicis brevis (inseriert am Navikulare und an der proximalen Phalanx I), des Flexor pollicis brevis (inseriert am distalen Metakarpale I) und des darunter liegenden M. opponens pollicis (inseriert am lateralen Metakarpale I) sind schwer voneinander zu differenzieren.

T: Vor allem manuell. Dry Needling und Injektionen sind möglich. Man achte aber darauf, dass der motorische Thenar-Ast des N. medianus nicht verletzt wird.

Beobachtungen
Thenar-Muskeln bei 11 Patienten
Hypothenar-Muskeln bei 3 Patienten

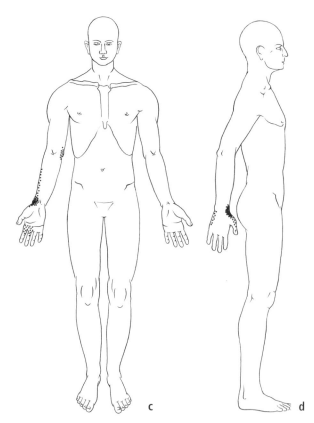

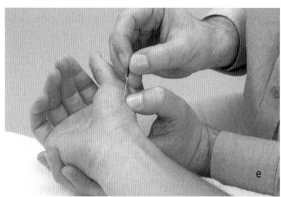

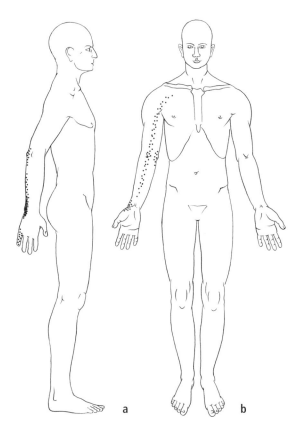

Abbildung 4.55: Thenar- und Hypothenar-Muskeln. (a) Schmerzübertragungsgebiet M. abductor digiti minimi, (b) Schmerzübertragungsgebiet M. abductor policis brevis, (c, d) Schmerzübertragungsgebiet M. flexor pollicis brevis und M. opponens, (e) Dry Needling am M. abductor pollicis.

Interdigitalmuskeln der Hand (Abb. 4.56)

K: TrP in der Interdigitalmuskulatur sind manchmal für Fingerschmerzen verantwortlich. Travell und Simons [362] bringen sie in Zusammenhang mit Heberden- und Bouchard-Arthrosen.

A: Die von den interdigitalen Flächen der Metacarpalia II bis V zur Basis der proximalen Phalangen ziehenden Mm. interossei und die an den Sehnen der tiefen Flexoren entspringenden Mm. lumbricales (total 15 kleine Muskeln) sind nicht einzeln palpabel. Sie haben die Funktion, die MP-Gelenke zu beugen.

T: Dry Needling und Injektionen sollten von dorsal her erfolgen. Manuelle Techniken sind oft erfolgreich. Sie sollten von gründlichem Dehnen gefolgt sein.

Beobachtungen bei 7 Patienten

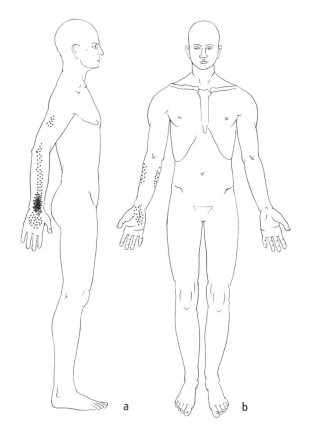

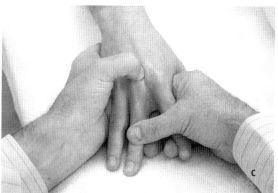

Abbildung 4.56: Interdigitalmuskeln. (a, b) Schmerzübertragungsgebiet, (c) Technik I und II.

4.8

Rückenmuskeln (Abb. 4.57, 4.58)

Die thorakalen Rückenmuskeln liegen in mehreren Schichten übereinander. Unterhalb von Th12 ist der Latissimus dorsi die äußerste Schicht. Trapezius ascendens und horizontalis sind im oberen Thorakalbereich Deckmuskeln. Unterer und mittlerer Trapezius haben ihre Ursprünge an den Spitzen der Dornfortsätze von C7 bis Th12 und den Ansatz an einem kleinem Bezirk an der medialen Spina scapulae. Sie wirken als mediale Schulterblattfixatoren. Die gleiche Funktion haben auch die Muskeln der nächsten Schicht, die Mm. rhomboidei, ausgespannt zwischen den Dornfortsatzschäften C6 und Th4 und dem medialen Skapularand. Als Thoraxstabilisatoren wirken eine Etage tiefer der M. serratus posterior superior zwischen den Dornfortsatzschäften C6 und Th2 und den Rippen 2 und 5 unter der Skapula und der M. serratus posterior inferior zwischen den Dornfortsatzschäften Th11 bis L2 und den untersten vier Rippen. Die oberen Serrati sind tännchenförmig angeordnet, die unteren Serrati V-förmig. Die nächst tiefere Schicht bilden die kräftigen Muskeln des Erector trunci, medial als M. spinalis und als M. longissimus dorsi, lateral als M. iliocostalis bezeichnet. Sie haben komplexe Insertionsverhältnisse an Beckenskelett, Wirbelsäule und Rippen. In der tiefsten Schicht schließlich liegen die Rotatores und Multifidi, erstere von den Querfortsätzen zur nächst- und übernächsthöheren Dornfortsatzbasis ziehend, letztere mit dem gleichen tannenbaumartigen Verlauf, aber zwei bis vier Etagen überspringend. Die Mm. semispinales bilden den Übergang zu den geraden Rückenstreckern, sie überspringen von Querfortsatz zu Dornfortsatz fünf bis sieben Etagen.

Die Rückenmuskeln sind schwer voneinander abzugrenzen. Die Frage, in welcher Schicht die TrP in ihnen liegen, ist nur durch die Faserrichtung des jeweiligen Hartspannstrangs zu klären. Einfach ist dies nur im M. longissimus und im M. iliocostalis, die vertikal verlaufen, allenfalls noch im Trapezius ascendens, der als einziger Muskel im mittleren Rückenbereich V-förmig verläuft.

Die Rückenmuskeln sind mancherlei Überlastungen ausgesetzt. Manchmal entwickeln sie TrP nach Unfällen. Viele Rückenschmerzen sind aber übertragene Schmerzen aus TrP anderer Muskeln: Skaleni, Serratus anterior, obere Bauchmuskeln und kranialer Psoas. Manche TrP in der Rückenmuskulatur sind also Satelliten-TrP.

Im Rückenbereich behandeln wir manuell, mit Dry Needling und mit Lokalanästhetika-Injektionen. Im Thorakalraum ist wegen der Pneumothorax-Gefahr entsprechende Vorsicht geboten. Wir applizieren daher Dry Needling und Injektionen in dieser Region in der gleichen Sitzung nur auf einer Seite.

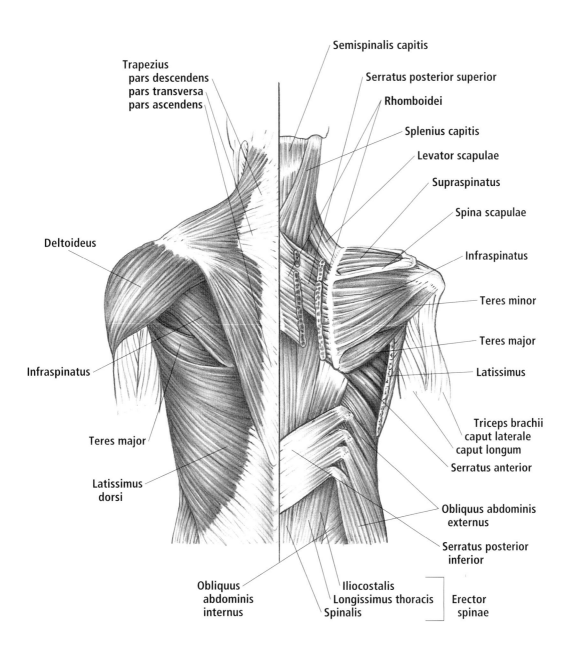

Semispinalis capitis

Serratus posterior superior

Trapezius
pars descendens
pars transversa
pars ascendens

Rhomboidei

Splenius capitis

Levator scapulae

Supraspinatus

Spina scapulae

Deltoideus

Infraspinatus

Teres minor

Teres major

Infraspinatus

Latissimus

Triceps brachii
caput laterale
caput longum

Teres major

Serratus anterior

Latissimus
dorsi

Obliquus abdominis
externus

Serratus posterior
inferior

Obliquus
abdominis
internus

Iliocostalis
Longissimus thoracis
Spinalis

Erector
spinae

Abbildung 4.57: Rücken thorakal.

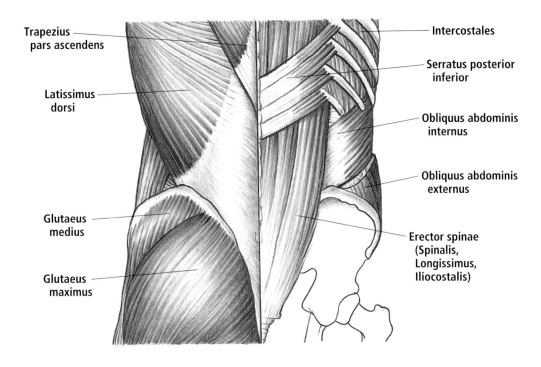

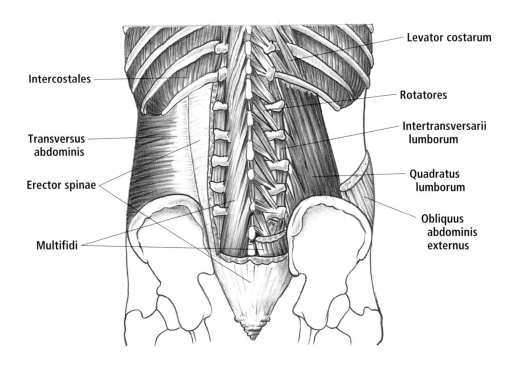

Abbildung 4.58: Rücken lumbal. (a) Oberflächliche Schicht,
(b) tiefe Schicht.

M. trapezius transversus und ascendens
(Abb. 4.59)

K: TrP in diesen Muskeln sind seltener als im Trapezius descendens. Sie sind oft verantwortlich für lästige therapieresistente Thorax- und Nackenschmerzen. Oft entstehen sie, wenn Patienten längere Zeit die Arme in Vorhalte positionieren und so ihren Rücken überlasten.

A: Die Faserrichtung tritt hervor, wenn der Patient in Bauchlage Schultern und Arme von der Unterlage abhebt, wenn der Patient mit rundem Rücken und gekreuzten Armen in Inspirationsstellung die Schultern nach vorne zieht, oder bei Elevation eines Armes und damit verbundener Scapularotation.

Beobachtungen bei 18 Patienten

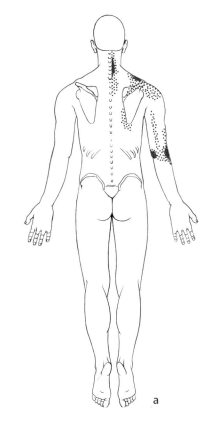

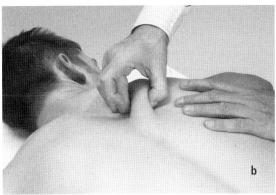

Abbildung 4.59: M. trapezius transversus und ascendens. (a) Schmerzübertragungsgebiet, (b) Technik I und II.

Mm. rhomboidei (Abb. 4.60)

K: Sie entwickeln selten TrP. Die Ursache ist am ehesten reflektorisch, und es handelt sich dann um sekundäre oder um Satelliten-TrP. Möglicherweise entstehen TrP in überdehnter Stellung bei lateralisierter Scapula in Folge einer Verkürzung des Serratus anterior.

A: Die Ränder der Rhomboidei sind schwer identifizierbar. Die Schichttiefe ist schwierig zu palpieren. Die Faserrichtung tritt hervor, wenn bei fixierter rotierter Scapula die Halswirbelsäule flektiert und zur gleichen Seite rotiert wird.

Beobachtungen bei 7 Patienten

M. serratus posterior superior (Abb. 4.61)

K: TrP in diesem Muskel verursachen Schmerzen in der Skapula-Region. Aktiviert werden sie durch Überlastung in ungewohnten Haltungen und durch exzessives Husten bei einer Pneumonie oder einer chronischen Bronchitis.

A: Der Muskel liegt unter dem Rhomboideus und hat die gleiche Faserrichtung. Zur Behandlung der TrP muss die Skapula wegrotiert werden; am ehesten durch maximale Abduktion und Kreuzen des gleichseitigen Armes vor dem Kopf oder durch entspannte Lagerung mit den Handrücken auf der Lumbal-Region.

Beobachtungen bei 5 Patienten

M. serratus posterior inferior

K: Dieser Muskel macht manchmal Schmerzen in der Thorakolumbal-Region, die schwer zuzuordnen sind. TrP können hier durch Rotations/Extensions-Überlastung entstehen.

A: Palpabel wird der Muskel durch Rotation des Rumpfes zur Gegenseite bei rundem Rücken.

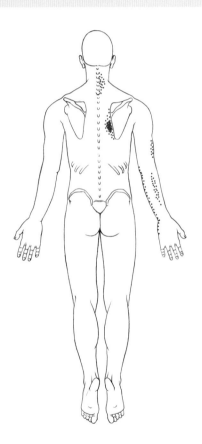

Abbildung 4.60: Mm. rhomboidei. Schmerzübertragungsgebiet.

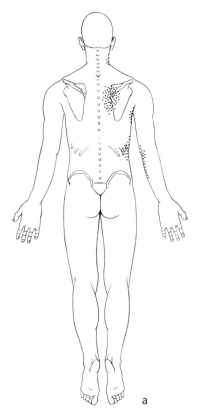

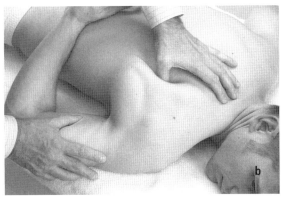

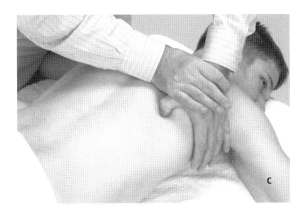

Mm. intercostales (Abb. 4.62)

K: Manchmal scheint am Thorax ein TrP ganz tief in der Interkostal-Muskulatur zu liegen. Verursacht werden solche TrP wahrscheinlich ebenfalls durch Husten. Die Schmerzen werden lokal verspürt.

T: Manuelle Behandlung in Richtung des Zwischenrippenraumes kombiniert mit tiefer Atmung. Dry Needling darf hier nicht appliziert werden.

Abbildung 4.61: M. serratus posterior superior. (a) Schmerzübertragungsgebiet, (b) Technik II.

Abbildung 4.62: Mm. intercostales. Technik I und II zwischen Rippe 9 und 10.

**M. longissimus dorsi (Abb. 4.63) und
M. iliocostalis (Abb. 4.64)**

K: Es handelt sich hier um die wichtigsten Rückenstre-
cker, die vielerlei Überlastungen ausgesetzt sind
und dabei TrP auf verschiedenen Etagen entwickeln
können. Diese können Schmerz von der Lumbal-
Sakral- und Gluteal-Region bis hinauf in den
Hinterkopf verursachen. Longissimus- und Iliocostalis-TrP sind eine der häufigsten Ursachen für
Lumbosakral-Schmerzen. Die TrP können aktiviert
werden durch Vorbeugung. Jenseits einer Flexion
von 45° nimmt die elektromyographisch feststell-
bare Aktivität der Erektor-Muskeln wieder ab, und
die Kräfte werden durch den Bandapparat aufge-
fangen. Manchmal, jedoch nicht immer, nehmen
also die Schmerzen mit zunehmender Flexion wieder ab. Viele TrP werden aktiviert durch Tonusstei-
gerung der Haltemuskulatur bei längerem Sitzen in
gleicher Haltung. Auch die aktive Extension kann
Erektor-TrP aktivieren. In der Regel sind aktivierte
und auch latente Longissimus- und Iliocostalis-TrP
von einer Vergrößerung des Fingerbodenabstandes
gefolgt. Im Thorakalbereich erzeugen Longissi-
mus-Hartspannstränge manchmal Sensibilitätsstörungen durch Entrapments der Hautnerven.

A: Die seitliche Begrenzung des kräftigen Erektor-
Muskelbündels ist gut zu tasten. Fast immer findet
man in dieser Muskulatur Stränge, die zum Teil
derb und chronisch sind und deren zu Grunde liegende TrP sich nur einer ganz exakter Palpation er-
schließen. Die Architektur des Erektors ist sehr
komplex und am besten dargestellt in Dvorak, Manuelle Medizin Diagnostik, 1. Auflage [96]. TrP
werden über den ganzen Verlauf der Erektor-Mus-
kulatur gefunden. Im Longissimus dorsi sind sie am
häufigsten auf der Etage TH10 bis 12, im Iliocostalis
auf der Höhe L1 und 2. Die Schmerzübertragung
findet meistens nach distal statt, die entsprechenden
TrP sind in seltenen Fällen bis zur Höhe der
mittleren BWS zu finden. Manchmal findet auch
eine Schmerzübertragung nach kranial statt, tiefste
dafür verantwortliche TrP liegen in seltenen Fällen
im unteren BWS-Bereich. Manchmal stößt man
auch auf TrP, welche Schmerzen im ventralen Thorax auslösen.

T: Die Behandlung kann mit Dry Needling, mit Injektionen und mit manuellen Techniken erfolgen. Sie
hat in der Regel einen großen Effekt, wenn alle
Schmerz verursachenden TrP gefunden worden
sind. Bei leicht aktiven TrP hat Krafttraining oft
eine gute therapeutische Wirkung. Sind die TrP
stärker aktiv, so führt Krafttraining zu einer Ver-
schlechterung der Situation und kann erst nach gezielter Behandlung der Schmerzursache sekundär-
prophyllaktisch eingesetzt werden. Patienten mit
TrP-bedingten Rückenschmerzen sollten eine
Rückendisziplin nach ergonomischen Prinzipien
beachten.

Beobachtungen
M. longissimus dorsi bei 58 Patienten
M. iliocostalis bei 30 Patienten

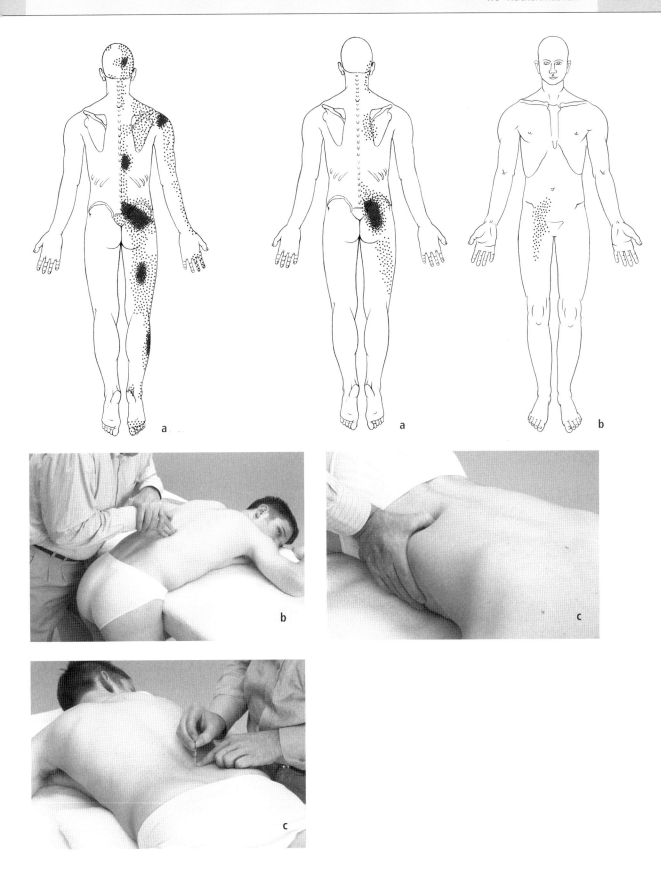

Abbildung 4.63: M. longissimus dorsi. (a) Schmerzübertragungsgebiet, (b) Technik III, (c) Dry Needling auf Höhe L3.

Abbildung 4.64: M iliocostalis. (a, b) Schmerzübertragungsgebiet, (c) Technik I auf Höhe L2.

Mm. multifidi und rotatores (Abb. 4.65)

K: TrP in den tiefen Rotatoren der Wirbelsäule können nach Überlastung akute wirbelsäulennahe Schmerzen verursachen. Oft sind solche TrP Ursache von chronischen Rückenschmerzen. In diesem Falle sind nicht nur paraspinale Druckdolenzen zu finden, sondern die Dornfortsätze selbst werden empfindlich auf ventralisierenden und lateralen Druck. TrP-induzierte Verkürzungen der Rotatoren sind Ursache der «Blockierungen», welche die Manual-Therapeuten im Thorakal- und im Lumbal-Bereich diagnostizieren. Nach suffizienter Behandlung der verursachenden TrP gelingt die Manipulation der involvierten Wirbelgelenke spielend. TrP in den tiefen Rotatoren übertragen ihren Schmerz in die unmittelbare Umgebung. Von muskulären Strukturen über dem Sakrum werden allerdings oft Schmerzen bis zur Rückfußregion hinunter übertragen.

A: Man palpiere die tiefen Rotatoren in der Grube zwischen der Dornfortsatzreihe und dem Longissimus dorsi. Die einzelnen Muskeln sind nur identifizierbar, wenn sie einen Hartspannstrang aufweisen.

T: Die TrP der Rotatoren können mit kräftigem Daumendruck oder mit einem hölzernen Massagestäbchen in der Tiefe paraspinal behandelt werden. Dry Needling und Injektions-Behandlung darf den Spinalkanal und die Pleura nicht tangieren. Injektionen sollten daher immer mindestens 30° nach kaudal geneigt appliziert und gleichzeitig nach medial gerichtet werden.

Beobachtungen bei 43 Patienten

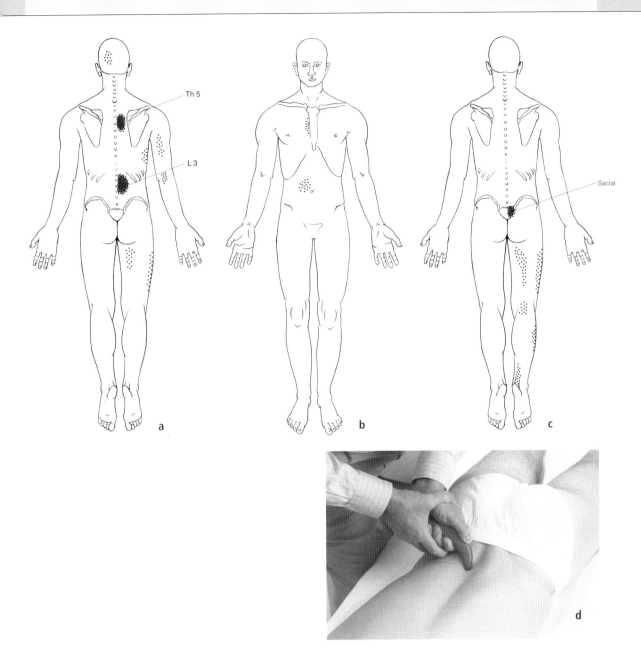

Abbildung 4.65: Mm. multifidi und rotatores. (a–c) Schmerzübertragungsgebiet, (d) Technik I auf Höhe L3.

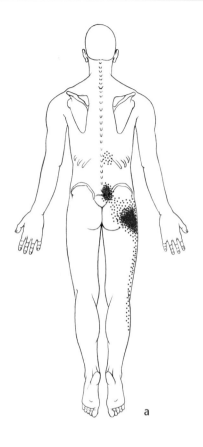

M. quadratus lumborum (Abb. 4.66)

K: TrP in diesem Muskel entstehen meist durch Heben von Gewichten in rotierter Stellung, manchmal auch durch Traumatisierung bei Unfällen. Nach Travell und Simons [384] sind Beinlängendifferenzen mit quadratus-bedingten Lumbalgien positiv korrelliert, zumindest wenn die Beinlängendifferenz radiologisch gesichert ist. Manchmal ist eine akute oder auch eine chronische Skoliose lediglich Folge von TrP-bedingter Verkürzung im Quadratus lumborum. Schmerzen durch Quadratus-TrP sind meist vergesellschaftet mit TrP anderer Stammmuskeln, sozusagen immer mit TrP im Bereich der schrägen Bauchmuskulatur. Quadratus-TrP sind oft für starke und immobilisierende Schmerzen verantwortlich. Dabei ist die Seitneigung zur nicht befallenen Seite und die Flexion immer eingeschränkt, manchmal auch die Seitneigung zur befallenen Seite.

A: Der Quadratus hat vertikale und scherengitterartig angeordnete Fasern und inseriert am Beckenkamm, an den Proc. costarii der Lumbalwirbel und an der 12. Rippe. In sitzender Position ist der Muskel gut palpabel.

T: Wir bevorzugen die manuelle Therapie in sitzender Stellung. Wegen der Nähe der Niere und der Schwierigkeit, die TrP in der Tiefe genau zu treffen, injizieren wir nur in Ausnahmefällen.

Beobachtungen bei 27 Patienten

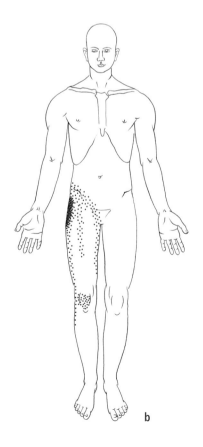

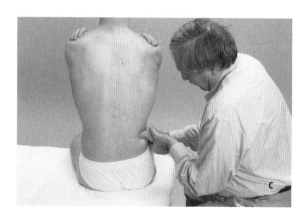

Abbildung 4.66: M. quadratus lumborum. (a, b) Schmerzübertragungsgebiet, (c) Technik I.

4.9
Bauchmuskeln (Abb. 4.67)

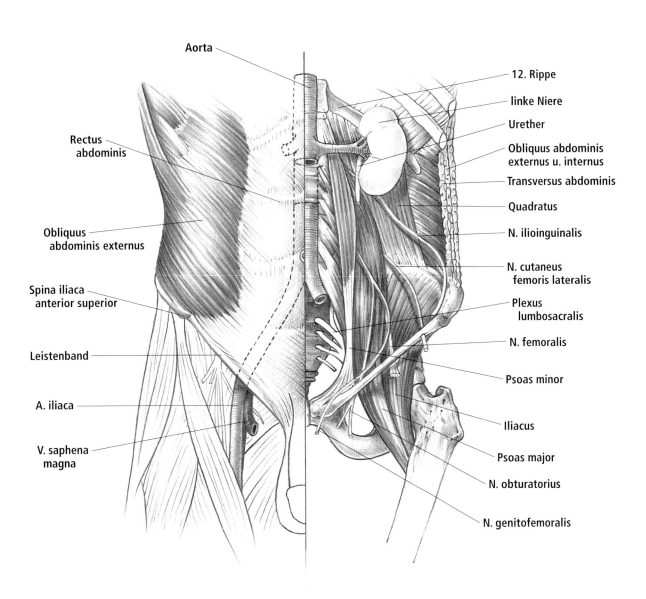

Aorta

12. Rippe

linke Niere

Urether

Obliquus abdominis
externus u. internus

Transversus abdominis

Quadratus

N. ilioinguinalis

N. cutaneus
femoris lateralis

Plexus
lumbosacralis

N. femoralis

Psoas minor

Iliacus

Psoas major

N. obturatorius

N. genitofemoralis

Rectus
abdominis

Obliquus
abdominis externus

Spina iliaca
anterior superior

Leistenband

A. iliaca

V. saphena
magna

Abbildung 4.67: Abdomen.

Mm. obliquus abdominis externus und internus, transversus abdominis (Abb. 4.68)

K: TrP in der schrägen Bauchmuskulatur entstehen vor allem durch Überlastung, beispielsweise durch Heben von Gewichten mit verdrehtem Rumpf und angehaltenem Atem oder durch Pressen während einer Geburt. Wichtig sind persistierende TrP nach Traumatisierung der Muskulatur durch eine Operation. Die schräge Bauchmuskulatur ist die häufigste Quelle einer akuten Lumbalgie, eines akuten Hexenschusses [74]. Die verursachenden TrP befinden sich meistens in der Gegend der Spina iliaca anterior superior, alle drei Muskelschichten können hier Hartspannstränge aufweisen. Die Bauchmuskulatur reagiert reflektorisch immer auf intraabdominelle Schmerzen. Bekannt ist das brettharte Abdomen bei einer akuten Appendizitis. TrP in der Bauchmuskulatur können eine innere Krankheit auch imitieren und neben Abdominalschmerzen auch Nausea, Diarrhö, Spasmen der Harnblase und Dysmenorrhö erzeugen. Hoden- und Penisschmerzen haben oft einen TrP in der kaudalen Bauchmuskulatur als Ursache. Die übertragenen Schmerzen überschreiten manchmal die Mittellinie.

A: Der Obliquus abdominis externus hat die Verlaufsrichtung einer Hosentasche, seine distale Sehne bildet das Leistenband. Der Obliquus abdominis internus hat vom ventralen Beckenkamm aus einen radiären Verlauf. Die Bauchmuskulatur erstreckt sich dorsal bis zum Quadratus lumborum und kranial beträchtlich weit über den Rippenbogen hinaus. Bei der Untersuchung bevorzugen wir eine sitzende Stellung, Hartspannstränge und TrP werden in einer Verdrehung durch eine Rotationsbewegung gesucht.

T: Die Therapie erfolgt ebenfalls aus dieser Stellung, im Unterbauch allerdings eher in Rückenlage. Bei Dry Needling werden Nadeln von max. 3 cm Länge verwendet und ein Anstechen des Peritoneums wird strikt vermieden. Bei akuten Schmerzsyndromen machen wir oft Injektionen in eine Muskelpartie, die mit einem Zangengriff fixiert wird.

Beobachtungen bei 60 Patienten

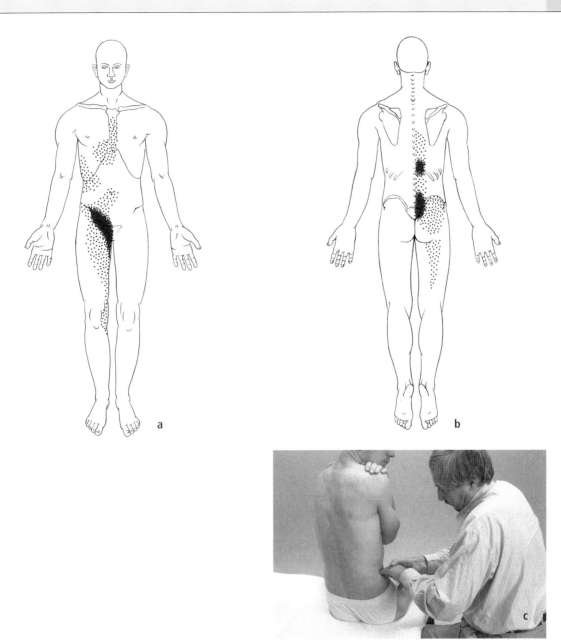

Abbildung 4.68: Mm. obliqui abdominis (a, b) Schmerzübertragungsgebiet, (c) Technik I und II.

M. rectus abdominis (Abb. 4.69)

K: Es gilt hier ebenfalls das bei der schrägen Bauch-
muskulatur Gesagte. TrP in verschiedener Höhe des
Rectus abdominis entstehen oft nach forciertem
Bauchmuskeltraining.

A: Entsprechend den Zwischensehnen des Muskels
(Intersectiones tendineae) gibt es TrP auf verschiedener Höhe.

T: Die manuelle Behandlung erfolgt in Rückenlage,
während der Patient Kopf und Schultern repetierend von der Unterlage abhebt.

Beobachtungen bei 15 Patienten

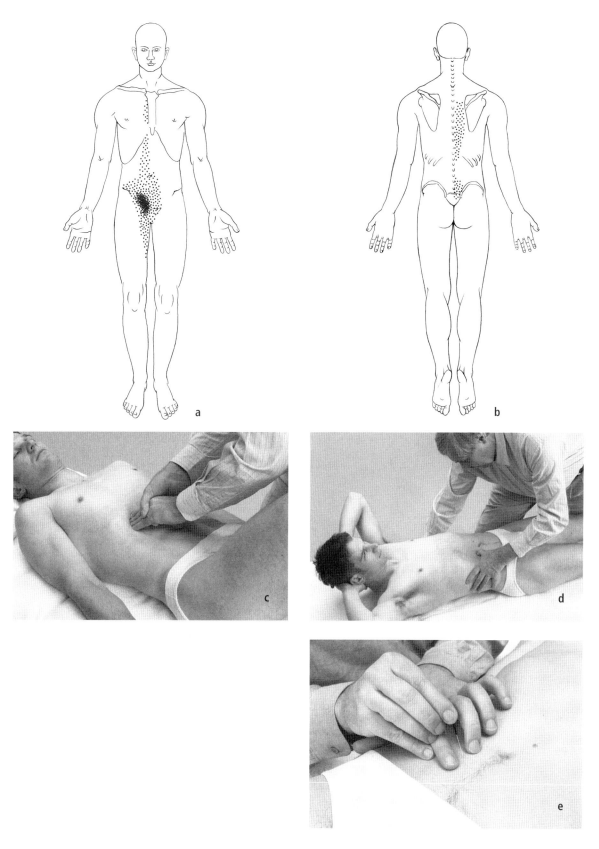

Abbildung 4.69: M. rectus abdominis. (a, b) Schmerzübertragungsgebiet, (c) Technik I am M. rectus abdominis und am Zwerchfell, (d) Technik I und II, (e) Dry Needling.

M. iliacus (Abb. 4.70)

K: TrP im Iliacus entstehen meist durch so genanntes Bauchmuskeltraining, manchmal auch durch Überdehnung bei Langlauf-Unfällen und bei Zusammenstößen in einem Fußballspiel. Eine wichtige TrP-Ursache ist die Belastung des Iliacus in einer verkürzten Position bei einer beginnenden Coxarthrose. Der M. iliacus ist praktisch immer beteiligt, wenn ein Patient lumbosakrale Schmerzen hat. Die Behandlung wird nicht gelingen, wenn der Iliacus nicht gründlich behandelt worden ist. Nicht immer ist der Iliacus sichtbar verkürzt, wenn er TrP enthält. Oft führt die relative Verkürzung dazu, dass in ausgestreckter Rückenlage in der Nacht oder in Bauchlage lumbosakrale Schmerzen entstehen. Dies kann zur Fehldiagnose einer Spondylitis ankylosans Bechterew führen. Wenn der Iliacus aktive TrP enthält, ist das Aufrichten nach längerem Sitzen immer mit lumbosakralen Schmerzen verbunden. Die Verkürzung des Muskels kann auch zu einem Schnapp-Phänomen der distalen Sehne über der Eminentia iliopectinea führen. Leisten-, Trochanter- und laterale Oberschenkelschmerzen können nach Implantation einer Hüft-Totalprothese persistieren, sie verschwinden erst nach gründlicher Behandlung der Iliacus-TrP. Auch die bekannten Leistenschmerzen der Fußballer verschwinden erst, wenn neben den Adduktoren-TrP diejenigen im Iliacus beseitigt worden sind. Ein verspannter Iliakus kann den N. cutaneus femoralis lateralis komprimieren und an der Entstehung einer Meralgia paraesthetica mitbeteiligt sein. Alle diese Phänomene können durch eine gründliche Behandlung des Iliacus beseitigt werden.

A: Der Iliacus ist einer der beiden großen Hüftbeuger. Sein Ursprung liegt an der Innenwand des Os ileum, sein Ansatz am Trochanter minor. Seine Zugrichtung hat eine leichte Außenrotations-Komponente. Die kombinierte Extension und Seitneigung der Wirbelsäule zur gleichen Seite dehnt den Iliacus und löst den TrP-bedingten Schmerz aus. Manchmal ist auch die Flexion des Rumpfes und das Wiederaufrichten aus der Flexionshaltung schmerzprovozierend.

T: Die manuelle Therapie des Iliacus beschränkt sich auf Technik I, damit im Abdomen keine Verletzungen entstehen. Beim Dry Needling und bei Injektionen hat sich die Nadel der Innenwand des Os ileum entlang zu tasten, damit die Organe der Bauchhöhle nicht verletzt werden.

Beobachtungen bei 60 Patienten

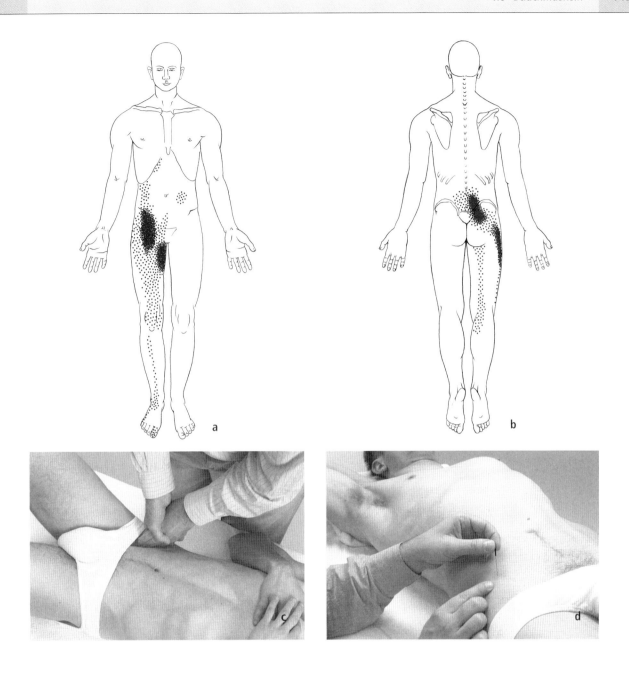

Abbildung 4.70: M. iliacus. (a, b) Schmerzübertragungsgebiet, (c) Technik I, (d) Dry Needling mit 5 cm-Nadel entlang der
Innenfläche des Os ilium.

M. psoas (Abb. 4.71)

K: Es gilt hier dasselbe, was beim M. iliacus gesagt wurde. Im Psoas sind TrP etwas seltener als im Iliacus. In seltenen Fällen führt die Verspannung des Psoas zur Kompression des N. femoralis, des N. ilioinguinalis, des N. iliohypogastricus und des N. genito-femoralis.

A: Die Ursprünge des M. psoas liegen an den Vorderflächen der Wirbelkörper, der Bandscheiben und der Querfortsätze zwischen TH12 und L5, der Ansatz liegt zusammen mit dem Iliacus am Trochanter minor. Der M. psoas wird durch eine Extension kombiniert mit einer Seitneigung zur Gegenseite gedehnt und damit schmerzverursachend in der Lumbosakral-Region. Der M. posas lässt sich in der Tiefe des Abdomens gut tasten, wenn das gleichseitige Bein leicht vom Bett abgehoben wird. Seine TrP sind durch das Abdomen hindurch als Zonen mit ödematöser Verquellung einwandfrei identifizierbar.

T: Die Therapie erfolgt nur manuell durch Technik I. Die Finger bleiben dabei im Abdomen immer am gleichen Ort liegen. Die Aa. inguinales dürfen nicht komprimiert werden. Auf der linken Seite soll eine Kompression der pulsierenden Aorta strikt vermieden werden. Wenn auch nur der geringste Verdacht auf ein Aorten-Aneurysma besteht, muss man eine Sonographie zum Ausschluss dieser Krankheit veranlassen. Eine Verletzung der Niere, deren Gefäße und des Urethers wird vermieden, wenn die behandelnden Finger stets in Kontakt mit den sich repetierend kontrahierenden Psoasfasern bleibt.

Beobachtungen bei 35 Patienten

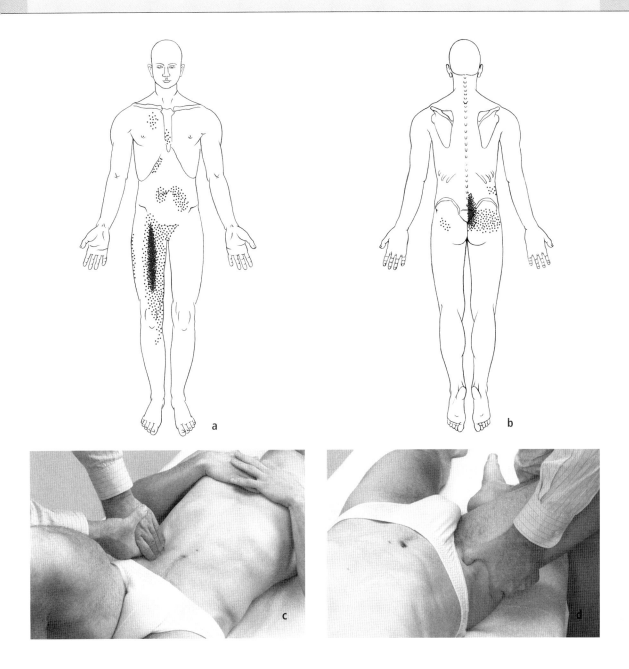

Abbildung 4.71: M. psoas. (a, b) Schmerzübertragungsgebiet, (c) Technik I in der Tiefe des Abdomens, (d) Technik I am Trochanter minor.

4.10
Gluteal- und Beckenbodenmuskeln
(Abb. 4.72)

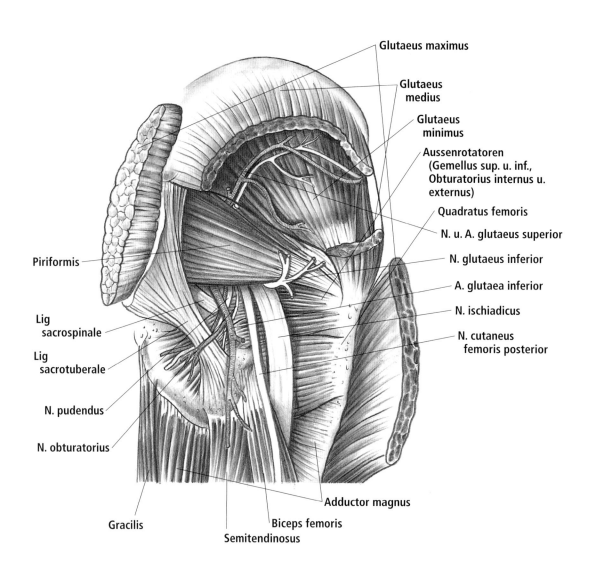

Abbildung 4.72: Glutealregion.

M. glutaeus maximus (Abb. 4.73)

K: Der sehr kräftige Muskel ist für das Aufrichten des Körpers und für die Extension des Beines beim Gehen verantwortlich. TrP entstehen in der Regel durch Überlastung, seltener durch ein direktes Trauma. Sie sind oft Ursache von Gesäß- und Beinschmerzen und Schmerzen über dem Sakrum.

A: Der M. glutaeus maximus ist ein Hüftextensor und z. T. ein Außenrotator. Er überlagert den Gluteus medius zu rund einem Drittel. Eine Abgrenzung der zwei Muskeln ist manchmal schwierig.

T: Das Auffinden der TrP ist wegen des Muskelvolumens oft schwierig. Beim Dry Needling und bei Injektionen ist die Kenntnis der N. ischiadicus-Topographie wichtig. Der Nerv darf keinesfalls tangiert werden.

Beobachtungen bei 39 Patienten

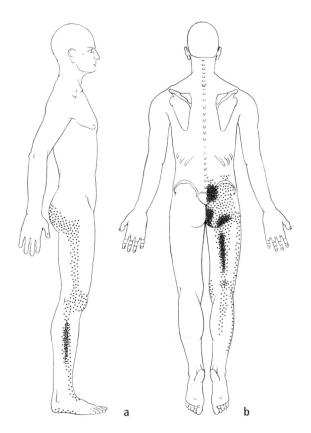

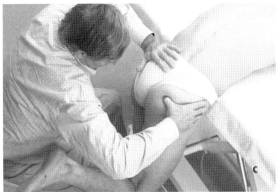

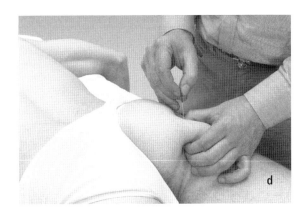

Abbildung 4.73: M. glutaeus maximus. (a, b) Schmerzübertragungsgebiet, (c) Technik I, (d) Dry Needling.

M. glutaeus medius und minimus (Abb. 4.74)

K: Die kräftigen Stabilisationsmuskeln des Beckens entwickeln TrP nach mannigfaltigen Überlastungen in Sport und Beruf und nach Unfällen. Sie sind sehr oft für lumbosakrale Schmerzen und für Pseudo-Ischialgien verantwortlich. Die Patienten berichten über Schmerzverstärkung beim Gehen, beim kyphotischen Sitzen und beim Liegen in Seitenlage. Bei längeren Autofahrten wird der TrP-Schmerz oft durch den Druck eines dicken Portemonnaies aus der Latenz gehoben. Ein lumboradikuläres Syndrom oder die Blockierung eines Iliosakral-Gelenkes kann ein TrP-Problem in den Glutaei unterhalten.

A: Die zwei Muskeln sind Abduktoren und sehr starke Innenrotatoren des Hüftgelenkes. Im therapeutischen Alltag ist eine eindeutige Unterscheidung zwischen ihnen in der Regel nicht möglich. Manchmal hat man den Eindruck, dass die in der Tiefe liegenden TrP eine mehr nach distal reichende Schmerzübertragung verursachen, als die an der Oberfläche liegenden.

T: Wir behandeln in Seitenlage, bei vornübergeneigtem Stehen mit aufgestützten Armen und zeitweise auch im Sitzen. Beim Dry Needling sind Nadeln von mindestens 5 cm nötig, um die tiefen TrP zu erreichen. Jede Injektions-Therapie hat den Kontakt mit dem N. glutaeus superior zu vermeiden. Sein Durchstechen würde zu einer Lähmung des Glutaeus medius und zu einem Trendelenburg-Phänomen führen.

Beobachtungen bei 60 Patienten

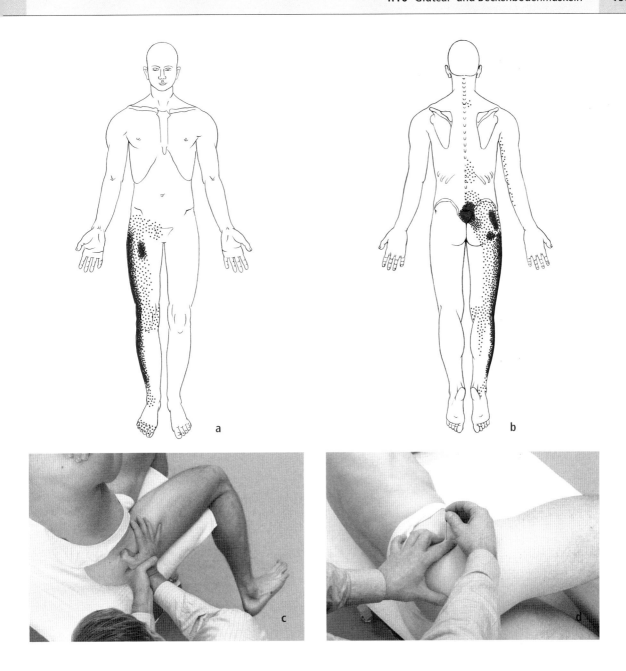

Abbildung 4.74: M. glutaeus medius und minimus. (a, b)
Schmerzübertragungsgebiet, (c) Technik I, (d) Dry Needling.

M. piriformis und übrige tiefe Hüft-Außenrotatoren (Mm. gemellus superior und inferior, Mm. obturatorius externus und internus, M. quadratus femoris) (Abb. 4.75)

K: TrP im Piriformis und in den anderen Außenrotatoren entstehen durch brüske Innenrotation bei einem Unfall oder durch akute Überlastung der Außenrotatoren eines Hüftgelenkes. Die Innenrotation des gestreckten Beines wird dabei eingeschränkt und schmerzhaft. Ein Hartspannstrang im Piriformis kann den N. ischiadicus komprimieren, der unter dem Piriformis-Muskel hervor in die Gluteal-Region austritt. Der elektroneurographische Nachweis eines derartigen Piriformis-Syndroms ist schwierig. Die Häufigkeit von Piriformis-TrP wird überschätzt. TrP des Obturatorius externus können für invalidisierende Leistenschmerzen verantwortlich sein.

A: Der von der Innenfläche des Sakrums zur Medial-Seite des Trochanter major sich erstreckende Piriformis muss von Fasern des Glutaeus maximus unterschieden werden, die um ca. 20° steiler verlaufen. Die Palpation erfolgt durch den entspannten Glutaeus maximus hindurch. Einige Querfriktionen erhöhen den Tonus des Muskels und machen ihn palpabel. Die vier mittleren Außenrotatoren sind von dorsal her kaum exakt palpabel. Den Quadratus femoris findet man dagegen leicht unter der kaudalen Kante des Glutaeus maximus zwischen dem Tuber ischiadicum und dem Femur. Den Obturatorius externus kann man von vorne unter dem M. pectineus und von medial her kranial des M. adductor magnus tasten. Der Obturatorius internus ist von rektal her palpabel.

T: Die Therapie erfolgt bei uns manuell. Mit Injektionen wird nur im lateralen Piriformis behandelt. Auch den Piriformis kann man von rektal her zu behandeln versuchen.

Beobachtungen bei 4 Patienten

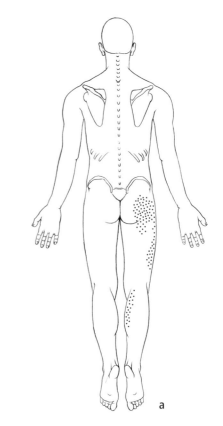
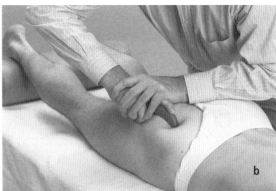
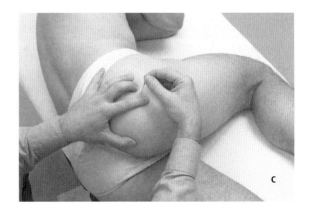

Abbildung 4.75: M. piriformis. (a) Schmerzübertragungsgebiet, (b) Technik I, (c) Dry Needling.

Beckenbodenmuskulatur (Abb. 4.76)

K: Nicht so selten entwickeln Menschen TrP in der Muskulatur, die in das Steißbein einstrahlt. Die dabei als quälend tief im Anus erlebten Schmerzen verhindern manchmal das Sitzen vollständig. Bei den meisten dieser Patienten tritt diese so genannte Kokzygodynie nach einem Sturz aufs Steißbein auf, einige entwickeln das Problem nach langem Sitzen, beim Fahrrad fahren oder auch ohne erkennbare Ursache. Die wenigen Männer, die wir mit diesen Beschwerden gesehen haben, liefen unter der Diagnose einer chronischen Prostatitis.

A: Die Patientin/der Patient liegt mit angezogenen Knien auf seiner rechten Seite. Der Untersucher sitzt hinter dem Patienten und führt seinen mit einem Handschuh geschützten und mit Gleitmittel bestrichenen linken Zeigefinger in den Anus des Patienten ein. Nach dorsal tastet er das Steißbein und die Innenfläche des distalen Kreuzbeins. Radiär in diese Strukturen einstrahlend sind die Fasern des M. levator ani und seine Hartspannstränge sehr gut tastbar.

Kranial ist bei schlanken Patienten der M. piriformis zu tasten. Der nach ventral gewendete Finger kann Kontakt aufnehmen mit dem M. bulbospongiosus, der die Vagina oder den Penisschaft umfasst. Lateral davon lässt sich der M. obturatorius internus palpieren, Rotationsbewegungen des gleichseitigen Hüftgelenkes führen uns zur richtigen Stelle.

T: Fast ausschließlich manuell. Als Erstes fasst der Zeigefinger im Anus und der Daumen durch die Haut das Kokzyg und mobilisiert es, bis alle seine Elemente gegeneinander beweglich sind. Dann führt der Therapeut an den ertasteten Befunden Technik I und II durch. Alle Strukturen hier sind äußerst empfindlich. Eine Therapie-Sitzung ist daher kurz und muss öfters wiederholt werden. Bei schweren Reizzuständen kann durch die Haut ein Lokalanästhetikum vermischt mit einem Steroid infiltriert werden. Der Zeigefinger im Anus ist Richtpunkt für die Nadel. Die Darmschleimhaut darf dabei nicht verletzt werden.

Beobachtungen bei 9 Patienten

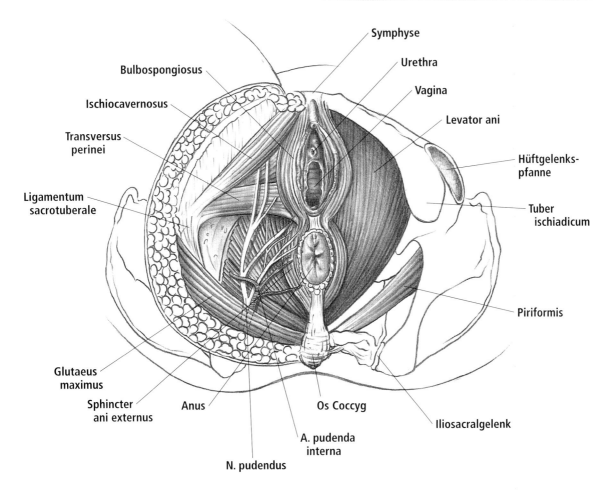

Abbildung 4.76: Beckenboden.

4.11

Oberschenkelmuskeln (Abb. 4.77 bis 4.80)

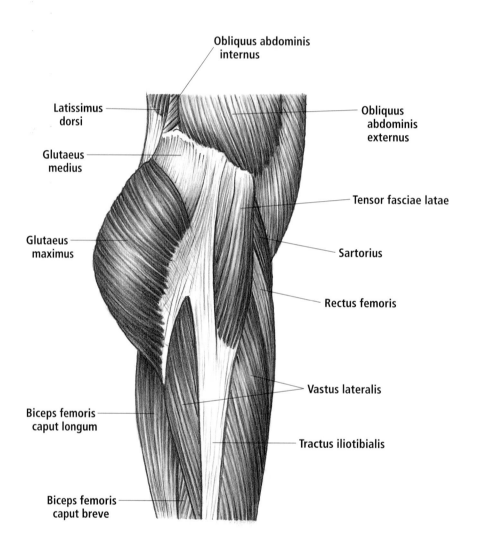

Abbildung 4.77: Oberschenkel von lateral.

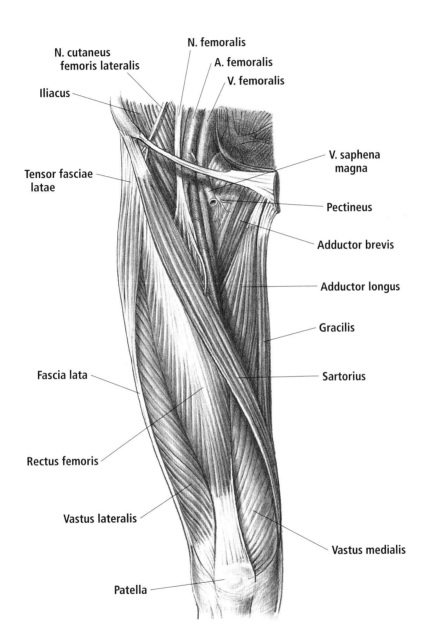

Abbildung 4.78: Oberschenkel von vorne.

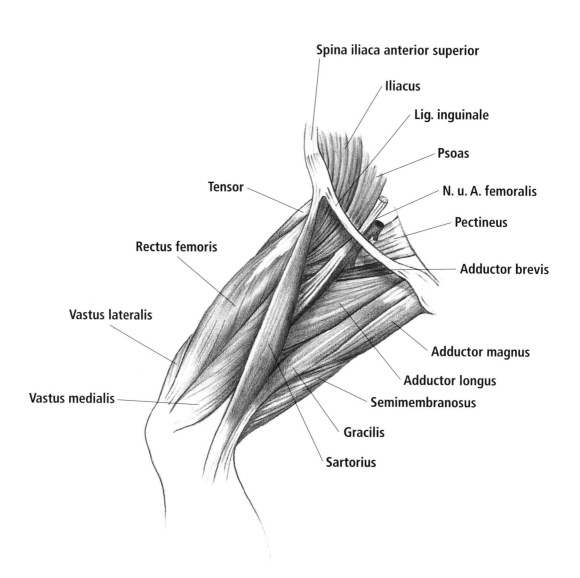

Abbildung 4.79: Oberschenkel von medial.

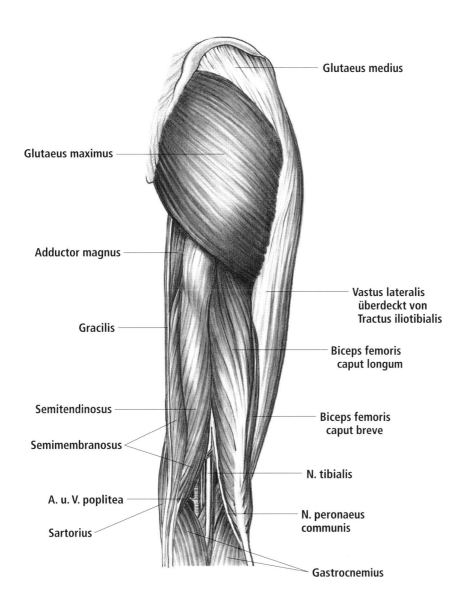

Glutaeus medius

Glutaeus maximus

Adductor magnus

Vastus lateralis
überdeckt von
Tractus iliotibialis

Gracilis

Biceps femoris
caput longum

Semitendinosus

Biceps femoris
caput breve

Semimembranosus

N. tibialis

A. u. V. poplitea

N. peronaeus
communis

Sartorius

Gastrocnemius

Abbildung 4.80: Oberschenkel von dorsal.

M. tensor fasciae latae (Abb. 4.81)

K: Die Funktion dieses Muskels besteht in einem Beitrag zur Hüftflexion, Abduktion und Innenrotation sowie zur Beckenstabilisation. TrP im Tensor entstehen durch Überlastung beim Wandern oder Joggen im unebenen Gelände, häufig auch durch Überlastung des Muskels durch die veränderte Geometrie bei einer beginnenden Coxarthrose. Die TrP führen zu Schmerzen in der Trochanter-Region, zu lateralen Oberschenkel-Schmerzen und manchmal zu pseudoradikulären Schmerzen bis in die laterale Malleolen-Region. Ein myofaszialer Trochanter-Schmerz wird oft als Bursitis trochanterica fehlinterpretiert. Entsprechende operative Maßnahmen beseitigen die Schmerzen in der Regel nicht. TrP im Tensor leisten manchmal einen Beitrag zu chronischen Lumbosakral-Schmerzen.

A: Der mediale Rand des Tensor ist gut palpabel. Lateral ist seine Grenze zum Glutaeus medius nicht identifizierbar. Der Muskel ist bei gestrecktem Bein sehr straff. Der von ihm unter Spannung gehaltene Tractus iliotibialis ebenfalls. Dieser endet am lateralen Kondylus der Tibia und mit Fasern auch im Retinaculum patellae. Die tief liegenden TrP des Tensors sind nur palpabel, wenn beim liegenden Patienten das Hüftgelenk flektiert und außenrotiert ist.

T: Therapie der Wahl ist beim erstaunlich tiefen Muskel die Injektion und das Dry Needling. Diese Maßnahmen werden nicht durch schonungsbedürftige Nerven oder Arterien behindert. Manuell sollten die Techniken II und III in kranialer Richtung appliziert werden.

Beobachtungen bei 60 Patienten

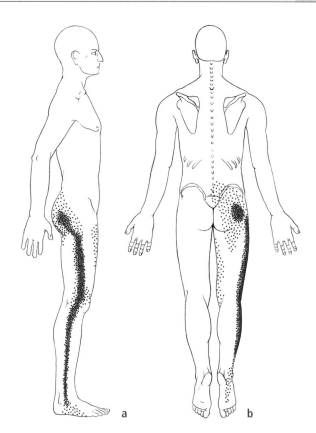
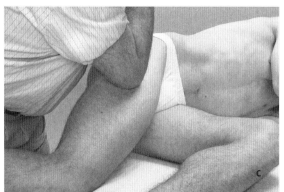
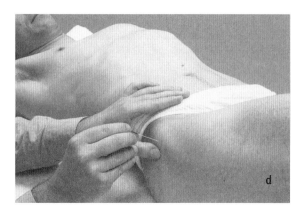

Abbildung 4.81: M. tensor fasciae latae. (a, b) Schmerzübertragungsgebiet, (c) Technik III am Tractus iliotibialis, (d) Dry Needling in der Tiefe des Muskelbauches.

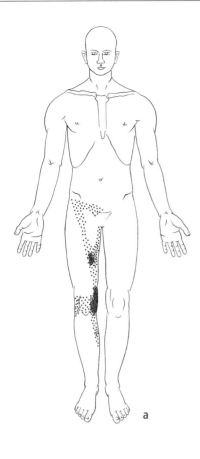

a

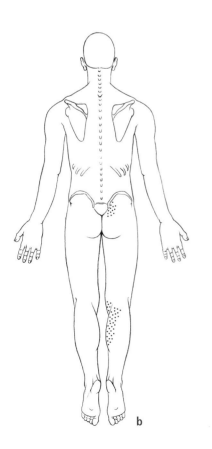

b

M. sartorius (Abb. 4.82)

K: Der Sartorius wird selten isoliert überlastet oder überdehnt. Seine TrP entstehen meist als sekundäre oder als Satelliten-TrP. Ein aktiver proximaler Sartorius-TrP ist oft das erste Schmerzsymptom einer beginnenden Coxarthrose. Proximale Hartspannstränge können den N. cutaneus femoris lateralis komprimieren und eine Meralgia paraesthetica verursachen.

A: Der schmale runde Muskel, der von der Spina iliaca anterior superior an den Pes anserinus zieht, ist der längste Muskel des Körpers. Seine Muskelfasern sind, von Inskriptiones unterbrochen, in Serie angeordnet, und TrP können daher im ganzen Muskelverlauf gefunden werden. Die Funktion des Sartorius ist komplex: Flexion und Außenrotation im Hüftgelenk und Flexion des Kniegelenkes. Wenn in Rückenlage in «Viererzeichenstellung» der Fuß von der Unterlage leicht abgehoben wird, tritt der Muskel plastisch hervor. Er dient so als Landmarke zur Identifikation der übrigen Strukturen am ventralen Oberschenkel.

T: Alle Therapie-Techniken sind am Sartorius einfach zu applizieren.

Beobachtungen bei 18 Patienten

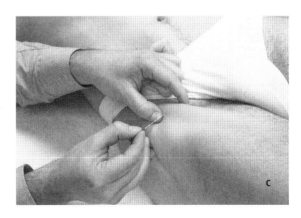

c

Abbildung 4.82: M. sartorius. (a, b) Schmerzübertragungsgebiet, (c) Dry Needling eines proximalen Triggerpunktes.

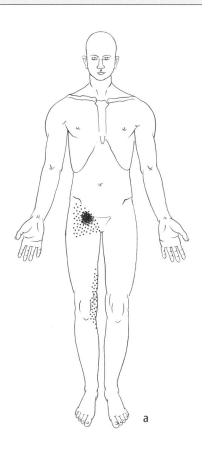

M. pectineus (Abb. 4.83)

K: TrP im Pectineus entstehen durch Stürze (beim Langlaufen) oder durch Überlastung in Adduktions-/Flexions-Richtung (Reiten oder Turnen). Häufig sind TrP vergesellschaftet mit aktivierten TrP in anderen Adduktoren und im Iliopsoas. Coxarthrosen sind meistens von Pektineus-TrP begleitet.

A: Der Pectineus hat seinen Ursprung am oberen Schambeinast in der Tiefe des Beckens, tritt unter dem Leistenband hervor und setzt distal vom Ansatz des Iliopsoas am medialen Femur an. In der Viererzeichenstellung verläuft sein medio-kaudaler Rand deutlich palpabel senkrecht zur Körperachse. Die gut tastbare A. femoralis überquert den Pectineus. Lateral der Arterie liegt der schlecht palpable N. femoralis. Unter dem Pectineus lässt sich von kaudal her der M. obturatorius externus palpieren.

T: Vor allem manuelle Behandlung. Bei Injektionen achte man auf Arterie und Nerv.

Beobachtungen bei 10 Patienten

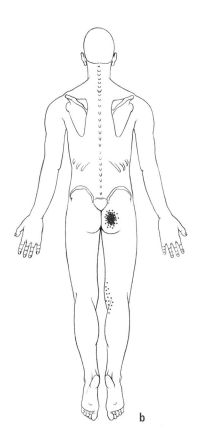

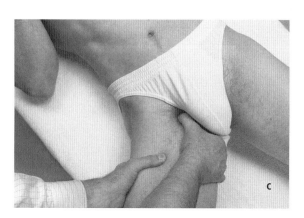

Abbildung 4.83: M. pectineus. (a, b) Schmerzübertragungsgebiet, (c) Technik I und II medial der A. femoralis.

M. adductor brevis (Abb. 4.84)

K: TrP im Adductor brevis sind die häufigste Ursache von Leistenschmerzen bei Fußballern. Bei einer Coxarthrose ist der Muskel in der Regel miterkrankt.

A: Liegt der Patient auf dem Rücken in Viererzeichenstellung, so begrenzen Sartorius, Pectineus und Adductor longus eine Grube. In deren Tiefe findet man den Adductor brevis, seine Ränder sind nicht palpabel.

T: Manuell sucht man in der Tiefe Hartspannstrang, ödematöse Verquellung und empfindliche Stelle. Dry Needling und Injektionen sind möglich, wenn palpatorisch gesichert ist, dass die Nadel medial der A. femoralis liegt.

Beobachtungen bei 6 Patienten

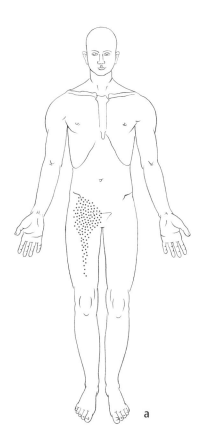
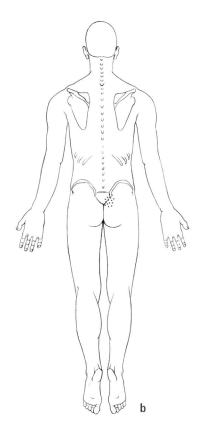

Abbildung 4.84: M. adductor brevis. (a, b) Schmerzübertragungsgebiet.

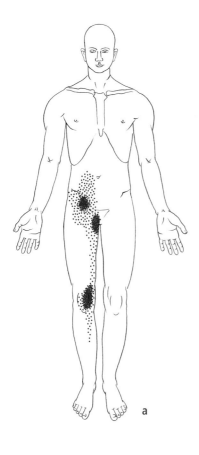

a

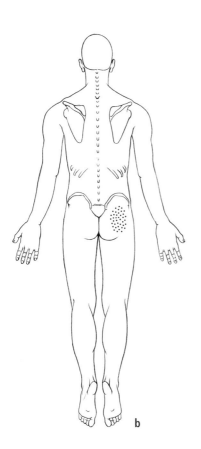

b

M. adductor longus (Abb. 4.85)

K: TrP in diesem Muskel entstehen meistens durch Unfälle (Überdehnung bei Glatteisstürzen oder beim Skifahren), manchmal auch durch Heben schwerer Lasten. Sie sind oft wichtige Ursache für einen vorderen Knieschmerz. Die Schmerzen treten oft beim Treppabgehen im vorderen Oberschenkel auf. Manchmal haben TrP des Adductor longus eine Schmerzübertragung in die Dammregion.

A: Der Adductor longus hat neben seiner Hauptfunktion eine Flexions- und Außenrotations-Funktion. Seinen Ursprung hat er im Symphysen-Bereich, seinen Ansatz auf der Rückseite des mittleren Femurs. Er bildet wie der Adductor magnus kaudal von ihm die Rückwand des Adduktoren-Kanals. Darin verlaufen A. und V. femoralis und der N. saphenus. Die Frontwand wird durch den Sartorius und den Vastus medialis gebildet. Im kranialen Drittel sind der Muskel und seine TrP mit einem Zangengriff gut palpabel, im kaudalen Bereich sind seine Ränder nicht sehr gut abgrenzbar.

T: Manuell ist der Muskel gut behandelbar. Dry Needling und Injektionen müssen die Lage von Arterie und Nerv berücksichtigen.

Beobachtungen bei 17 Patienten

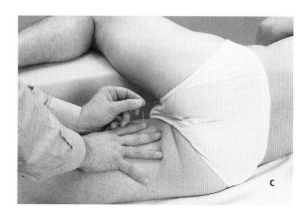

c

Abbildung 4.85: M. adductor longus. (a, b) Schmerzübertragungsgebiet, (c) Dry Needling.

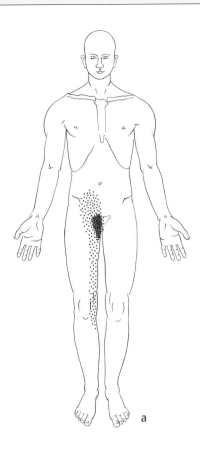

M. adductor magnus (Abb. 4.86)

K: TrP im Adductor magnus haben wir bei Tänzerinnen nach brüskem Spagat gesehen. Beim Skifahren können sie nach Stemmen in schwerem Schnee auftreten. Schmerzen aus dem Adductor magnus können tief in die Beckenregion übertragen werden, in die Vagina oder in den Mastdarm.

A: Der Adductor magnus hat Adduktions-, Extensions- und Aussenrotations-Funktion. Er ist ein Riesenmuskel, der seinen Ursprung am hinteren Schambeinast hat und seinen Ansatz auf der Hinterfläche des Femurs zwischen der Tochanter-Region und dem Tuberculum adduktorium über dem medialen Kondylus femoris. Im distalen Bereich hat er eine Lücke, durch welche A. und V.-femoralis in die Fossa poplitea eintreten. Dorsal liegt dem Muskel der Ischiasnerv auf, bedeckt durch den langen Kopf des Biceps femoris. Der Adductor magnus ist größtenteils durch den Grazilis und durch die Hamstringsmuskulatur überdeckt. Die Palpation seiner TrP ist schwierig.

T: Schwierig ist auch seine manuelle Behandlung. Dry Needling muss man oft ohne klare Identifikation des Hartspannstrangs machen. Injektionen mit einer langen Nadel sind dem anatomisch Versierten vorbehalten.

Beobachtungen bei 10 Patienten

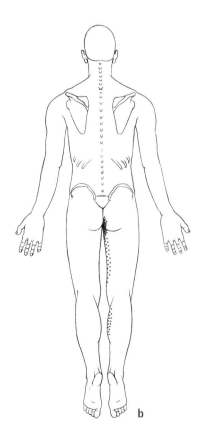

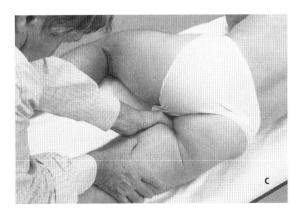

Abbildung 4.86: M. adductor magnus. (a, b) Schmerzübertragungsgebiet, (c) Technik I.

M. gracilis (Abb. 4.87)

K: TrP im Gracilis können durch Überlastung bei Stop-and-go-Sportarten (Tennis, Badminton u. a. m.) entstehen oder durch brüske Abduktions-Traumen. Auch Gracilis-Triggerpunkte übertragen ihren Schmerz manchmal in die Dammregion.

A: Der einzige zweigelenkige Adduktor inseriert neben der Symphyse und am Pes anserinus. Er ist von den umgebenden Muskeln schwer abgrenzbar. Seine TrP dagegen sind leicht zu finden …

T: … und zu behandeln.

Beobachtungen bei 7 Patienten

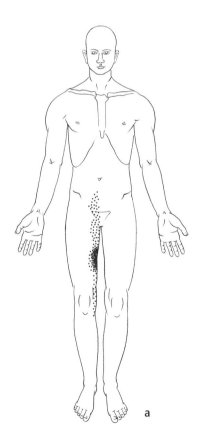
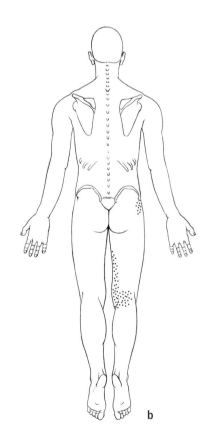

Abbildung 4.87: M. gracilis. (a, b) Schmerzübertragungsgebiet.

M. quadriceps femoris (Abb. 4.88)

K: TrP in den vier Quadrizeps-Köpfen entstehen durch langedauernde Überlastung beispielsweise beim Fahrrad fahren (bei Kindern häufig) oder durch exzentrische Belastung beim Bergabgehen, oft auch durch eine akute Überlastung wie beispielsweise bei tiefen Kniebeugen mit einer Langhantel auf den Schultern. Im Vastus lateralis sind manchmal direkte Traumata ursächlich. Bei einer fortgeschrittenen Coxarthrose enthält der Quadrizeps praktisch immer eine Reihe von Satelliten-TrP. Eine Gonarthrose mit eingeschränkter Extension und Flexion erzeugt andererseits TrP im Quadrizeps wegen ungünstiger Belastung der Muskulatur und fehlender Dehnung. Plattfüße und Genua valga überlasten oft den Vastus medialis und erzeugen hier ein myofasziales Problem. TrP im distalen Vastus lateralis führen manchmal zu einer Rotation der Patella. Eine so genannte Chondropathia patellae (diese Diagnose ist eigentlich nur erlaubt, wenn sie arthroskopisch gesichert ist) dürfte öfters eine Folge von trophischen Störungen im Patella-Bereich sein, die aus einer Übertragung von Schmerz aus Quadrizeps-TrP resultieren.

A: Der Quadrizeps ist der einzige Kniestrecker und der größte Muskel des Körpers. Die drei Vasti haben ihren Ursprung in den proximalen zwei Dritteln des Femurschaftes, Vastus medialis und lateralis inserieren dabei auf der Femur-Rückseite. Der Recuts femoris, der einzige zweigelenkige Kniestrecker, entspringt an der Spina iliaca anterior inferior. Seine Ursprungssehne läuft exakt über das Hüftgelenk. Die distalen vier Sehnen inserieren an der Patella, Teile der seitlichen zwei Muskelansätze auch am Retinaculum patellae. Das Ligamentum patellae verbindet die Patella mit der Tuberositas tibiae. Der Rectus femoris ist palpatorisch gut abgrenzbar. Seine Ursprungssehne und die proximale Hälfte des Vastus medialis werden vom Sartorius überdeckt. Die TrP im Rectus femoris liegen eher proximal. Diejenigen des schwierig zu palpierenden Vastus intermedius eher im mittleren Oberschenkel-Bereich. Im Vastus medialis und lateralis findet man TrP über die ganze Muskellänge verstreut, man vergesse nicht, die dorsalen Bereiche zu palpieren. Wichtige TrP liegen manchmal in unmittelbarer Nachbarschaft der Patella.

T: Die tiefen Quadrizeps-TrP sind der manuellen Therapie kaum zugänglich. Die Therapie der Wahl ist hier das Dry Needling. Die wichtigsten Intermedius-TrP verraten sich nur durch einen diffusen Druckschmerz. Ihre Perforation mit einer Nadel ist eine Kunst. Unter dem Vastus medialis verläuft die A. femoralis, was zu Vorsicht zwingt. Die Behandlung des Rectus femoris und des Vastus lateralis macht in der Regel keine Probleme.

Beobachtungen
M. rectus femoris bei 18 Patienten
M. vastus medialis bei 25 Patienten
M. vastus lateralis bei 21 Patienten
M. vastus intermedius bei 6 Patienten

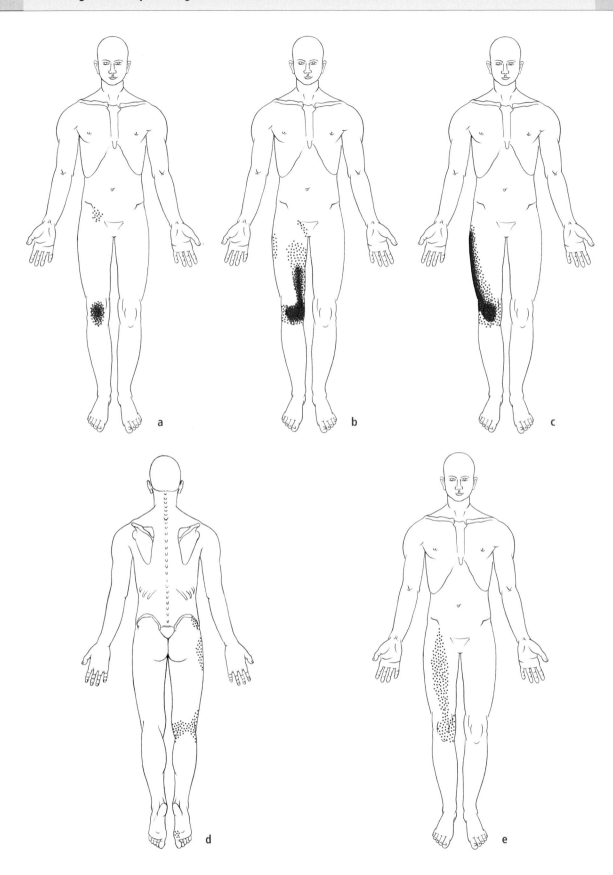

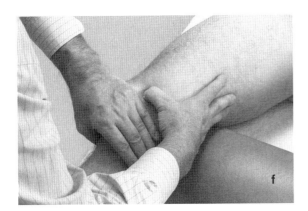

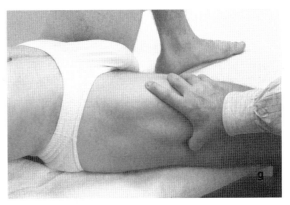

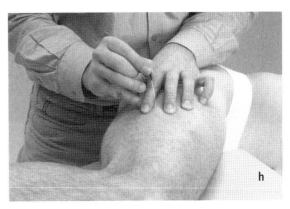

Abbildung 4.88: M. quadriceps femoris. (a) Schmerzübertragungsgebiet M. rectus femoris, (b) Schmerzübertragungsgebiet M. vastus medialis, (c, d) Schmerzübertragungsgebiet M. vastus lateralis, (e) Schmerzübertragungsgebiet M. vastus intermedius, (f) Technik I und II am distalen Muskel-Sehnen-Übergang des M. vastus medialis, (g) Technik I und II am dorsalen M. vastus lateralis, (h) Dry Needling am M. vastus lateralis.

M. biceps femoris (Abb. 4.89)

K: TrP in der dorsalen Oberschenkelmuskulatur entstehen häufig beim Sport, beispielsweise in der zweiten Halbzeit eines Fußballspiels auf schwerem Boden, oder durch eine einmalige Überlastung bei einem 100-Meter-Lauf. Der Hartspannstrang kann (muss aber nicht) bei einer erneuten Belastung einreißen und zu einer echten Muskelzerrung werden.

A: Der Bizeps ist ein Kniebeuger, macht eine Außenrotation des Beines und richtet im Stand das Becken auf. Der lange Kopf hat seinen Ursprung am Tuber ischiadicum, der kurze am dorsalen Femurschaft. Beide distalen Sehnen bilden die laterale Begrenzung der Fossa poplitea und setzen am Fibula-Köpfchen an.

T: Da der Muskel oft verkürzt und straff ist, ist die Palpation und die manuelle Behandlung manchmal schwierig. Dry Needling ist eine gute Alternative. Man hüte sich aber, im Proximalbereich zu tief zu stechen, da zwischen dem langen Bizeps-Kopf und dem Adductor magnus der N. ischiadicus verläuft.

Beobachtungen bei 15 Patienten

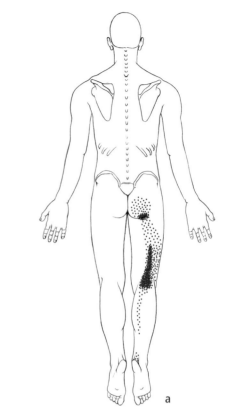

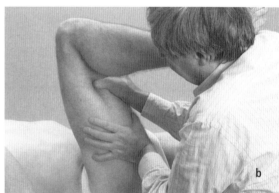

Abbildung 4.89: M. biceps femoris. (a) Schmerzübertragungsgebiet, (b) Technik I und II am Caput breve.

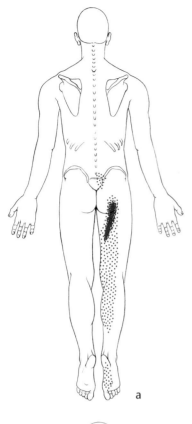

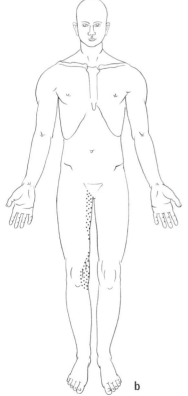

Mm. semimembranosus und semitendinosus (Abb. 4.90)

K: Was über den Biceps femoris gesagt wurde, gilt auch für diese zwei Muskeln. TrP bei ihnen werden beim Sitzen auf einer harten Stuhlkante oft schmerzhaft. Beim Lasègue-Manöver ist der Schmerz infolge von TrP-Reizung in den verkürzten Muskeln von echten radikulären Schmerzen zu unterscheiden.

A: Beide Muskeln entspringen am Tuber ischiadicum. Der Muskelbauch des Semimembranosus reicht weit nach distal, seine breite Sehne inseriert am medialen Condylus tibiae und an der Gelenkkapsel. Der darüber liegende Semitendinosus hat seinen Muskelbauch proximal. Distal hat er eine lange Sehne, welche die Fossa poplitea medial begrenzt und hinter Sartorius und Grazilis am Pes anserinus ansetzt.

T: Es gilt das beim Biceps femoris gesagte. Eine 90°-Flexion des Kniegelenkes macht die tiefen TrP besser behandelbar. Lateral grenzt der Semimembranosus an den Ischiasnerv, weshalb dort mit Nadeln Vorsicht geboten ist.

Beobachtungen bei 13 Patienten

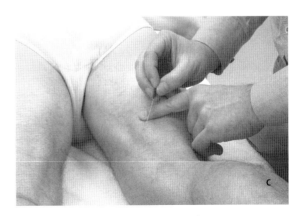

Abbildung 4.90: Mm. semimembranosus und semitendinosus. (a, b) Schmerzübertragungsgebiet, (c) Dry Needling.

4.12
Unterschenkelmuskeln (Abb. 4.91, 4.92)

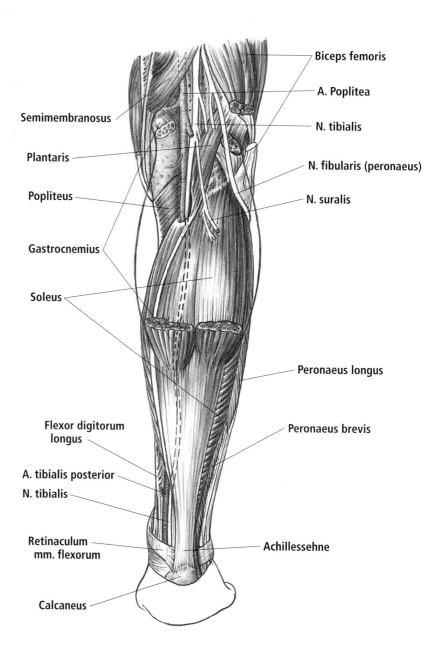

Abbildung 4.91: Unterschenkel von dorsal.

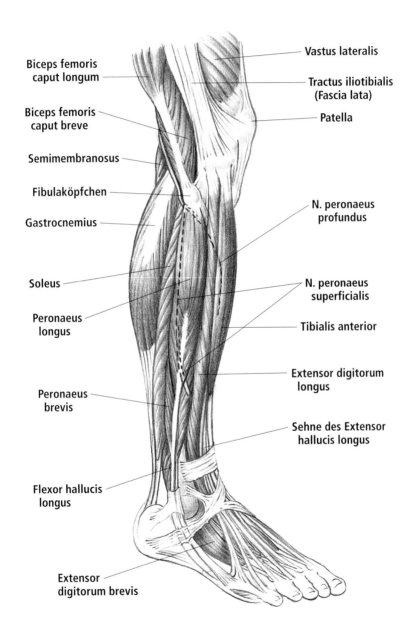

Biceps femoris caput longum

Biceps femoris caput breve

Semimembranosus

Fibulaköpfchen

Gastrocnemius

Soleus

Peronaeus longus

Peronaeus brevis

Flexor hallucis longus

Extensor digitorum brevis

Vastus lateralis

Tractus iliotibialis (Fascia lata)

Patella

N. peronaeus profundus

N. peronaeus superficialis

Tibialis anterior

Extensor digitorum longus

Sehne des Extensor hallucis longus

Abbildung 4.92: Unterschenkel von lateral.

M. popliteus (Abb. 4.93)

K: TrP im Popliteus entstehen durch Rotationstraumen in Streckstellung des Knies beim Sport. Schmerzen in der Kniekehle bei weiteren sportlichen Betätigungen sind die Folge. Ein Streckausfall im Kniegelenk ist oft durch TrP im Popliteus und in anderen dorsalen Oberschenkelmuskeln bedingt.

A: Der Popliteus bewirkt eine Innnenrotation des freien Unterschenkels oder eine Außenrotation des Oberschenkels bei fixiertem Fuß. Der Muskel verriegelt damit die Extension des Knies. Direkt palpabel ist der Popliteus nur in seinen Endbereichen. Medial kann man ihn an der Tibia-Rückseite, distal des Semimembranosus- Ansatzes und ventral des Gastrocnemius-Bauches palpieren. Lateral im Ursprungsbereich palpiert man ihn am Condylus femoris zwischen der Sehne des Biceps femoris und den zwei Muskelursprüngen des Gastrocnemius und des Plantaris.

T: Dry Needling und Injektionen verbieten sich im klinischen Alltag wegen Verletzungsgefahr der A. und V. poplitea und der Nn. tibialis und peronaeus. Die manuelle Behandlung zwischen den Gastrocnemius-Köpfen kann versucht werden. Zweckmäßig ist hier eine Behandlung mit Kälte-Spray und passiver Außenrotation des Unterschenkels in leichter Beugestellung des Kniegelenkes [384].

Beobachtungen bei 9 Patienten

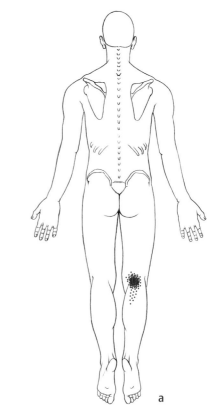

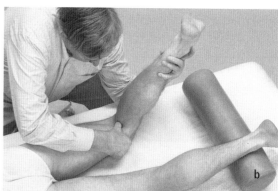

Abbildung 4.93: M. popliteus. (a) Schmerzübertragungsgebiet, (b) Technik I.

M. gastrocnemius (Abb. 4.94)

K: Der neben Quadrizeps und Glutaeus maximus wichtigste Sprungmuskel entwickelt TrP bei leicht-athletischer Betätigung oder beim Fahrrad fahren mit Fixation des Vorfußes an die Pedale. Die Patienten klagen oft über eine «chronische Waden-zerrung». Diese ist zu unterscheiden von einem Logen-Syndrom, unter Sportlern nicht selten zu beobachten. Auch eine beginnende Thrombose oder eine rupturierte Baker-Zyste kann mit einem TrP-Problem verwechselt werden. Travell und Simons vertreten die Ansicht, dass latente TrP eine wichtige Ursache von nächtlichen Wadenkrämpfen sind [384], die nach längerer Haltung des Gastrocnemius in verkürzter Position entstehen. Schmerzübertragung in die Rückfußregion ist häufig.

A: Die Ursprünge der beiden Gastrocnemius-Köpfe liegen dorsal an den Femur-Kondylen. Den Ansatz hat der Muskel gemeinsam mit dem Soleus über die Achillessehne am Kalkaneus.

T: Die Therapie der Wahl beim Gastrocnemius ist das Dry Needling. Die Hartspannstränge sind leicht zu finden, die TrP reagieren regelmäßig mit einer gut sichtbaren Zuckung. Manuelle Techniken sind wichtig zur Dehnung von lokalen und generalisierten Bindegewebsverkürzungen. Ein nachfolgendes Stretching ist obligatorisch.

Beobachtungen bei 51 Patienten

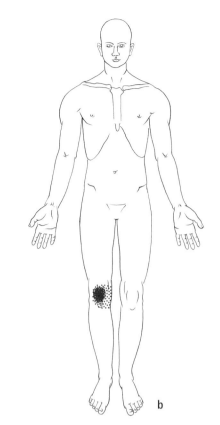

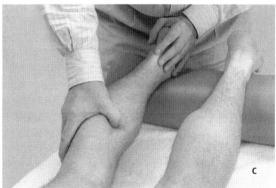

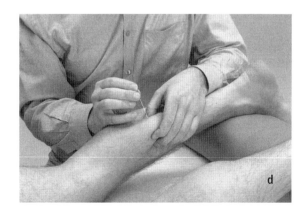

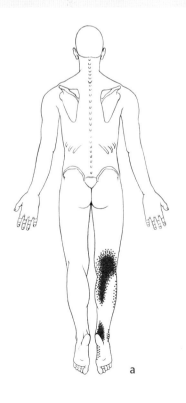

Abbildung 4.94: M. gastrocnemius. (a, b) Schmerzübertragungsgebiet, (c) Technik I und II, (d) Dry Needling am Caput laterale.

M. soleus (Abb. 4.95)

K: Für den im Gegensatz zum Gastrocnemius eingelenkigen Fußbeuger gilt ebenfalls das bei ersterem
Muskel gesagte. TrP im Soleus sind zusammen mit
denjenigen des Gastrocnemius und des Tibialis
posterior die wichtigste Ursache von Rückfuß-
schmerzen und Achillodynie. Merkwürdigerweise
beobachtet man manchmal eine Schmerzübertragung aus dem Soleus in die Lumbosakral-Region.
Der Soleus ist sowohl lateral als auch medial unter
dem Gastrocnemius als flacher Wulst von etwas erhöhter Konsistenz tastbar. Sein Ursprung liegt im
kranio-dorsalen Tibia-Bereich und auf der Rückseite der Fibula. Die Achillessehne (gemeinsam mit
dem Gastrocnemius) zum Ansatz am Kalkaneus ist
die stärkste Sehne des Körpers. Kranial hat der Soleus eine Lücke, durch welche A. und N. tibialis aus
der Fossa poplitea in die Tiefe wechseln (zwischen
den Soleus und den Tibialis posterior) und erst hinter dem medialen Malleolus wieder an die Oberfläche treten.

T: Auch hier gilt das für den Gastrocnemius gesagte.
Bei voluminösen Waden ist oft schwierig zu entscheiden, ob die Nadel noch im Gastrocnemius
oder schon im Soleus liegt.

Beobachtungen bei 60 Patienten

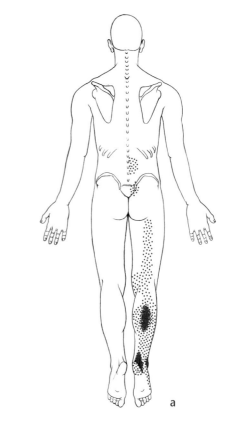

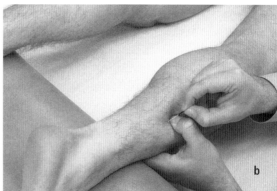

Abbildung 4.95: M. soleus. (a) Schmerzübertragungsgebiet,
(b) Dry Needling eines lateralen Triggerpunktes.

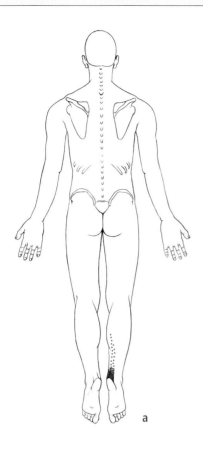

a

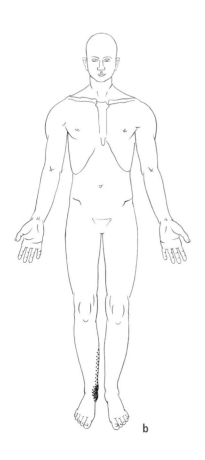

b

M. tibialis posterior (Abb. 4.96)

K: Dieser Muskel hat eine Supinationsfunktion und stabilisiert das Längsgewölbe des Fußes. TrP entstehen in der Regel nach längerem und wiederholtem Laufen in unebenem Gelände. Sie sind sehr oft für Schmerzen in der Achillessehne und im übrigen Rückfuß verantwortlich.

A: Der Tibialis posterior hat seinen Ursprung auf der ganzen Länge der Membrana interossea und der angrenzenden Rückfläche von Tibia und Fibula. Seine Sehne zieht hinter dem medialen Maleolus vorbei und inseriert plantar am Navikulare und an den Kuneiforme I bis III.

T: Die Therapie der Wahl ist die manuelle. Die Fingerspitzen suchen sich den Weg von medial her zwischen dem entspannten M. soleus und dem Flexor digitorum longus. In der Tiefe treffen sie von dorsal auf den Tibialis posterior. Alle vier Techniken sind möglich und oft erfolgreich. Dry Needling und Injektionen verbieten sich hier wegen Gefährdung von A. und N. tibialis.

Beobachtungen bei 9 Patienten

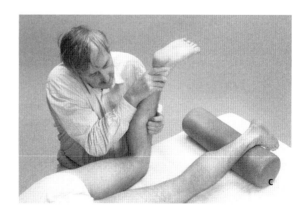

c

Abbildung 4.96: M. tibialis posterior. (a, b) Schmerzübertragungsgebiet, (c) Technik I bis IV.

M. flexor digitorum longus (Abb. 4.97)

K: TrP in diesem Muskel sind nicht häufig. Sie sind ebenfalls Überlastungsfolgen von Laufsport.

A: Der Ursprung des Flexor digitorum longus erstreckt sich über die mittleren zwei Drittel der Tibia-Hinterfläche. Die Ansätze liegen an den Endgliedern der Zehen II bis V. Der Muskel ist von medial her dorsal der Tibia leicht zu palpieren.

T: Die Behandlung erfolgt mit manuellen Techniken, gegen die Tibia-Hinterfläche. Dry Needling und Injektionen sind möglich, wenn der Muskel nicht durchstochen wird. Im distalen Viertel des Unterschenkels sollte wegen N. und A. tibialis nicht gestochen werden.

Beobachtungen bei 6 Patienten

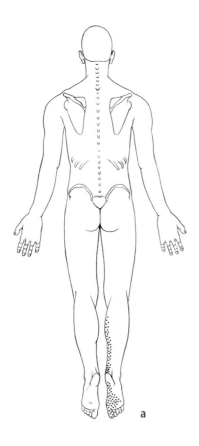 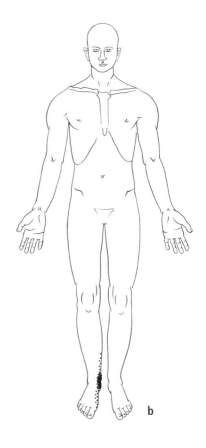

Abbildung 4.97: M. flexor digitorum longus. (a, b) Schmerzübertragungsgebiet.

M. flexor hallucis longus (Abb. 4.98)

K: Die TrP auch dieses Muskels entstehen beim Laufsport, vor allem wenn in unebenem Gelände gelaufen wird.

A: Der Ursprung des Flexor hallucis longus liegt an der distalen Hälfte der Fibula-Hinterfläche. Der Ansatz liegt plantar an der Basis des Großzehen-Endgliedes. Die Sehne läuft hinter dem medialen Malleolus durch und unterkreuzt dort die Sehne des Flexor digitorum longus.

T: Auch hier sind manuelle Techniken und gezieltes Dry Needling problemlos anwendbar.

Beobachtungen bei 4 Patienten

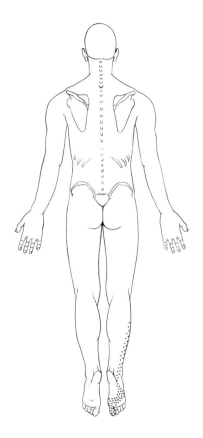

Abbildung 4.98: M. flexor hallucis longus. Schmerzübertragungsgebiet.

M. tibialis anterior (Abb. 4.99)

K: TrP entstehen oft durch Übertreten des Fußes in der Sagitalebene, manchmal auch durch Überlastungen im Laufsport. Eine Fibulafraktur (die sportliche Betätigungen manchmal nicht verhindert) und eine posttraumatische Blutung in die Tibialis-anterior-Loge (mit Gefahr eines Kompartment-Syndromes mit Nekrose und Lähmung) dürfen nicht mit einem TrP-Problem verwechselt werden. Das Schmerzübertragungsgebiet auf dem Rist gibt manchmal Anlass zur Fehldiagnose einer Arthrose des oberen Sprunggelenkes.

A: Der Tibialis anterior, der Tibia-Vorderkante anliegend, ist ein Fußheber mit gleichzeitiger Supinationsfunktion. Sein Ursprung liegt an der Lateralseite der proximalen Tibia und an der Vorderseite der Membrana interossea. Seine Sehne ist bei kräftiger Supination des Fußes über dem Rist gut tastbar. Sie endet an der Plantarseite des Kuneiforme I und des ersten Metatarsale.

T: Der Tibialis anterior hat eine äußerst straffe Faszie, was die manuelle Behandlung erschwert. Dry Needling und Injektionen können die A. und V. tibialis anterior und den N. peronaeus profundus gefährden, die unmittelbar vor der Membrana interossea liegen. Die Nadel ist daher immer im 45°-Winkel gegen die Tibia-Außenkante zu richten.

Beobachtungen bei 16 Patienten

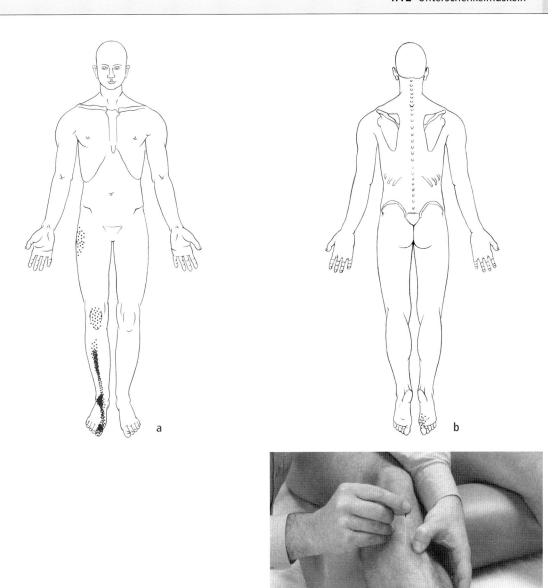

Abbildung 4.99: M. tibialis anterior. (a, b) Schmerzübertragungsgebiet, (c) Dry Needling.

**M. extensor digitorum longus (Abb. 4.100) und
M. extensor hallucis longus (Abb. 4.101)**

K: Die TrP-Aktivierung ähnelt derjenigen des Tibialis anterior. Ein Hartspannstrang des Extensor digitorum longus kann zur Kompression des N. peronaeus profundus führen und damit zur Schwäche folgender Muskeln: Tibialis anterior, Extensores digitorum und hallucis longus sowie Peronaeus tertius.

A: Der Muskelbauch des Extensor digitorum longus liegt lateral des Tibialis anterior. Er überdeckt den Muskelbauch des langen Großzehenstreckers. Die Ursprünge der zwei Muskeln liegen auf der Ventralseite der Membrana interossea und an der Fibula, die Ansätze an der distalen und der mittleren Phalanx aller Zehen.

T: Man behandle manuell. Dry Needling und Injektionen sind nicht zu empfehlen, da die Verletzungsgefahr für den N. peronaeus profundus und die benachbarten Gefäße zu groß ist. Dieser hauptsächlich motorische Nerv unterkreuzt kranial den M. peronaeus longus und anschließend den Extensor digitorum longus, um dann an der Vorderseite der Membrana interossea nach distal zu ziehen. Distal wird der M. digitorum longus zudem vom sensiblen oberflächlichen Ast des N. peronaeus schräg überkreuzt.

Beobachtungen
M. extensor digitorum longus bei 4 Patienten
M. extensor hallucis longus bei 3 Patienten

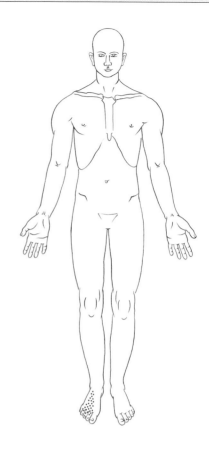

Abbildung 4.100: M. extensor digitorum longus. Schmerzübertragungsgebiet.

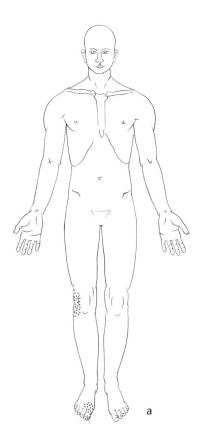

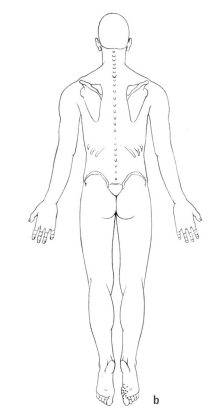

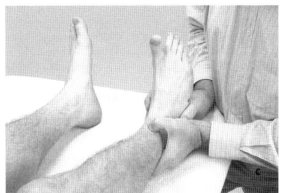

Abbildung 4.101: M. extensor hallucis longus. (a, b) Schmerzübertragungsgebiet, (c) Technik I und II.

Mm. peronaeus longus und brevis
(Abb. 4.102, 4.103)

K: Diese zwei Muskeln enthalten oft TrP. Diese entstehen entweder als Satelliten-TrP im Schmerzausbreitungsgebiet von radikulären Syndromen oder von myofaszialen Problemen im Tensor und in den kleinen Glutaei. Oder sie sind Folge von Sprunggelenksdistorsionen. Solche Distorsionen werden heute lege artis mit einer Luftschiene behandelt. Wenn im lateralen Malleolus-Gebiet Schmerzen persistieren, lasse man sich nicht zu einer nachträglichen Operation hinreißen, sondern man suche nach TrP in den Peronaei. Ein Hartspannstrang des M. peronaeus longus kann den N. peronaeus communis distal des Fibulaköpfchens komprimieren.

A: Der Peronaeus longus entspringt an der proximalen, der Peronaeus brevis an der distalen Hälfte der Fibula. Der kraniale Muskel überdeckt den kaudalen weitgehend. Beide Sehnen umlaufen den lateralen Malleolus dorsal. Die Longus-Sehne unterkreuzt das Längsgewölbe des Fußes und inseriert am Os naviculare und am Metatarsale I. Die Brevis-Sehne hat ihren Ansatz an der Tuberorsitas des proximalen Metatarsale V. Die zwei Muskeln sind Plantarflexoren, Pronatoren und Stabilisatoren des Fußes.

T: Die manuelle Therapie der Peronaei ist dankbar. Dry Needling und Injektionen müssen auf den N. peronaeus profundus achten, der den M. peronaeus longus zwischen dem Fibulaköpfchen und einem häufigen TrP unterkreuzt. Der N. peronaeus superficialis verläuft ziemlich oberflächlich zwischen dem langen Peronaeus-Muskel und dem Extensor digitorum longus.

> Beobachtungen
> M. peronaeus longus bei 34 Patienten
> M. peronaeus brevis bei 16 Patienten

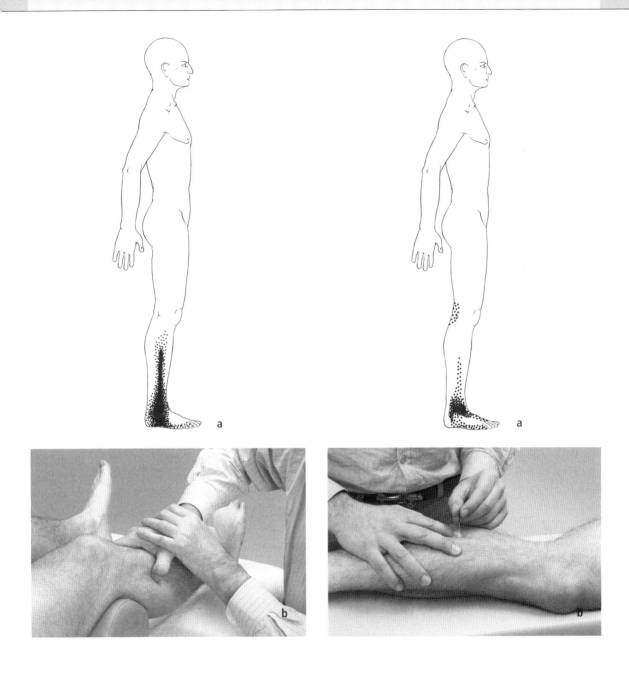

Abbildung 4.102: M. peronaeus longus. (a) Schmerzübertragungsgebiet, (b) Technik I und II.

Abbildung 4.103: M. peronaeus brevis. (a) Schmerzübertragungsgebiet, (b) Dry Needling.

4.13

Fußmuskeln (Abb. 4.104)

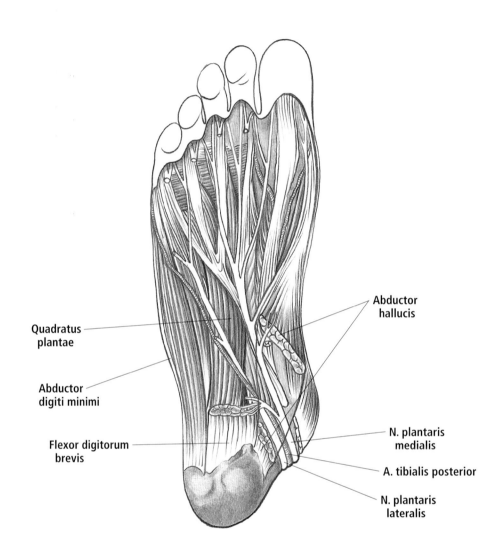

Quadratus
plantae

Abductor
digiti minimi

Flexor digitorum
brevis

Abductor
hallucis

N. plantaris
medialis

A. tibialis posterior

N. plantaris
lateralis

Abbildung 4.104: Fuß von plantar.

M. peronaeus tertius (Abb. 4.105)

Dies ist ein kurzer Muskel, der entgegen seines Namens zur Extensoren-Gruppe gehört und von der distalen Tibia unter dem Retinaculum extensorum zur Basis des Metatarsale V verläuft. Die Behandlung ist wegen der Nerven in der unmittelbaren Nachbarschaft immer manuell.

Beobachtungen bei 2 Patienten

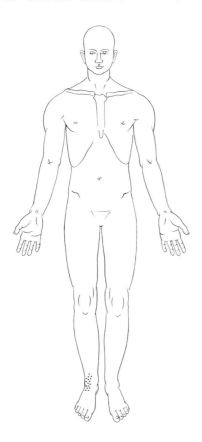

Mm. extensor digitorum brevis (Abb. 4.106)

K: Die kurzen Zehenstrecker entwickeln selten TrP, am ehesten noch im Zuge eines Satelliten-Geschehens.

A: Die Muskeln entspringen alle auf der Oberseite des ventralen Kalkaneus und setzen an der dorsalen Aponeurose der Zehen I bis IV an.

T: Vorwiegend manuell. Wenn Dry Needling angewendet wird, achte man auf die A. dorsalis pedis.

Beobachtungen bei 7 Patienten

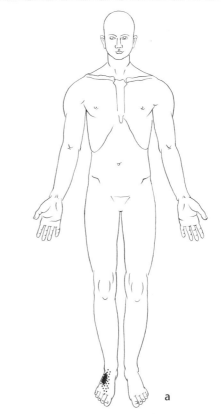

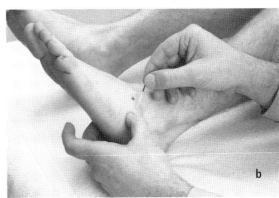

Abbildung 4.105: M. peronaeus tertius. Schmerzübertragungsgebiet.

Abbildung 4.106: Mm. extensor digitorum brevis. (a) Schmerzübertragungsgebiet, (b) Dry Needling.

Mm. interossei pedis (Abb. 4.107)

K: Bei Patienten mit Spreizfüßen und Hammerzehen mit veränderten Belastungsbedingungen entwickeln die Interossei sehr oft TrP. Dabei werden manchmal auch die Interdigital-Nerven komprimiert, und an den Zehen entstehen Hypästhesie-Zonen. Das Syndrom ist unter der Bezeichnung «Morton'sche Metatarsalgie» bekannt.

A: Die acht Interossei dorsalis haben ihren Ursprung an der Innenseite aller, die drei plantaren Interossei plantar an den lateralen drei Metatarsalia. Alle Ansätze liegen an den proximalen Phalangen.

T: Die Schmerzbehandlung beginnt hier immer mit der Verordnung von Einlagen zur retrokapitalen Abstützung. Als zweiter Schritt empfiehlt sich die Injektion eines Lokalanästhetikums ohne Adrenalin in die Interdigital-Räume. Ein Zusatz von etwas Steroid-Hormon verlängert manchmal die Injektionswirkung. Auch Dry Needling an den Stellen der vermuteten TrP ist oft nützlich. Die Nadeln dürfen immer nur von der Dorsal-Seite her appliziert werden. Nachhaltig wirkt die Therapie, wenn die Interdigital-Räume und die darin liegenden Muskeln manuell aufgedehnt werden.

Beobachtungen bei 10 Patienten

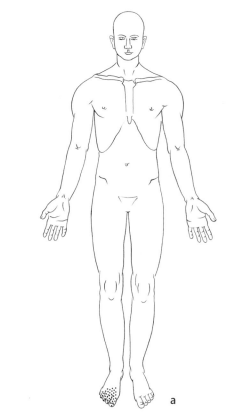

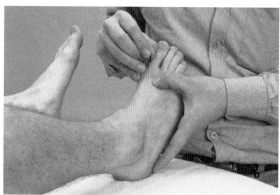

Abbildung 4.107: Mm. interossei pedis. (a) Schmerzübertragungsgebiet, (b) Dry Needling interdigital zwischen 1. und 2. Strahl.

Plantare Fußmuskeln (Abb. 4.108, 4.109)

K: Bei vielen Menschen verändert sich im Laufe des Lebens die Achitektur der Füße. Senk- und Spreizfüße, Hallux valgus und Hammerzehen sind die häufigsten Deformitäten. Angeborene Laxität des Bindegewebes, Schwäche der Fußmuskulatur infolge Trainingsmangels mit eingestreuten Belastungsspitzen, Übergewicht, ungeeignetes Schuhwerk und manchmal Fußtraumen spielen hier eine ursächliche Rolle. Die meisten deformierten Füße werden mit der Zeit schmerzhaft. Diese Schmerzen haben in einer Mehrzahl der Fälle myofasziale TrP als Ursache. Darum ist eine operative Korrektur der Fußarchitektur meist nicht die beste Lösung. Manchmal leitet eine Operation eine schlimme Eskalation ein. Vor Jahren sahen wir eine Patientin mit Status nach 22 Operationen, ihre Schmerzen waren stärker als vor der ersten Operation …

A: Die einzelnen plantaren Fußmuskeln lassen sich palpatorisch nicht identifizieren. Eine Ausnahme bilden die Mm. abductor hallucis und abductor digiti minimi. Die TrP der plantaren Fußmuskeln lassen sich durch die straffe Plantarfaszie hindurch nur erahnen. Die TrP-induzierten Schmerzen sind nur in Ausnahmefälle einer bestimmten Struktur zuzuordnen.

Auf zwei spezielle Fälle sei hier eingegangen. Travell und Simons beschreiben einen plantaren Fersenschmerz und schreiben diesen einem TrP im Quadratus plantae zu [384]. Wir haben diese Situation öfters angetroffen und fanden immer mindestens einen TrP in der dorsalen Tiefe des Längsgewölbes. Der M. abductor hallucis ist leicht identifizierbar und hat ein großes Schmerzübertragungs-Gebiet. Eine TrP-Problem in diesem Muskel kann mit einem Tarsaltunnel-Syndrom verwechselt werden.

T: Injektionen und Dry Needling von der Fußsohle her sind wegen der Möglichkeit schwerwiegender Folgezustände nie indiziert. Die seitlichen M. abductor hallucis und M. abductor digiti minimi sind hier die Ausnahme. Die plantaren Fußmuskeln sind das Gebiet der manuellen Therapie. Technik I und II brauchen viel Kraft. Viele Therapeuten behelfen sich hier mit einem Therapie-Stäbchen. Bei schmerzhaften Fußdeformitäten sollte man jedoch den *ganzen* Fuß intensiv mit Technik III behandeln. Nicht selten lässt sich so eine Deformität mildern und lassen sich Fußschmerzen zum Verschwinden bringen. Diese Art Therapie wirkt entspannend auf die ganze untere Extremität und manchmal auf den ganzen Menschen.

Beobachtungen
M. abductor hallucis bei 8 Patienten
Kurze Zehenflexoren bei 15 Patienten

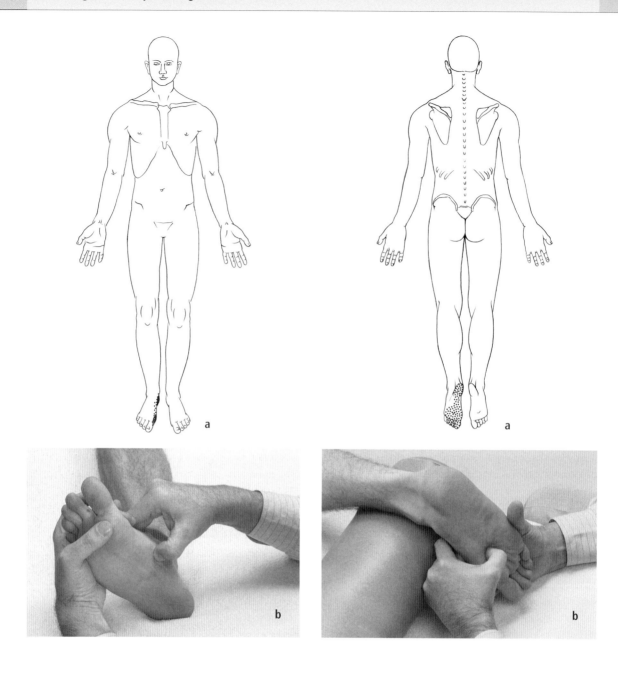

Abbildung 4.108: M. abductor hallucis. (a) Schmerzübertragungsgebiet, (b) Technik I und II.

Abbildung 4.109: Kurze Zehenflektoren. (a) Schmerzübertragungsgebiet, (b) Technik I bis III.

5. Klinik und Differenzialdiagnose der Schmerzen des Bewegungsapparates

Im letzten Teil unseres Buches wollen wir die Kenntnisse über myofasziale Schmerzen in die Bewegungsapparatmedizin integrieren. Unsere Ausführungen müssen notgedrungen skizzenhaft bleiben.

5.1
Nacken- und Kopfschmerzen

Nackenschmerzen gehören zu den häufigen Diagnosen in einer Grundversorgerpraxis und in einer Praxis für Rheumatologie. Noch zu viele Ärzte sind davon überzeugt, dass degenerative Veränderungen alleinige Ursache von unspezifischen Nackenschmerzen sind. Vor allem die jenseits des 40. Altersjahres außerordentlich häufige Osteochondrose C5/6, weniger häufig auf den benachbarten Etagen, wird oft als Schmerzursache angeschuldigt. Es handelt sich dabei aber um ein physiologisches Phänomen, das selten Krankheitswert hat.

Bei älteren Leuten treten allerdings doch manchmal Spondylarthrosen als Ursache von chronischen Nackenschmerzen in Erscheinung. Arthrosen der kleinen Wirbelgelenke sind häufig Folge alter Unfälle. Die Diagnose und auch die Therapie erfolgt durch gezielte Injektionen in das angeschuldigte Gelenk. Immer ist natürlich zu beachten, dass eine Schmerzlinderung durch solche Injektionen auch durch ein Rückfließen der schmerzlindernden Substanz in die umgebenden Weichteile zustandekommen kann. Nichtsteroidale Antirheumatika und Wärmeapplikationen können den Schmerz degenerativer Gelenke vermindern. Manchmal bringt erst eine Spondylodese endgültige Schmerzfreiheit.

Nicht selten begegnet man in der Praxis Patienten mit einer zervicalen Diskushernie, meistens auf der Höhe C5/6 oder C6/7. In der Regel ist der Beginn akut, im typischen Fall strahlt der Bewegungsschmerz der Halswirbelsäule in einen Arm aus und ist begleitet von neurologischen Symptomen. Die hauptsächlich schmerzauslösende Bewegung ist die Extension, am stärksten oft in Kombination mit einer Seitneigung zur Schmerzseite. Meistens besteht ein Hustenschmerz, ebenfalls mit einer Ausstrahlung in den Arm. Eine zervikale Diskushernie kann in den allermeisten Fällen durch konservative Behandlung zu einer Resti-

tutio ad integrum gebracht werden. Das Wichtigste ist in der akuten Phase die Stabilisierung des Nackens mit einem Schaumgummikragen, eine Behandlung mit Analgetika, allenfalls unterstützt von oralen Steroiden und Eisapplikation. In der Endphase der Restitutio muss meistens die miterkrankte Muskulatur mittels Triggerpunkt-Therapie wieder in einen schmerzfreien Zustand zurückversetzt werden.

Die allermeisten zervikalen Schmerzsyndrome haben eine primär muskuläre Ursache. Sie entstehen bei kleinen Unfällen, bei Überbelastungen im Alltag und beim Verliegen in der Nacht. Seelisch verursachte Verspannungszustände der Muskulatur stehen oft am Anfang der muskulären Verspannung mit ihren schmerzhaften Triggerpunkten. Aktualisiert werden die zervikalen Schmerzen oft durch Feuchte, Kälte und Durchzug. Es gibt kaum einen Muskel im Zervikalbereich, der nicht Schmerzursache sein könnte. Im Zervikalbereich sind die passiven Dehntests wichtig zur Identifikation der schmerzverursachenden Strukturen. Die Verhältnisse sind hier allerdings kleinräumig, und nicht immer gelingt es, einen Triggerpunkt einem Muskel klar zuzuordnen. Hilfreich ist es, wenn man dabei die Richtung des Faserverlaufes beachtet. Nackenschmerzen entstehen nicht selten durch muskuläre Schmerzursachen im Thorakalbereich. Triggerpunkte im M. trapezius descendens sind hier zu erwähnen, ein Muskel der häufig unter psychischer Spannung schmerzverursachend wird und derjenige Muskel ist, der im ganzen Körper am häufigsten Triggerpunkte enthält. Auch der M. trapezius ascendens hat oft Triggerpunkte, die in den Nacken hinaufstrahlen. Wichtig (und häufig übersehen) für zervikale Schmerzen sind die schwierig zu behandelnden kranialen Zacken des M. serratus anterior.

Kopfweh ist in 90 % der Fälle multifaktoriell verursacht (wir folgen hier Barolin, 18]. Genetische, mechanische, biochemische, vaskuläre und psychologische Faktoren können eine Rolle spielen. 5 % der Bevölkerung leiden unter Kopfweh, Frauen mehr als Männer, Menschen in nicht manuellen Berufen sind drei Mal häufiger betroffen als manuell tätige. Unter den 10 % monokausal verursachten Kopfschmerzen liegen oft gefährliche Ursachen vor, vor allem wenn die Schmerzen akut auftreten oder ältere Menschen betreffen. Eine Subarachnoidalblutung, ein subdurales Hämatom, ein Tumor, eine Sinusitis oder ein Glaukom müssen hier ausgeschlossen werden. Wenn diagnostisch keine Eindeutigkeit besteht, ist die Vornahme eines Computertomogrammes oder eines Magnetresonanztomogrammes und eventuell einer Lumbalpunktion obligatorisch. Bei malignen Geschwülsten ist im Übrigen nur in 1 % der Fälle Kopfweh das alleinige Symptom.

Vom Gesamtkrankengut der Kopfschmerzen entfallen 25 % auf die anfallmäßige Migräne, 50 % auf die Cephalaea, den dumpfen Dauerkopfschmerz, den Rest machen verschiedene Kopfwehformen aus, Mischformen sind häufig. Die Migräne hat eine genetische Grundlage, manifestiert sich aber oft mittels eines Auslösers (Traumen der Halswirbelsäule, Veränderungen im weiblichen Hormonhaushalt, Föhn und in 8 % durch Nahrungsmittel). Die pulsierenden Kopfschmerzen bei der Migräne sind oft von Erbrechen begleitet und bei 30 % der Fälle von optischen Sensationen. Die Dreiphasentheorie der Migräne (Vasokonstriktion, Dilatation und Ödem) muss dahingehend ergänzt werden, dass es sich dabei um einen Prozess handelt, der sich langsam über verschiedene Hirnregionen ausbreitet [322]. In der Initialphase der Vasokonstriktion treten oft flüchtige neurologische Symptome auf. Zerebrovaskuläre Dauerschäden der Anfälle sind selten und haben meistens einen günstigen Verlauf. Häufig ist der dumpfe Dauerkopfschmerz, oft als Spannungskopfschmerz bezeichnet. Diese Kopfwehform wird im medizinischen Alltag in der Regel in Zusammenhang mit psychischen Ursachen gesehen. Oft freilich wird dem Patienten damit Unrecht getan.

Travell und Simons [384] haben erstmals darauf hingewiesen, dass viele Kopfschmerzen eine muskuläre Ursache haben. In ihrem Standardwerk listen sie die Muskeln auf, deren Triggerpunkte Ausstrahlungen in den Kopf haben können. Am häufigsten begegnen uns als kopfwehverursachende Muskeln der M. trapezius descendens und der M. sternocleidomastoideus. In beiden Muskeln kommen viele Triggerpunkte über den ganzen Muskel verstreut vor. Interessanterweise finden wir in den Kopf ausstrahlende Triggerpunkte sowohl bei Fällen von Migräne als auch bei Fällen von Spannungskopfweh [69]. Bei beiden Krankheitsbildern kann eine Triggerpunkt-Behandlung die Kopfschmerzen nachhaltig reduzieren oder beseitigen. Wir nehmen dies als Hinweis darauf, dass zumindest Teilursachen bei diesen stets streng unterschiedenen Kopfwehformen identisch sind. Interessant ist auch, dass der M. masseter und der M. temporalis nebst Kopfschmerzen auch Zahnschmerzen machen können. Zahnmedizin und Rheumatologie haben hier ein Überlagerungsgebiet. Kopfschmerzen infolge von Triggerpunkten in der Kaumuskulatur treten oft bei jungen Frauen auf, die nachts mit den Zähnen knir-

schen [242, 405, 406]. Eine Triggerpunkt-Behandlung stellt hier nur eine palliative Maßnahme dar. Kausale Maßnahmen müssen hier auf psychotherapeutischer Ebene erfolgen. In einigen Fällen sind die muskulären Probleme Folgen einer Okklusionsstörung, die zahnärztlich zu behandeln ist. Seltener liegen den Kopfschmerzen Kiefergelenksprobleme zu Grunde [301].

Gesichtsschmerzen haben manchmal auch eine myofasziale Ursache. Als Verursacher kommen neben der Kaumuskulatur die Mm. sternocleidomastoideus, scaleni, zygomaticus, frontalis, orbicularis oculi u. a. vor. Bei den blitzartig einschießenden Gesichtsneuralgien dagegen findet man praktisch nie eine muskuläre Ursache. Es liegen ihnen manchmal postzosterische Vernarbungen am Trigeminusnerv zu Grunde.

Manchmal sind Kopfschmerzen Folgen von Unfällen. Man hat hier zu unterscheiden zwischen Kopftraumen, oft mit Abknickverletzungen der Halswirbelsäule, und indirekten Halswirbelsäulen-Traumen, landläufig als Schleudertraumata bezeichnet. Nach einer amerikanischen Studie führen 45 % der untersuchten Patienten mit chronischen zerviko-zephalen Schmerzen diese auf ein so genanntes Schleudertrauma zurück [121]. Von 13 Millionen Personen, die jährlich in den USA bei Fahrzeugkollisionen verletzt werden, klagen 72 % über zerviko-zephale Beschwerden [6]. Der Schweregrad der Verletzung kann sehr verschieden sein. Aus dem Unfallablauf kann nicht auf die Schwere der Verletzung geschlossen werden [350, 399].

Bei den weniger schweren Fällen wird nur die Muskulatur geschädigt. Druckdolente Triggerpunkte finden sich dann in derjenigen Muskulatur, welche den stärksten Zugkräften ausgesetzt war. Manchmal bestätigt der Patient unsere Schlüsse hinsichtlich der Kopfstellung zur Zeit der Kollision. Bei leichteren HWS-Traumata sinken die Schmerzen spontan wieder in die Latenz zurück. Manchmal hilft aber nur eine gezielte Triggerpunkt-Therapie [72, 81, 334]. Sie wird umso erfolgreicher sein, je früher sie einsetzt. Bei chronischen Fällen hat sich das Verspannungssyndrom auf alle Bereiche von Hals und Nacken ausgebreitet. Manchmal verhindern auch neuroplastische Veränderungen im Nervensystem mit einer Allodynie eine erfolgreiche Therapie. Die Therapie kann auch schwierig werden, wenn die schmerzverursachenden Triggerpunkte der Palpation nur schwer zugänglich sind. Dies ist z. B. der Fall bei einem Teil der vorderen tiefen Halsmuskulatur (M. longus colli u. a.) oder bei Triggerpunkten in der Tiefe der Mm. recti capitis.

Bei Therapieresistenz hat man sich zu fragen, ob der Unfall nicht Läsionen im Bandapparat der Halswirbelsäule zurückgelassen hat. Solche Instabilitäten sind konservativ meist nicht behandelbar, öfters werden zeitweilige Besserungen von Rezidiven wieder zunichte gemacht. Mit subtilen manuellen Untersuchungstechniken kann man versuchen, den Ort der Bandruptur zu eruieren. Eine gute Methode, die Höhenlokalisation der Instabilität zu bestimmen, ist die Bewegungsuntersuchung unter einem Röntgengerät [342]. Bandrupturen im Bereich des okzipo-atlantoaxialen Übergangs, insbesondere Verletzungen der Ligamenta alaria, lassen sich durch ein axiales Computertomogramm mit Rotationsaufnahmen nach beiden Seiten diagnostizieren [97]. Wenn eine Triggerpunkt-Therapie in der Behandlung der Unfallfolgen keine Besserung bewirkt, bleibt der Versuch, mit einer Spondylodese des instabilen Segmentes die Schmerzen zu beseitigen.

Manchmal werden durch den Unfall auch Strukturen des Nervensystems beschädigt. Paraplegien kommen selten zum Schmerztherapeuten. Selten treten posttraumatische Diskushernien auf. Viele Opfer schwerer Unfälle klagen stereotyp über Konzentrationsstörungen und über Verlust ihrer Leistungsfähigkeit [286]. Die Frage, ob es sich hier um Schmerzfolgen handelt oder ob die Ursache solcher Störungen in leichten Hirnverletzungen zu suchen ist, wird kontrovers beantwortet [90, 98, 107, 343]. Manche an der Halswirbelsäule traumatisierte Patienten kommen ohne Behandlung zu einer Remission. Manchmal hilft ihnen die gezielte Behandlung der Muskulatur, manchmal die Spondylodese eines instabilen Segmentes. Bei einer ganzen Reihe von Patienten scheint ein «point of no return» überschritten zu sein. Die Schmerzen bleiben so stark, dass sich eine Berentung nicht umgehen lässt. Die in Versicherungskreisen oft geäußerte Vermutung, dass bei HWS-Distorsionspatienten ohne radiologisch sichtbare Pathologie Rentenbegehrlichkeit eine starke Rolle spielt, wird durch eine Studie aus Kanada, wo ein Verunfallter keine Haftpflichtansprüche geltend machen kann, stark in Frage gestellt. Hier berichten zwei Wochen nach dem Unfall 70 % der Patienten über persistierende Schmerzen, nach drei Monaten 55 % und nach zwei Jahren immer noch 50 % aller Befragten [156].

Viele Patienten, die an der Halswirbelsäule traumatisiert worden sind, klagen über chronische oder rezidivierende Schwindelzustände. Diesen liegen öfters funktionelle Störungen in den Gelenken der oberen Halswirbelsäule zu Grunde. Mit einer Behandlung durch manuelle Handgriffe ohne oder mit Impuls lassen sich solche Schwindelzustände oft nachhaltig beseitigen.

Halswirbelsäulen-traumatisierte Patienten klagen manchmal über optische Sensationen wie Sternleinsehen, Flimmern in den Augen, einmal hat uns ein Patient Doppelbilder angegeben. Wiederholt ist es uns gelungen, solche Phänomene durch gezielte Behandlung von Triggerpunkten im M. sternocleidomastoi-

deus zu beseitigen [69, 72]. Über die Pathophysiologie solcher Phänomene kann einstweilen nur spekuliert werden. Auch Tinnitus (in der Schweiz von den Patienten als Ohrensausen bezeichnet) hat manchmal einen Zusammenhang mit Triggerpunkten geschädigter Muskeln. Eine Besserung haben wir schon erreichen können durch Behandlung des M. sternocleidomastoideus, des M. temporalis und des M. splenius capitis. Im Ganzen ist aber unsere Erfolgsquote bei Tinnitus-Patienten nicht besonders hoch.

Es gibt natürlich auch Kopfwehformen, die überhaupt nichts mit der Muskulatur zu tun haben. Man kann diese Patienten gut identifizieren. Es sind diejenigen, bei welchen keine Dehnstellung der Halswirbelsäule und keine Palpation von Hals- und Gesichtsmuskeln Schmerzen auslösen kann. Eine Triggerpunkt-Behandlung ist hier nicht indiziert. Zu den schweren Krankheiten, die differenzialdiagnostisch auszuschließen sind, gehört die Arteriitis temporalis Horton (mit hoher Senkung), die Diszitis (mit pathologischer Szintigraphie) und das Multiple Myelom (mit pathologischer Elektrophorese).

5.2
Schulterschmerzen

Schulterschmerz ist ein Symptom, dem verschiedene Ursachen zu Grunde liegen können. In jüngeren Jahren überwiegen posttraumatische Schmerzen, nach dem 50. Altersjahr stehen degenerativ bedingte Schmerzen im Vordergrund.

Treten während der Untersuchung Schmerzen nur in den Endstellungen der Bewegungen auf, so liegt die Vermutung eines muskulär bedingten Schmerzes nahe. Es gibt allerdings Ausnahmen: Bei der Arthrose des Akromioklavikulargelenkes treten Schmerzen bei maximaler Abduktion, bei maximaler horizontaler Adduktion und beim Schürzengriff auf. Auch bei Limbusverletzungen treten die Schmerzen eher in der Endphase einer Bewegung auf. Schmerzen in einem mittleren Bereich des Bewegungsspielraumes sind dagegen immer ein Hinweis auf eine intraartikuläre Störung, in der Regel handelt es sich um eine Affektion im Bereich der Rotatorenmanschette. Dieser so genannte Phasenschmerz tritt meistens bei Abduktion im Winkelbereich um 90° auf, sodann auch bei Innenrotationsbewegungen aus dieser Stellung.

Das Impingement-Syndrom ist eine Erkrankung der zweiten Lebenshälfte. Es äußert sich immer durch den soeben erwähnten Phasenschmerz. Meistens haben die Patienten auch Schmerzen in der Nacht, vor allem wenn sie auf der erkrankten Schulter liegen. Dem Impingement-Syndrom liegt ein Raumkonflikt zwischen der Rotatorenmanschette und dem Akromion zu Grunde. Ursächlich kann eine entzündliche Schwellung der Rotatorenmanschette sein. Osteophyten einer Akromio-Clavikular-Arthrose können den subakromialen Raum einengen. Manchmal ist die subakromiale Raumnot auch durch die Verspannung und Verkürzung muskulärer Schulterstrukturen bedingt. Vor allem Triggerpunkte im Supraspinatus, im Deltoideus und im kranialen Anteil des Subscapularis spielen dabei eine ursächliche Rolle. Die Therapie beginnt mit einer subakromialen oder intraartikulären Injektion eines Steroides gemischt mit einem Lokalanästhetikum (Verhältnis 1:9). Dies beseitigt den entzündlichen Reizzustand und den Phasenschmerz meistens prompt und oft nachhaltig. Diese Behandlung soll ergänzt werden durch muskeldetonisierende physiotherapeutische Maßnahmen. Bei Nichtansprechen dieser konservativen Therapie wird oft eine Teilresektion des Akromions und eine Resektion des Ligamentum coraco-acromiale nötig.

Ein Phasenschmerz im Schulterbereich wird manchmal durch eine Ruptur der Rotatorenmanschette verursacht. In jüngeren Jahren ist diese Ruptur immer eine Unfallfolge. Nach dem 50. Altersjahr können Rupturen auch durch Bagatelltraumen verursacht werden. Ursächlich sind dann letztlich degenerative Veränderungen der Rotatorenmanschette. Die typischen Symptome sind eine Pseudolähmung von Flexion und Abduktion bei einer Ruptur des Supraspinatusanteiles der Rotatorenmanschette, eine Pseudolähmung der Außenrotation andererseits bei Ruptur des Infraspinatusanteiles. Bei muskelkräftigen Patienten wird die Pseudolähmung der Rotatorenmanschettenmuskulatur manchmal durch den M. deltoideus kompensiert. Bei jungen Patienten ist eine Rotatorenmanschettenruptur immer eine Indikation für eine rasche rekonstruierende Operation. Bei älteren Menschen kann man auf eine Operation verzichten, wenn es mit konservativen Maßnahmen gelingt, die Schulterbewegungen des Alltags schmerzfrei zu halten.

Das Missverhältnis zwischen starker Belastung der Rotatorenmanschette und der schlechten Durchblutung dieser Struktur kann zu einem chronischen Reizzustand führen, der oft in einer Verkalkung von Anteilen der Sehnenplatte endet. Solche Verkalkungen können jahrelang symptomfrei und unerkannt bestehen. Durch eine brüske Bewegung kann manchmal ein Kalkbröckel aus der Rotatorenmanschette gelöst werden und in den Gelenkraum oder in die Bursa subdeltoidea gelangen. Hier beginnt sich das Konkrement aufzulösen, und es entsteht dabei ein starker synovialer Reizzustand. Ähnlich wie bei einer Gicht lösen die Kalziumkristalle sehr starke Schmerzen aus, die den Patienten notfallmäßig zum Arzt treiben. Das Röntgenbild zeigt jeweils eine unscharf begrenzte, flaue Verschattung im Subakromialraum, deutlich zu

unterscheiden vom scharf begrenzten Rotatorenmanschettenkalk im schmerzfreien Stadium. Man wird nicht darum herumkommen, eine oder mehrere intraartikuläre Steroidinjektionen zu applizieren. Die Kalkbursitis ist allerdings eine selbstheilende Krankheit. Innerhalb von Wochen oder Monaten löst sich das Kalkkonkrement auf, und beim schließlich schmerzfreien Patienten ist es radiologisch nicht mehr nachweisbar. Bei einem mehrscholligen Kalk und wiederholten Episoden einer Kalkbursitis kann sich eine operative Entfernung des schmerzverursachenden Kalkes aufdrängen.

Chronische Schmerzen im Schulterbereich können zu einer Schulterversteifung führen. Es liegt ihr eine bindegewebige Retraktion der Gelenkkapsel zu Grunde. Simons hält Triggerpunkte im M. subscapularis für die primäre Ursache von Kapselretraktion und Schultersteife [362]. In vielen Fällen löst sich die Schultersteife von selber langsam wieder auf, wobei diese Spontanheilung meistens mehr als ein Jahr benötigt. Bei einer schmerzhaften Einsteifung der Schulter, die auf eine intraartikuläre Steroidinjektion und die manuelle Behandlung des M. subscapularis nicht rasch anspricht, empfiehlt sich die Gelenkmobilisation in einer Kurznarkose, gefolgt von einer Behandlung der Grundkrankheit und einer gründlichen physiotherapeutischen Behandlung des reflektorisch miterkrankten Muskelmantels.

Bei bandlaxen jungen Frauen findet man manchmal eine habituelle Luxationstendenz des Schultergelenkes. Schultertraumen können auch bei nicht laxen Patienten zur Luxation führen und manchmal zu einer persistierenden Luxationstendenz. Die meist ventrale Luxation wird mit dem Apprehensions-Test provoziert und diagnostiziert. Der Apprehensions-Test ist freilich gleichzeitig ein Dehntest für den M. subscapularis. Schmerzen beim Apprehensions-Test sind daher nicht immer durch die Gelenkkapsel und den Bandapparat verursacht, oft liegen ihnen ein Hartspann- und Triggerpunkt-Problem des M. subscapularis zu Grunde. Eine operative Sanierung einer Schulterluxation darf also erst erfolgen, wenn man durch eine gezielte Untersuchung oder durch manuelle Triggerpunkt-Behandlung ein myofasziales Problem im M. subscapularis ausgeschlossen resp. beseitigt hat.

Nur in Notfallsituationen wird der Rheumatologe mit knöchernen Verletzungen des Schulterskelettes konfrontiert. Die häufige subkapitale Humerusfraktur kann, konservativ behandelt oder operativ versorgt, später zu großen Rehabilitationsproblemen führen. In unklaren Situationen muss man auch nach einer Impressionsfraktur am Humeruskopf suchen.

Eigentliche Arthrosen treten im Schulterbereich vor allem im Akromio-Clavikular-Gelenk auf. Sie sind meist Folgen von abgelaufenen traumatischen Luxationen. Nur ganz selten findet man eine ausgeprägte Arthrose im Gleno-Humeral-Gelenk. Auch sie ist meistens Folge entweder einer Traumatisierung oder einer Arthritis.

Zu den degenerativen Veränderungen gehören auch Störungen der langen Bizepssehne. Bei einer Ruptur der Rotatorenmanschette kann die Sehne, die in einer Manschette durch den Gelenkraum verläuft, in direkten Kontakt mit dem Akromion gelangen. Sie kann so durchgescheuert werden und schließlich reißen. Das Caput longum des M. biceps gleitet dabei nach distal und bildet einen kugelförmigen Wulst proximal der Ellenbeuge. Die Flexionskraft des Ellenbogens wird dabei aber nicht stark beeinträchtigt. Eine Therapie ist nicht nötig. In seltenen Fällen kann die Bizepssehne auch aus dem Sulcus bicipitalis zwischen dem Tuberculum majus und minus luxieren. Auch hier ist eine Therapie meistens nicht nötig.

In die Differenzialdiagnose von Schulterschmerzen müssen auch seltene Schmerzursachen einbezogen werden. Eine chronische Polyarthritis kann einmal im AC-Gelenk beginnen. Gar nicht so selten begegnet man einer neurogenen Schulteramyotrophie, einer Neuritis, die in verschiedenen Schultermuskeln Lähmungen hinterlassen kann. Ein Herpes zoster kann einmal heftige Schulterschmerzen verursachen, und erst das Auftreten der typischen Effloreszenzen führt in der Regel zur richtigen Diagnose. Eine Diskushernie C4/5 schmerzt wohl im Schulterbereich, bei aufmerksamer Untersuchung ist die Diagnose aber kaum zu verpassen. Eine traurige Überraschung erlebt man, wenn bei einem unklaren Schulterschmerz das Thoraxbild einen Pancoast-Tumor zeigt.

Viele Schulterschmerzen haben eine muskuläre Genese. Als Ursache überwiegen traumatische Überdehnungen. Manchmal sind sportliche Überlastungen Schmerzursache (Tennisschulter, Handballerschulter, Schwimmerschulter). Die Schmerzen können durch gezielte Dehnungen der einzelnen Muskeln gut reproduziert werden. Die Palpation der Hartspannstränge und der Triggerpunkte gelingt im Schulterbereich gut, Schwierigkeiten können sich dabei allenfalls im subscapulären Raum ergeben. Bei jüngeren Patienten überwiegen im Schulterbereich muskulär verursachte Schmerzen. Operationen sollten hier nicht vorschnell durchgeführt werden. Zumindest müssen die bei jedem Unfall zurückbleibenden muskulären Schädigungen zuerst gesucht und behandelt werden, bevor man in nicht eindeutigen Fällen ein operatives Prozedere erwägt. Nach eindeutig indizierten Operationen gehört eine Behandlung der Muskulatur zur Rehabilitation. Erst diese Behandlung führt in vielen Fällen zur definitiven Schmerzbeseitigung. In der zweiten Lebenshälfte überwiegen im Schulterbereich die durch degenerative Veränderungen hervorgerufenen Schmerzen. Die operative Behandlung

rückt hier in den Vordergrund (Akromioplastik, Resektion der distalen Clavikula). Die Behandlung muskulärer Triggerpunkte ist in der Folge die wichtigste Maßnahme der Rehabilitation. Sie ermöglicht in vielen Fällen neben der Reduktion verbleibender Schmerzen die Wiederherstellung einer vollen Schulterbeweglichkeit.

5.3
Armschmerzen

Viele Praktiker denken bei Armschmerzen an das Vorliegen eines radikulären Syndroms, meist ist dies eine zervikale Diskushernie. Zerviko-radikuläre Syndrome sind aber eher selten. Eine zervikale Diskushernie ist immer mit einer Auslösung der Armschmerzen durch Bewegungen der Halswirbelsäule vergesellschaftet, in der Regel wird der Schmerz durch eine Extension verursacht oder verstärkt. Daneben sind, der geschädigten Nervenwurzel entsprechend, neurologische Ausfälle die Regel.

Die meisten akuten und chronischen Armschmerzen haben einen primär muskulären Ursprung. Meistens entstehen sie durch Überbelastungen im Beruf oder in der Freizeit. Es gibt allerdings auch eine Reihe von Armschmerzen, denen Nervenschädigungen zu Grunde liegen. Sie sind Folgen von traumatisierendem Druck auf gewissen Nervenabschnitte, manchmal Folgen von repetierten Bewegungen oder Folgen von Unfällen. Da sie von neurologischen Ausfällen begleitet sind, wird der gründliche Untersucher nicht in die Irre gehen. Schwierigkeiten machen manchmal Kombinationen von muskulären und neurogenen Schmerzen. Hartspannstränge können Nerven an gewissen Prädilektionsstellen komprimieren. Oft ist der muskuläre Druck nicht so stark, dass Sensibilitätsstörungen und Lähmungen entstehen, jedoch genügend stark zur Erzeugung von Schmerzen, die jeweils ischämischer Natur sind. Für den Untersucher ist die Unterscheidung von primär muskulärem und neurogenem Anteil manchmal schwierig. Bei der Behandlung hat das muskuläre Problem immer Vorrang. Man versuche immer zuerst, den Tonus der Muskulatur durch eine gezielte Behandlung ihrer Triggerpunkte zu senken, bevor man neurochirurgische Verfahren in Erwägung zieht.

Das Skalenussyndrom ist ein erstes Beispiel dieser Art. Nicht immer sind hier die Armschmerzen durch Druck auf die Nerven verursacht, ausgelöst durch Hartspannphänomene der Mm. scalenus anterior und medius. Triggerpunkte in den Scaleni haben neben Schmerzübertragung in den vorderen und den dorsalen Thorax häufig auch eine Schmerzübertragung in den Arm bis in die Finger hinaus. Auch das kosto-klavikuläre Kompressionssyndrom dürfte häufig durch eine Triggerpunkt-induzierte Verkürzung der Scaleni oder eine solche des M. subclavius verursacht werden. Häufig ist sodann die Irritation des Plexus brachialis durch eine Hartspannsituation im M. pectoralis minor. Ein spezielles Augenmerk habe man auch auf den M. coracobrachialis, der vom N. musculocutaneus durchquert wird. In der Ellenbeuge ist hinsichtlich einer Nervenkompression von Bedeutung der M. supinator, den der tiefe, motorische Ast des N. radialis durchzieht, und die mögliche Kompressionsstelle des N. medianus zwischen den zwei Köpfen des M. pronator teres (entspringend am Epikondylus medialis humeri und am Processus coronoideus der Ulna).

Die häufigste Kompressionsneuropathie im Armbereich ist das Karpaltunnelsyndrom. Benini [25] hat die Ursachen ausführlich zusammengestellt, die eine Medianus-Schädigung im Karpalkanal bewirken können. Am häufigsten sind nach unserer Erfahrung lange andauernde manuelle Belastungen ursächlich. Die hin- und hergleitenden Sehnen der oberflächlichen und tiefen Fingerbeuger und des M. flexor pollicis longus pressen den N. medianus ans Ligamentum carpi transversum im Karpalkanal, der bei Flexion des Handgelenkes ohnehin etwas verengt wird. In der Schmerzsprechstunde trifft man sodann nicht selten die Situation an, bei welcher ein Karpaltunnelsyndrom ein Frühsymptom einer beginnenden chronischen Polyarthritis ist oder eine Begleiterscheinung einer Schwangerschaft. Zwischen einem Karpaltunnelsyndrom und der Muskulatur können Wechselwirkungen bestehen. Die chronische Schmerzquelle im Handgelenksbereich führt reflektorisch zu einer Verspannung der Armmuskulatur. Die meisten Karpaltunnelsyndrom-Patienten geben denn auch einen Schmerz im Vorderarm und manchmal im ganzen Arm an. Eine laterale Epikondylodynie ist öfters die Folge [60, 61]. Man sollte aber auch in Betracht ziehen, dass Triggerpunkte mit einer Schmerzaustrahlung in den palmaren Handgelenksbereich zur Bildung eines Karpaltunnelsyndroms beitragen können. In der Zone des übertragenen Schmerzes gibt es immer bis zu einem gewissen Grad eine ödematöse Verquellung. Deren bindegewebige Organisation wäre durchaus in der Lage, durch Verdickung des Ligamentum carpi transversum zum Engpassproblem beizutragen.

Der N. ulnaris hat in der Loge de Gyon am Handgelenk eine ähnliche Prädilektionsstelle für eine Nervenkompression wie der N. medianus im Karpalkanal. Am häufigsten wird er aber im Sulcus ulnaris am Ellbogen geschädigt, v. a. wenn er eine Luxationstendenz aus seinem knöchernen Kanal aufweist und mechanisch gereizt wird. Weniger bekannt ist, dass der Nerv ca. 1 cm distal des medialen Epikondylus den M. flexor carpi ulnaris durchquert und bei Triggerpunkt-Problemen dieses Muskels hier komprimiert werden kann.

Durch vielerlei Hand- und Armbelastungen können alle Armmuskeln schmerzhafte Triggerpunkte entwickeln. Deren Schmerzausstrahlungen überlagern sich und können nicht als Diagnostikum bei der Suche nach den schmerzverursachenden Muskelstellen benützt werden. Bei der Analyse der Schmerzursache bringt der Untersucher alle Muskelgruppen des Armes in eine Dehnstellung und versucht so, den störenden Armschmerz zu reproduzieren. Einzelne Muskeln können während der Dehnung auch palpiert werden, die hartspannbedingten Verkürzungen springen auf diese Weise deutlich hervor. Sodann kann versucht werden, mit einer Anspannung gegen Widerstand bei den verdächtigen Muskeln den Triggerpunkt-Schmerz zu reproduzieren. Schließlich führt die Palpation zur Identifikation der behandlungsbedürftigen Muskelstellen.

Am Arm wird deutlich, was für den ganzen Körper gilt. Jenseits des akuten Stadiums treten bald reflektorische Verspannungen von Synergisten und Antagonisten des primär geschädigten Muskels auf. Es entwickeln sich in diesen Verspannungen sekundäre Triggerpunkte, die vom primären Schmerzherd meist nicht zu unterscheiden sind. Es müssen, soll eine Therapie erfolgreich sein, alle Triggerpunkte deaktiviert werden. Eine Behandlung hat sich also immer auf Agonisten und Antagonisten zu erstrecken.

Aus letztlich nicht aufgeklärten Gründen haben Triggerpunkte in Armmuskeln verschiedene Prädilektionsstellen für ihre Schmerzübertragung. Am häufigsten betroffen ist die Region des lateralen Epikondylus. Zu Beginn der Erkrankung liegt lediglich ein Projektionsschmerz vor. Schon bald wird allerdings die schmerzhafte Stelle stark druckdolent. Bei genauer Untersuchung findet man übrigens, dass diese Druckdolenz nicht immer am gleichen Ort liegt. Es gibt eine ganze Reihe von Muskeln, deren Triggerpunkte häufig in die laterale Epikondylusregion ausstrahlen: M. anconaeus, M. extensor carpi radialis longus und brevis, M. brachioradialis, M. supinator, M. brachialis, M. triceps brachii caput laterale. Aber auch eine Schmerzübertragung aus Triggerpunkten im M. flexor carpi radialis ist nicht selten. Manchmal gibt es Schmerzübertragungen an den lateralen Epikondylus aus distalen oder proximalen Strukturen, z. B. aus dem M. adductor pollicis, dem M. subscapularis oder dem M. infraspinatus. Diese Aufzählung ist nicht abschließend.

Bei der Behandlung der lateralen Epikondylodynie genügt es meistens nicht, eine Steroidinjektion in die druckdolente Zone zu verabreichen, Rezidive sind hier die Regel. Auch ein operatives Vorgehen (Denervation des lateralen Epikondylus, Ablösen gespannter Sehnenanteile) ist öfters von Rezidiven gefolgt. Die erfolgversprechendste Therapie einer lateralen Epikondylodynie ist die Deaktivierung der verursachenden muskulären Triggerpunkte. Wenn diese Arbeit geleistet ist, lässt sich die eigenständig gewordene Druckdolenz am lateralen Epikondylus durch eine einmalige Injektion eines Steroid-Lokalanästhetikum-Gemisches definitiv beseitigen.

Auch der mediale Epikondylus ist eine Prädilektionsstelle für projizierte Schmerzen. Triggerpunkte folgender Muskeln können in diese Stelle ausstrahlen: M. flexor carpi ulnaris und radialis, M. pectoralis major, sodann die Daumenmuskeln M. adductor pollicis sowie Mm. flexor und abductor pollicis brevis und evt. der M. brachialis und der M. triceps brachii. In den dorsalen Handgelenksbereich sodann können ausstrahlen alle Handextensoren und Fingerextensoren und viele proximal gelegene Muskeln. In den palmaren Handgelenksbereich können ausstrahlen alle Hand- und Fingerflexoren, der M. pronator quadratus, der M. adductor pollicis und der M. pronator teres.

Wenig diagnostische Probleme bereiten Heberden- und Bouchard-Arthrosen. Sie sind familiär gehäuft und können in Schüben lästige Schmerzen bereiten. Travell und Simons vertreten die Ansicht, dass die Schmerzen bei Fingergelenksarthrosen durch Triggerpunkte in den M. interossei mitverursacht werden können [384]. Etwas komplexer ist die Situation bei der Rhizarthrose des Daumensattelgelenkes. Schmerzen an dieser Stelle sind häufig. Das Röntgenbild wird aber öfters überinterpretiert. Manchmal handelt es sich um ausstrahlende Schmerzen aus Triggerpunkten. Triggerpunkte folgender Muskeln können daran beteiligt sein: die kurzen und langen Daumenmuskeln, evtl. Hand- und Fingerbeuger und -strecker sowie der M. brachialis, der M. supinator und der M. brachioradialis.

Die Muskulatur im Armbereich ist komplex. Besonders am Vorderarm liegen mehrere Muskelschichten übereinander. Die manuelle Behandlung hat hier so präzise wie möglich zu erfolgen. Beim Dry Needling im Armbereich dürfen Nerven, Gefäße und Gelenke nicht in Mitleidenschaft gezogen werden. Es ist darum dem gut Ausgebildeten vorbehalten.

5.4
Thoraxschmerzen

Patienten mit Thoraxschmerzen werden dem Triggerpunkt-Therapeuten oft von Internisten zugewiesen. Es ist selbstverständlich, dass jeder Thoraxschmerz, der nicht zweifelsfrei vom Bewegungsapparat ausgeht, vor der Behandlung internistisch abgeklärt werden muss.

Manchmal liegt einem paravertebralen Thoraxschmerz eine Blockierung eines Rippenwirbelgelenkes zu Grunde. Auch wenn der Mechanismus dieser Art der Blockierung nicht aufgeklärt ist, dürfte es sich doch um ein mechanisches Blockierungsphänomen handeln. Oft kann ein einmaliger Kreuzhandgriff das Problem beseitigen. Manchmal ist auch ein technisch anspruchsvoller Manipulationsgriff an einer Rippe nötig. Manuelle Handgriffe an den Wirbelgelenken bewirken über eine Reizung von Mechanorezeptoren in den Gelenkkapseln eine Tonusverminderung der umliegenden Muskulatur [99]. Da aber das Grundproblem, die Triggerpunkt-Problematik (Mm. intercostales, serratus anterior, scaleni), damit nicht zu beseitigen ist, ist die Wirkung der Manipulationsgriffe in der Regel nur eine vorübergehende. Es sei erwähnt, dass die Möglichkeit einer Rippenfraktur bei einem Thoraxschmerz immer erwogen werden muss.

Im vorderen Thoraxbereich sind Schmerzen manchmal Folge von arthrotischen Veränderungen im Sternoklavikularbereich. Deren Diagnose ist einfach. Die Behandlung besteht in einer oder mehreren intraartikulären Injektionen mit einem Lokalanästhetikum-Steroid-Gemisch. Bei Nichtansprechen ist manchmal ein operatives Prozedere nötig, das allerdings nicht immer alle Schmerzen beseitigt.

Die meisten Thoraxschmerzen haben eine muskuläre Genese. Paravertebral sind es die Mm. rotatores und multifidii, die manchmal ganz akute Thoraxschmerzen verursachen. Im oberen Thoraxbereich lässt sich der entsprechende kleine Hartspannstrang mit Hilfe von Rotationsbewegungen der HWS in der Tiefe neben den Dornfortsätzen ertasten. Seine Behandlung ist darum etwas schwierig, weil sie durch andere Strukturen hindurch erfolgen muss. Im Interskapulärraum liegen verschiedene Muskelschichten übereinander: Die Mm. trapezius descendens, horizontalis und ascendens sind Deckmuskeln, im kaudalen Bereich ist dies auch der M. latissimus dorsi. Etwas tiefer folgen die Mm. rhomboideus major und minor, die Mm. serratus posterior superior und inferior, sodann der M. longissimus thoracis und der M. iliocostalis. Die tiefste unmittelbare paravertebrale Muskulatur wurde oben bereits erwähnt. Die Zwischenrippenräume sind schließlich noch durch die Interkostal-Muskulatur ausgefüllt. Es ist meistens schwierig, eine Triggerpunkt-Problematik einer bestimmten Schicht zuzuordnen. Am besten verlässt man sich bei der Identifikation auf die Faserrichtung der am stärksten verspannten Struktur. Man kann natürlich Triggerpunkte in dieser Region auch behandeln, ohne dass man über ihre Zugehörigkeit zu einem bestimmten Muskel mit absoluter Sicherheit im Bilde ist. Bei der Behandlung mit Injektionen und mit Dry Needling ist im ganzen Thoraxbereich wegen der Gefahr, einen Pneumothorax zu verursachen, äußerste Vorsicht geboten.

Im frontalen Thoraxbereich liegen die Verhältnisse einfacher. Viele Thoraxschmerzen gehen vom M. pectoralis major aus, manchmal ist auch der M. pectoralis minor schmerzverursachend. Über die an der Skapula inserierende Rotatorenmanschettenmuskulatur (M. supraspinatus, M. infraspinatus und M. subscapularis), die manchmal auch Ausstrahlungen in den Arm hat, wird im Schulterkapitel gesondert berichtet. Fronto-thorakale und sternale Schmerzen gehen manchmal vom M. subclavius aus, der verborgen liegt und bei dem sowohl Diagnostik wie auch Therapie schwierig sind. Gelegentlich gehen Schmerzen im ventralen Thorax von Triggerpunkten des Erector trunci aus, die in etwa auf gleicher segmentaler Höhe liegen! Schmerzen im unteren dorsalen Thoraxbereich gehen manchmal von der kranialen Bauchmuskulatur aus, und zwar sowohl vom M. rectus abdominis als auch von der schrägen Bauchmuskulatur.

Auf zwei Muskeln muss hier noch gesondert hingewiesen werden. Beide enthalten häufig aktive Triggerpunkte. Sie haben Schmerzausstrahlungen über weite Gebiete hinweg und die Unkenntnis über diese Verhältnisse belässt viele Patienten ohne Hoffnung in einem chronischen Schmerzzustand. Der erste ist der M. serratus anterior. Sein Ursprung liegt an der Innenseite des medialen Scapularandes, seine Ansätze hat der Muskel mit sägezahnähnlichen Zacken auf den Rippen 1 bis 9 am seitlichen Thorax. Er verankert die Scapula am Thorax. Durch Unfälle (Ski- oder Motorradstürze) oder Überbelastungen (Liegestütze, Bankdrücken) können in jedem der neun Anteile schmerzverursachende Triggerpunkte entstehen. Die Areale der übertragenen Schmerzen liegen am fronto-lateralen Thorax, im ganzen Interskapulärraum bis hinauf in die Nackenregion. Manchmal kann ein therapieresistentes Zervikalsyndrom durch die Behandlung der kranialen Anteile des M. serratus anterior geheilt werden.

Eine zweite Muskelgruppe soll hier speziell erwähnt werden: die Mm. scaleni. Auch sie enthalten öfters schmerzverursachende Triggerpunkte. Ihre Schmerzübertragung haben diese Triggerpunkte manchmal in die Zervikalregion, manchmal in den Arm hinaus und manchmal eben in den frontalen oder den dorsalen Thorax. Wenn man daran denkt, ist die Behandlung dieser Art Thoraxschmerzen einfach.

5.5

Lumbosakral-Schmerzen

> Back pain is a 20th century health care desaster.
> Gordon Waddell [394]

Schmerzen in der Lumbosakralregion sind die häufigste Erkrankung im Bewegungsapparat überhaupt. In der medizinischen Trivialliteratur [«Leben mit der Bandscheibe», 21] wird auch heute noch die Erfahrung mit Diskushernien verallgemeinert. Die Erkenntnisse aus ungezählten Computertomogrammen und Magnetresonanz-Untersuchungen, dass nämlich nur einem Bruchteil aller Lumbosakralgien ein Bandscheibenvorfall zu Grunde liegt, breiten sich nur langsam aus. Auch die Ansicht, dass degenerative Veränderungen am Achsenskelett häufigste Ursache von Rückenschmerzen seien, hält sich zäh aufrecht. Die Opinion-leaders der Rückenwehforschung haben andererseits bis in die jüngste Zeit am Statement festgehalten, dass wir in einer überwiegenden Anzahl der Fälle die Ursache von unteren Rückenschmerzen nicht kennen [190, 288].

Die Diskushernie

1934 haben Mixter und Barr den Bandscheibenvorfall und seine operative Behandlung mittels Laminektomie beschrieben [272]. Die Möglichkeit, schwerste akute Lumbosakralgien, in der Regel begleitet von einseitigen starken Beinschmerzen und oft gefolgt von peripheren Lähmungen der betroffenen Extremität, zu operieren, hat in den folgenden Jahrzehnten zu einer gewissen therapeutischen Euphorie geführt. Erst mit der Zeit ist man darauf gekommen, dass viele Laminektomien ein fragwürdiges Spätresultat haben. Thomalske et al. sprachen 1977 von 54 % geheilten und von 7 % ungeheilten Patienten [373], bei Junge et al. liegen diese Zahlen 1996 nach 2-jährigem Follow-up bei 53 % Patienten mit erfolgreichem und 28 % Patienten mit schlechtem Ausgang [195].

Nicht selten ist das Hauptresultat einer Laminektomie eine iatrogene Instabilität. Heute ist man in der Indikationsstellung für Diskushernienoperationen zurückhaltender geworden. Nur eine Blasenlähmung, progrediente Lähmungen in einem Bein und persistierende, nicht beherrschbare starke Schmerzen sind zwingende Gründe für eine neurochirurgische Intervention. Die meisten Bandscheibenvorfälle heilen nach Wochen bis Monaten unter konservativen Behandlungen meist folgenlos aus. Valat berichtet sogar, dass nach 4 und 10 Jahren hinsichtlich Schmerzen kein signifikanter Unterschied mehr zwischen Resultaten von chirurgischer und konservativer Behandlung gefunden werde [387]. Krämer erwähnt 1987, dass in der Bundesrepublik Deutschland nur 2 % aller (hier als Bandscheibenvorfälle bezeichneten) akuten Rückenschmerzen operiert würden [213]. Nach Tew gibt es große nationale Unterschiede, in den USA würden pro Kopf der Bevölkerung vier Mal soviel Bandscheibenoperationen durchgeführt wie in Deutschland [370].

Die Indikation zur Operation sollte auch darum streng gestellt werden, da in rund 20 % bei asymptomatischen Probanden mit bildgebenden Verfahren eine Diskushernie gefunden werde [183, 408]. Boos et al. haben sogar festgestellt, dass bei 76 % von symptomfreien Probanden mit einem MRI eine Diskushernie (wir würden wohl eher von einer Protrusion sprechen) nachzuweisen ist [36].

Betroffen ist meistens die unterste oder noch häufiger die zweitunterste Bandscheibe [109]. Ursächlich ist oft ein Überhebetrauma. Manchmal allerdings geschieht die Zerreißung des Anulus fibrosus in kleinen Schritten, meist begleitet von Lumbalgieschüben, und der Ausbruch der vollen Symptomatik geschieht eher zufällig. Auch unfallverursachte Bandscheibenvorfälle kommen vor. Typische Symptome eines Bandscheibenvorfalles sind eine schmerzhafte Blockierung der Lendenwirbelsäule, oft begleitet von einer Ausweichskoliose und einem Hustenschmerz mit einer Ausstrahlung in ein Bein. Ein positives Lasègue-Zeichen, manchmal auch ein positives Lasègue-Zeichen auf der Gegenseite, sodann neurologische Ausfälle wie Hypästhesien im Dermatom, das der komprimierten Nervenwurzel zugeordnet ist, Lähmungen in der zugeordneten Muskulatur und entsprechende Reflexausfälle machen die Diagnose einer Diskushernie wahrscheinlich.

Wenn keine zwingende Operationsindikation vorliegt, erfolgt die Therapie bei uns mit einer Liegebehandlung in der Anfangsphase, mit nichtsteroidalen Antirheumatika, mit Instillation von Steroiden und Lokalanästhetika epidural, in der Regel in den Sakralkanal, und in strikter Beachtung eines rückenschonenden Verhaltens. Wenn keine Schmerzprovokation stattfindet, beginnt der Patient mit Extensionsübungen in Bauchlage nach McKenzie [249]. Sobald der Patient wieder mobil ist, behandeln wir gezielt das myofasziale Begleitsyndrom. Ein Deconditioning verhinderndes Rückentraining kann etabliert werden, wenn es keine Symptomverstärkung mehr nach sich zieht.

Die Spinalstenose

Verbiest hat 1954 als erster die Kompression der Cauda equina durch eine Verengung des lumbalen Spinalkanals beschrieben [390]. Benini hat dieses Wissen im deutschen Sprachraum seit 1976 verbreitet [26].

Bei gewissen Patienten ist der Spinalkanal kongenital eng angelegt. Degenerative Veränderungen der Bandscheiben mit nachfolgendem Wirbelgleiten und Osteophyten degenerierter Wirbelgelenke sind die Ursache der allmählich entstehenden quälenden Ischialgien. Bandscheibenprotrusionen und hypertrophierte Ligamenta flava können Teilursache der Kompression sein. Die Beinschmerzen entstehen oft im Verlaufe von Jahren allmählich, neurologische Symptome können

über Jahre hinweg fehlen. Die Unterscheidung gegenüber Triggerpunkt-induzierten Pseudoischialgien (meist aus der Glutealmuskulatur) ist schwierig. Manchmal liegen auch Mischbilder vor. Typisches Symptom ist die Auslösung der lumbosakralen und der Beinschmerzen durch eine Extension der LWS. In fortgeschrittenen Stadien gehen die Patienten vornübergebeugt, Bergaufgehen lindert den Schmerz, Bergabgehen verstärkt ihn, Rad fahren wird dem Gehen gegenüber bevorzugt. Manchmal werden, meist durch Osteophyten, Nervenstrukturen auch im Recessus lateralis allmählich zunehmend komprimiert. Die Diagnose ist hier nicht einfach. Wahrscheinlich wird die Diagnose einer Rezessusstenose bei Auslösung von Schmerz und neurologischen Symptomen durch eine Neigung der Lendenwirbelsäule zur gleichen Seite. Die Behandlung von Spinal- und Rezessusstenosen ist schwierig. In der Regel lässt sich eine Operation längerfristig nicht umgehen. Die Misserfolgsrate ist bei diesen Operationen aber größer als bei den Diskushernienoperationen [195].

Die lumbale Instabilität

Eine weitere gesicherte Ursache von unteren Rückenschmerzen ist eine Instabilität im Bereich der Lendenwirbelsäule. Ursache einer Instabilität ist entweder eine Spondylolyse, allenfalls begleitet von einer Olisthesis, eine Pseudospondylolisthese infolge degenerativer Verschmälerung einer Bandscheibe oder eine vorangegangene Laminektomie. Eine Spondylolyse wird heute als Folge einer Ermüdungsfraktur eines Wirbelbogens betrachtet [368, 409]. Sie kommt bei ca. 5 bis 7 % der Bevölkerung vor [120, 369]. In gewissen Sportkollektiven kann die Prävalenz aber ein Mehrfaches betragen [254]. In der Regel ist eine Spondylolyse nicht von Schmerzen begleitet, ihre Entdeckung ist oft ein Zufallsbefund. Wird eine LWS aber traumatisiert, so wird die Spondylolyse oft Bestandteil eines Dauerschmerzes. Die Schmerzursache einer Instabilität ist nicht bekannt [143]. Es ist eine plausible Hypothese, dass die Schmerzen bei einer Instabilität durch Triggerpunkte in der wirbelsäulennahen Muskulatur (Mm. rotatores und multifidi) verursacht werden. Die Behandlung einer schmerzhaften Instabilität erfolgt durch eine Spondylodese. Die Höhenlokalisation der Instabilität wird oft durch Implantation eines probatorischen Fixateur externe gemacht [Zusammenfassung bei Grob, 100]. In der physiotherapeutischen Literatur wird die Diagnose einer Instabilität heute zu großzügig gestellt. Treten bei der Mobilisation zweier Wirbelsäulensegmente gegeneinander Schmerzen auf und sind die zwei knöchernen Strukturen auch nur etwas erhöht gegeneinander beweglich, so wird dies oft als Zeichen einer Instabilität betrachtet. In der Regel ist dies aber ein Hinweis auf schmerzverursachende muskuläre Triggerpunkte in den Mm. rotatores. Die Therapie der Wahl ist die Deaktivierung dieser Triggerpunkte. Eine Wirbelfusion sollte immer erst erwogen werden, wenn sowohl eine Triggerpunkt-Therapie als auch eine intensive Trainingstherapie [245–247, 293, 300] das Schmerzproblem nicht unter Kontrolle bringen.

Degenerative Wirbelsäulenveränderungen

Bei unteren Rückenschmerzen ohne bekannte Ursache werden heute oft die kleinen Wirbelgelenke als Schmerzursache vermutet. Der Begriff des Fazettensyndroms wurde 1933 durch Ghormley geprägt [139]. Während die Degeneration der Bandscheiben (da im Knorpel keine Nozizeptoren existieren) nicht schmerzhaft ist, können die Fazettengelenke der LWS arthrotisch und, ähnlich wie die Fingergelenke, fakultativ schmerzhaft werden. Farfan hat die traumabedingte Herniation von Knorpelgewebe beschrieben [111]. In seltenen Fällen kann auch eine Synovialzyste eines Wirbelgelenkes zur Schmerzursache werden [351].

Mooney und Robertson haben 1976 durch Injektion von hypertoner Kochsalzlösung in die kleinen Wirbelgelenke nachgewiesen, dass aus diesen Gelenken ausstrahlende Schmerzen in der Lumbalregion und in einem Bein entstehen können [273]. Bei einer Beseitigung von Rückenschmerzen durch Injektion eines Lokalanästhetikums in ein Fazettengelenk unter Röntgenkontrolle wird die Lösung des Schmerzproblems oft durch eine Fusion der zwei Wirbelkörper und ihrer Gelenke gesucht. Diese Operationen sind aber oft nicht erfolgreich.

Oesch hat nachgewiesen, dass die Schmerzbefreiung bei Injektionen von Lokalanästhetika in die kleinen Wirbelgelenke proportional zunimmt zum Volumen der injizierten Flüssigkeit [297]. Der Schluss liegt nahe, dass die Schmerzbefreiung mit dem Zurückfließen des Lokalanästhetikums ins umliegende Gewebe zusammenhängt. Man kann hier nur vermuten, dass wiederum in vielen Fällen Triggerpunkte von Rotationsmuskeln für chronische wirbelsäulennahe Schmerzen verantwortlich sein können.

Vielfach wurde nachgewiesen, dass Form- und Strukturveränderungen der Wirbelsäule (Spondylose, Osteochondrose, Spondylarthrose, Skoliose, Hyperlordose, Hyperkyphose, Streckhaltung, lumbosakrale Übergangsstörungen) mit Schmerzen schlecht korrelieren [30, 32, 46, 55, 140, 142, 178, 183, 207, 240, 253, 271, 337, 339, 346, 375]. Zu beachten bleibt allerdings, dass Formveränderungen vor allem bei älteren Menschen zur Teilursache von Spinal- und Rezessusstenosen werden können. Sodann werden bei Formvarian-

ten der Wirbelsäule die Zugkräfte in der Muskulatur mitunter verstärkt, und latente Triggerpunkte in der Muskulatur können schmerzhaft werden. Durch eine gezielte Triggerpunkt-Behandlung der Muskulatur lassen sich die Schmerzen in der Regel reduzieren. Ein entsprechendes Training der exponierten Muskulatur beugt in der Regel Rezidiven wirksam vor.

Rheumatologische und internistische Rückenschmerzen

Im Alter kann eine Osteoporose zu einem ernsthaften Schmerzproblem werden. Schmerzschübe lassen auf eine abgelaufene Wirbelfraktur schließen. Manchmal sind solche Frakturen klein und die Diagnose lässt sich nur szintigraphisch sichern. Die radiologische Diagnose einer manifesten Osteoporose ist einfach. Die Behandlung erfolgt medikamentös und durch Trainingsbehandlung des Bewegungsapparates.

Eine gut abgrenzbare Ursache unterer Rückenschmerzen sind die Spondylitis ancylosans Bechterew, eine HLAB-27-assoziierte rheumatische Systemerkrankung und andere Spondarthropathien. Diese Krankheiten beginnen in der Regel in den Iliosakralgelenken und breiten sich manchmal über die ganze Wirbelsäule aus. Auch die großen Gelenke der unteren Extremitäten sind oft befallen. Die Entzündungen in den Gelenken lassen sich szintigraphisch sichtbar machen. Eine akute Spondylitis ancylosans ist mit einer erhöhten Senkung vergesellschaftet. In schweren Fällen endet die Krankheit mit einem Durchbau der befallenen Gelenke. Die Krankheit beginnt meist schleichend, und die Diagnose wird oft jahrelang nicht gestellt. Die Patienten klagen typischerweise über nächtliche Schmerzen und berichten über eine Besserung bei Bewegung. Die wichtigste Differenzialdiagnose zur Spondylitis ancylosans Bechterew sind muskulär verursachte Lumbosakralschmerzen bei aktiven Triggerpunkten im M. iliopsoas [63]. Auch diese Patienten berichten über nächtliche Rückenschmerzen, die davon herrühren, dass die Triggerpunkte in der Hüftbeugemuskulatur beim ausgestreckten Liegen in der Nacht heftige Rückenschmerzen erzeugen. Die Behandlung der Spondylitis ancylosans erfolgt medikamentös. Wichtig und von den Patienten oft unterschätzt ist das täglich mehrfache Durchbewegen aller befallenen Gelenke.

In seltenen Fällen können untere Rückenschmerzen durch internistische Krankheiten verursacht werden. Selten geworden sind bakteriell verursachte Spondylodiscitiden. Gefürchtet sind Metastasen von Malignomen, sie sind meistens in den Bogenwurzeln lokalisiert und können meist durch eine a.p.-Aufnahme der LWS sichtbar gemacht werden. Pankreatiden, eine Aortendissektion oder ein Retroperitoneal-

Tumor sind zum Glück seltene Krankheiten. Das Verpassen dieser Diagnosen bei ungeklärten Rückenschmerzen hat aber verhängnisvolle Folgen. In seltenen Fällen kann auch einmal ein Morbus Paget, eine Paraproteinämie, ein Wirbelhämangiom oder ein Osteoidosteom Schmerzen im unteren Rückenbereich machen. Zum Ausschluss solcher Krankheiten sollte jeder Patient mit chronischen Rückenschmerzen einmal einer radiologischen Untersuchung unterzogen werden. Diese ist vor allem in den Fällen indiziert, in welchen die Schmerzen erst Wochen bis wenige Monate lang bestehen und progredient sind.

Blockierungen

Die häufige Blockierung eines Iliosakralgelenkes stellt ein eigenständiges Krankheitsbild dar. Sie entsteht in der Regel durch einen Sturz oder durch eine abrupte Bewegung. Diese bewirkt im komplizierten System von Rillen und Rippen eines Iliosakralgelenkes eine kleine Verschiebung, was die kleine Nutationsbewegung des Sakrums gegenüber dem Ilium verunmöglicht [410]. Eine meist gleichseitige ISG-Blockierung ist ein fast regelhaft auftretender Befund bei einer Diskushernie [62]. Sie muss auf reflektorischem Wege durch Muskelspannungen entstehen, was im Einzelnen noch nicht aufgeklärt ist. Eine ISG-Blockierung kann über lange Zeit bestehen und Schmerzen verursachen. Ihre Behandlung durch einen manualtherapeutischen Handgriff ist einfach und führt oft zu einer definitiven Schmerzbeseitigung. Bei rezidivierenden ISG-Blockierungen (meist zu Unrecht als Beckeninstabilität bezeichnet) ziehen verspannte Muskeln die Anteile des Beckenskelettes immer wieder in die blockierte Stellung zurück. Die Therapie der Wahl ist dann die detonisierende Behandlung der betroffenen Muskulatur mit Triggerpunkt-Therapie. Vor allem die Behandlung des gleichseitigen M. iliacus ist nach unserer Erfahrung wichtig. Echte Instabilitäten sind in der Regel eine Folge eines schweren Traumas (Bergunfall u. a. m.). Eine physiologische Instabilität lässt sich oft in der zweiten Hälfte einer Schwangerschaft beobachten. Die hormonell verursachte Auflockerung der Beckenbänder begünstigt Verschiebungen im Beckenring und damit die Blockierung eines Iliosakralgelenkes. Die vorsichtige manualtherapeutische Deblockierung dieses Gelenkes ist einfach, Rezidive sind aber häufig. Nach der Geburt des Kindes gelingt es praktisch immer, die schmerzhafte Blockierung nachhaltig zu beseitigen. Es ist im Übrigen interessant, dass immer nur eines der beiden Iliosakralgelenke blockiert ist.

Im Gegensatz zu den primären und in der Regel posttraumatischen ISG-Blockierungen sind die «Blockierungen» der kleinen Wirbelgelenke nicht primär gelenkmechanischer Natur. Meist handelt es sich hier um Minderbeweglichkeiten auf Grund muskulärer Verspannungen. Auch hier sind aktivierte Triggerpunkte in der wirbelsäulennahen Rotationsmuskulatur ursächlich für Minderbeweglichkeit und Schmerz. Da die traditionellen manualtherapeutischen Handgriffe nur vorübergehend tonusvermindernd auf die paravertebrale Muskulatur einwirken [99], rezidivieren die so genannten «Blockierungen» regelmäßig. Erst eine gezielte Triggerpunkt-Behandlung detonisiert die Muskulatur nachhaltig und ist meist in der Lage, Minderbeweglichkeit und Schmerz zu beseitigen.

Myofasziale Rückenschmerzen

Im Hauptstrom der heutigen Medizin wird die Möglichkeit, dass die Muskulatur primäre Ursache von akuten und chronischen Lumbosakralschmerzen sein kann, nur zögernd in Betracht gezogen. Das Standardwerk von Jayson «The Lumber Spine and Back Pain» [190] enthält keine Hinweise auf diese Möglichkeit. Auch Wolff, der Vordenker der Deutschen Manualmedizin, betrachtet in der neusten Auflage seines Buches «Neurophysiologische Aspekte des Bewegungssystems» [413] primär muskuläre Schmerzen als eine Ausnahme. Dabei haben Travell und Simons seit 1983 über untere Rückenschmerzen infolge von Triggerpunkten in verschiedenen Rumpfmuskeln in weltweit bekannten Publikationen ausführlich berichtet [359, 384]. Der Autor dieses Buches hat seit 1987 einige kleinere Arbeiten zu diesem Thema vorgelegt [63, 67, 74, 75, 80]. Das Phänomen, dass das Fehlen von Kenntnissen über Rückenweh-Ursachen nachhaltig beklagt wird, das breit vorhandene Wissen über die Muskulatur als primäre Ursache von Rückenschmerzen aber weltweit nicht zur Kenntnis genommen wird, zeigt auf, dass die Rückenweh-Literatur auf unserem Planeten unüberschaubar geworden ist. Dieses Phänomen ist aber auch ein Hinweis auf eine Kommunikationsstörung in der Rückenwehforschung.

Rückenschmerzen entstehen in der Regel infolge von akuten oder auch sich summierenden Überlastungen der Rumpfmuskulatur. Die Triggerpunkte der meisten unteren Rumpfmuskeln haben Schmerzübertragungen in die Lumbosakralregion. Folgende Muskeln sind häufig für Lumbosakralschmerzen verantwortlich: Longissimus dorsi und Iliocostalis, Multifidi und Rotatores, Quadratus lumborum, schräge Bauchmuskeln und Rectus abdominis, Iliacus, Psoas, Glutaeus maximus, medius und minimus und Tensor fasciae latae. Als Ursache von pseudoradikulären Beinschmerzen kommen am ehesten in Frage: die Glutealmuskeln, Tensor, Iliopsoas und die distalen, auf dem Sakrum gelegenen Triggerpunkte der Erektormuskulatur. Die Schmerzübertragungsmuster, auch die seltenen, sind im Teil IV dieses Buches ausführlich dargestellt. Im Erektor suche man die Triggerpunkte bis in die obere Thorakalregion hinauf. Beim Iliopsoas vergesse man die Ansatzregion am Trochanter minor nicht.

Triggerpunkte in der lateralen Bauchmuskulatur sind häufig die Ursache von ganz akuten, hexenschussartigen Rückenschmerzen [74]. Nicht jede Ausweichskoliose ist Zeichen einer Diskushernie, manchmal liegt ihr eine Triggerpunkt-bedingte Verspannung der seitlichen Bauchmuskeln und des Quadratus lumborum zu Grunde. Auch Hustenschmerzen mit Ausstrahlung nach lumbosakral können von Triggerpunkten der Bauchmuskeln verursacht werden. Manchmal übertragen die Rumpfmuskeln Schmerzen in die Bauchwand und täuschen internistische oder chirurgische Krankheiten vor. Triggerpunkte im Piriformis sind eher selten, elektromyographisch lässt sich eine Kompression des N. ischiadicus kaum je nachweisen. Triggerpunkte im Iliopsoas sind oft Folge des beliebten «Bauchmuskel-Trainings», die Überlastung des Iliopsoas lässt sich dabei auch mit physiotherapeutischen Tricks kaum verhindern. Der Iliacus ist eine Art Schlüsselmuskel beim myofaszialen Rückenschmerz, kaum je ist er nicht miterkrankt. Ein provozierbarer Lumbosakralschmerz bei Seitneigung zur Schmerzseite und/oder bei Extension ist der hinweisende Dehnungstest.

Eine spezielle Art von unteren Rückenschmerzen wird in der Steißbeinregion empfunden und als Kokzygodynie bezeichnet. Solche Schmerzen werden meistens durch Stürze «aufs Steißbein» verursacht. Es liegen ihnen in der Regel Triggerpunkte in der Beckenbodenmuskulatur zu Grunde. Zur Behandlung kommen meistens Frauen, denen mit einer gezielten Behandlung fast immer zu helfen ist. Man kann vermuten, dass unter den Männern mit einer therapieresistenten chronischen Prostatitis ebenfalls Patienten zu finden wären, deren Schmerz durch Triggerpunkte in der Beckenbodenmuskulatur verursacht wird.

Eine einmalige oder repetierte Überbelastung eines Rumpfmuskels, welche geeignet ist, eine Mikrotraumatisierung zu hinterlassen, führt zur Bildung eines aktivierten Triggerpunktes in einem schmerzhaften Hartspannstrang. Schon nach Stunden beginnen sich Antagonisten und Synergisten des betreffenden Muskels reflektorisch ebenfalls zu verspannen. Auch in ihnen können aktive Triggerpunkte entstehen. Zu Beginn erfolgt in diesen Triggerpunkten eine Dauerdepolarisierung der Nozizeptoren, der Patient ist in einem Schmerzschub. In der Regel vermindert sich diese Aktivität nach einer gewissen Zeit, das Schmerzgeschehen sinkt in die Latenz zurück. Nur noch die stärkeren Belastungen der betreffenden Muskulatur

oder größere Dehnungen lösen Schmerzen aus. Mit der Zeit können auch diese Phänomene wieder verschwinden. Manchmal allerdings stellt sich eine mehr oder weniger dauernde Aktivität der Nozizeptoren in den betreffenden Triggerpunkten ein. Der Schmerz chronifiziert sich schon in der Peripherie.

Es ist unbestritten, dass chronische Lumbosakralschmerzen eine multifaktorielle Genese haben können. Die häufigste Ursache von Lumbosakralschmerzen, die Schmerzübertragung aus aktivierten muskulären Triggerpunkten, sollte dabei nicht länger vernachlässigt werden.

5.6
Leistenschmerzen

Sowohl Ärzte wie auch Therapeuten bekommen häufig Patienten mit Leistenschmerzen zu sehen. In abnehmender Häufigkeit gibt es drei Hauptursachen für Leistenschmerzen: die «chronische Muskelzerrung», die Coxarthrose und den Leistenbruch (diagnostizierbar durch einen schmerzhaften Hustenanprall im Leistenkanal). Bei allen anderen Diagnosen handelt es sich um Raritäten.

Bei Kindern kennt man die Coxitis fugax (den Hüftschnupfen), ein parainfektiöser Gelenkerguss mit normaler Senkung. Primarschüler können von einem Morbus Perthes befallen werden (einer aseptischen Knochennekrose) oder etwas später eine Epiphysiolyse erleiden (manchmal allerdings verläuft diese Krankheit ohne Schmerzen).

Echte Coxitiden sind zum Glück selten. Etwas häufiger ist die Femurkopfnekrose mit dem typischen Frühzeichen einer diskreten Abflachung der kranialen Hüftkopf-Kontur. Selten ist auch der Morbus Paget mit typischem Röntgenbefund und erhöhter alkalischer Phosphatase. Bei Sportlern haben wir schon Ermüdungsfrakturen im Schambeingebiet gesehen. Nach Stürzen älterer Patienten darf man eine verkeilte Schenkelhalsfraktur nicht übersehen. Eine Appendizitis kann, wenn auch selten, lediglich Leistenschmerzen verursachen. Leistenschmerzen treten auch bei der Hodentorsion auf. Beides sind absolute Notfallsituationen. Eine arterielle Stenose oder ein Aneurysma einer Beckenarterie können einmal für Leistenschmerzen verantwortlich sein. Andere entzündliche oder tumoröse Prozesse im Urogenitalbereich und im kleinen Becken strahlen manchmal ebenfalls in die Leiste aus. Auch Entrapment-Situationen des N. ilioinguinalis und des N. genitofemoralis tun in der Leiste weh, hier handelt es sich praktisch immer um Folgen von Muskelverspannungen. In den orthopädischen Bereich gehören die Fälle von Labrum-Impingements der Hüftgelenke, sie rufen einen typischen Phasenschmerz bei unterschiedlichen Bewegungen hervor und einen Endstellungsschmerz bei Flexion/Innenrotation. Selten ist auch die Algodystrophie, der ein reaktives Überschießen des sympathischen Systems zu Grunde liegt.

Die meisten Schmerzen im Leistenbereich haben eine muskuläre Genese. Es handelt sich in der Regel um Folgen einer Überlastung (gegenseitiges Blockieren des Fußes beim Fußballspiel) oder einer Überdehnung (Sturz mit gespreizten Beinen beim Langlaufen). Durch eine Traumatisierung kann in jedem Muskel im Leistenbereich ein Triggerpunkt-Problem entstehen. Häufig sind mehrere Muskeln betroffen. Meistens sind der M. iliacus und der M. psoas mitbeteiligt. Ihre Triggerpunkte können in der Region des Trochanter minor liegen, öfters aber auch in der Tiefe des Abdomens. Da viele Muskeln im Leistenbereich einen ähnlichen Verlauf haben, sind Dehntests zur Unterscheidung der befallenen Strukturen weniger hilfreich als in anderen Körperregionen. Die orientierende Palpation geht vom M. sartorius aus, der bei einer Viererzeichenhaltung mit leicht von der Liegefläche abgehobenem Fuß deutlich hervorspringt. Die Schmerzzonen von Triggerpunkten im Leistenbereich überlagern sich in der Regel. Triggerpunkte in dieser Region strahlen oft in den Oberschenkel und in die Knieregion aus. Bei der Behandlung achte man auf ein schonendes Vorgehen im Verlaufsgebiet des N. femoralis und der A. femoralis, die medial des Iliopsoasansatzes über den M. pectineus nach distal ziehen. Wenn die Behandlung von Triggerpunkten im Leistenbereich keine Besserung bringt, so sind recht häufig Triggerpunkte in der lateralen Glutealmuskulatur und im Quadratus lumborum für einen Leistenschmerz verantwortlich.

Bei der Pathogenese der Coxarthrose spielen meist erhöhte Belastungsverhältnisse wegen einer veränderten Geometrie eine kausale Rolle. Bei der kongenitalen Dysplasie ist nur ein Teil des Kopfes vom Pfannendach überdeckt und belastet. Bei der Epiphysiolyse rutscht in der Adoleszenz die Kopfkalotte auf der Epiphysenlinie nach medial ab. Manchmal entstehen Coxarthrosen bei normaler Hüftgeometrie, was zur Annahme endogener Kausalfaktoren zwingt. In seltenen Fällen ist eine Coxarthrose Folge einer Arthritis, einer Femurkopfnekrose oder einer Fraktur mit Gelenkspaltbeteiligung.

Die Diagnose einer Coxarthrose ist zu stellen bei einer Einschränkung der Hüftbeweglichkeit (vor allem der Innenrotation und der Flexion) und durch typische radiologische Veränderungen. Überwiegt das erste Diagnostikum, so liegen vor allem Fibrosierungen im Kapselbereich vor, bei Überwiegen der radiologischen Veränderungen sind Belastungsanomalien pathogenetisch im Vordergrund.

Lange hat man den Coxarthrose-Schmerz als Ausdruck einer reaktiven Entzündung in der Synovialmembran nach Phagozytose von abgeriebenen Gewebetrümmern betrachtet und im weiteren als Folge einer Hyperämie in den subchondralen Knochenbezirken. Es kann aber kein Zweifel daran bestehen, dass die Hauptschmerzen bei einer Coxarthrose muskulärer Natur sind. In der Umgebung des erkrankten Hüftgelenkes ist die Muskulatur von Hartspannsträngen und Triggerpunkt-Phänomenen in großer Zahl durchsetzt. Sie entstehen nach Travell und Simons durch die chronische Belastung der Muskulatur in einer verkürzten, nie mehr gänzlich dehnbaren Stellung [384]. Der muskuläre Befund ist in der Regel ausgedehnter als bei einer chronischen Leistenzerrung, viele Triggerpunkte übertragen Schmerzen bis ins Knie hinunter. Es tritt ein Circulus vitiosus auf: Muskelüberlastung durch eine falsche Geometrie – Ischämiezonen in der Muskulatur – Belastungsschmerzen – Schonhaltung und reflektorische Muskelverkürzungen – Fibrosierungen und ossäre Reaktionen usw. Die Behandlung ist gleich wie bei den primär muskulären Leistenschmerzen. Sie gelingt aber nur, wenn die Muskulatur noch nicht zu empfindlich geworden ist. Oft lässt sich durch manuelle Triggerpunkt-Therapie und Dry Needling der Hüftschmerz für längere Zeit zur Remission bringen. Die Implantation einer Totalprothese lässt sich so in vielen Fällen um Monate bis Jahre hinausschieben.

Nicht wenig Patienten haben auch nach einer Gelenkersatzoperation weiterhin Leisten- und Oberschenkelschmerzen. Man wird hier die sekundär erkrankte Muskulatur zu behandeln haben. Wichtig ist es, den Patienten vor einer Überforderung in der Rehabilitation zu schützen, die erneut myofasziale Probleme hervorrufen kann. Die Wiedererlangung der normalen Funktion dauert meist gegen ein Jahr. Wenn die Schmerzen trotz gezielter Behandlung immer wieder rezidivieren, stellt sich die Frage einer Prothesenlockerung. In der Anfangsphase einer Lockerung ist diese Diagnose schwierig zu stellen. Später lässt sie sich radiologisch und szintigraphisch meist zweifelsfrei sichern. Auch die Schmerzen bei einer Prothesenlockerung haben hauptsächlich eine muskuläre Genese. Sie entstehen in der Regel in der überlasteten Rotationsmuskulatur.

5.7
Bein- und Fußschmerzen

Viele Ärzte nehmen bei den meisten Beinschmerzen als Ursache ein lumboradikuläres Problem an, eine Diskushernie oder eine Spinalstenose. Diese Fälle sind aber in der Minderheit, und zumindest die Bandscheibenvorfälle sind meist einfach zu diagnostizieren. Viele Beinschmerzen sind pseudoradikulärer Natur, haben also eine primär muskuläre Ursache. Es muss allerdings darauf hingewiesen werden, dass die meisten länger andauernden radikulären Beinschmerzen ebenfalls sekundär Muskelverspannungen nach sich ziehen und auf diese Weise Ursache von Triggerpunkt-Problemen werden. Häufig sind solche Triggerpunkte in der Glutealmuskulatur zu finden. Manchmal ist es gar nicht so einfach zu entscheiden, welcher Anteil eines Beinschmerzes einem radikulären Problem zugeordnet werden muss und welcher Anteil pseudoradikulär, durch muskuläre Triggerpunkte, unterhalten wird. Bei persistierenden Schmerzen nach Diskushernien, die unter einem konservativen oder operativen Prozedere abgeheilt sind, ist die Triggerpunkt-Behandlung die erste Maßnahme, die dem Physiotherapeuten verordnet werden muss.

Mehr als an anderen Stellen des Körpers sind die tragenden Gelenke der unteren Extremitäten der Gefahr arthrotischer Degenerationen ausgesetzt. Am Knie und am Sprunggelenk sind die degenerativen Vorgänge oft Folge alter Unfälle. Manchmal lässt sich der Kunstgelenksersatz am Knie und die Arthrodese des oberen Sprunggelenks schließlich nicht vermeiden. In der Zwischenzeit werden die Beschwerden der Patienten mit intraartikulären Injektionen, nicht-steroidalen Antirheumatika und physikalischen Maßnahmen angegangen. Zu wenig wurde in der Vergangenheit die Möglichkeit ausgenützt, durch Behandlung der muskulären Begleiterscheinungen von Arthrosen die Schmerzen wirksam zu lindern. Die das Hüftgelenk betreffenden Angaben findet der Leser im Kapitel über Leistenschmerz. Knieschmerzen sind ebenfalls nicht immer nur Ausflüsse des arthrotischen Prozesses, sondern oft Wirkungen sekundär entstandener muskulärer Triggerpunkte. Besonders bei den Fällen mit Streckausfall ist die Behandlung der dorsalen muskulären Strukturen sehr dankbar: Es sind dies die distalen Hamstrings und die Muskulatur in der Fossa poplitea. Immer enthält auch der konzentrisch und exzentrisch überlastete Quadrizeps Triggerpunkte, die in unterschiedlichem Ausmaße am Knieschmerz beteiligt sein können. Bei den meist älteren Arthrosepatienten wird die Triggerpunkt-Behandlung öfters durch das Vorliegen einer Varikositas erschwert.

Viele Beinschmerzen werden durch den Sport und durch sportähnliche Freizeitbeschäftigungen verursacht. Kaum ein Spitzensportler in Leichtathletik, Handball oder Fußball, der nicht mindestens einmal in seiner Sportlerkarriere eine Zerrung im ventralen oder dorsalen Oberschenkelbereich oder in der Wade gehabt hat. Immer beginnt die Affektion mit einer meist akuten Überbelastung. Immer lassen sich in der Folge ein oder mehrere Hartspannstränge tasten und darin hoch empfindliche Triggerpunkte identifizieren. Manchmal reißt der verspannte Strang ein, und

ein Hämatom zieht sich in der Folge unter der Haut das Bein hinunter. Dies ist der bessere Ausgang, da die schmerzverursachenden Zugkräfte auf die TP-Region dabei beseitigt werden. Eine Mehrzahl der Zerrungen wird chronisch. Die Triggerpunkt-Aktivität kann zwar in die Latenz zurücksinken, erneute Belastungen können sie aber jederzeit wieder zurückbringen. Die Sportlerkarrieren sind nicht zu zählen, die auf diese Weise gescheitert sind. Dass solche Probleme auch beim Hobbysportler massenhaft auftreten, versteht sich von selbst, denn die Überlastung ist immer relativ in Bezug zu der momentanen Kraftausdauer eines Sportlers. Hinsichtlich Gestaltung eines sinnvollen Trainingsaufbaus hat der ganze Sport einen großen Nachholbedarf. Bei einem physiologischen, auf die Belastungsfähigkeit eines Sportlers Rücksicht nehmenden Trainingsaufbau würden schließlich für mehr junge Leute Spitzenleistungen möglich werden. Und für die Prophylaxe von Altersgebresten ehemaliger Sportler hätte man so ebenfalls viel Nützliches vorgekehrt.

Auf einige Probleme soll gesondert eingegangen werden. Zu den häufigsten Klagen in einer Schmerzambulanz gehören diejenigen über vordere Knieschmerzen. Der Begriff Chondropathia patellae ist heute obsolet geworden, seit ungezählte Arthroskopien die knorpelige Rückfläche der Patella meist in normalem Zustand vorgefunden haben. Degenerativen Erweichungen der retropatellären Knorpelschicht andererseits könnten sehr wohl trophische Veränderungen in einer lange schmerzhaft gewesenen Körperzone zu Grunde liegen. Dass sie indirekte Folgen der Schmerzübertragung aus muskulären Triggerpunkten darstellen, ist vorerst eine Hypothese. Die allermeisten vorderen Knieschmerzen haben eine muskuläre Genese. In allen vier Quadrizepsanteilen kann man bei Knieschmerzpatienten Triggerpunkte finden, die in die vordere Knieregion hinunterstrahlen. Der M. rectus femoris hat manchmal einen Triggerpunkt, der wenig distal der Hüftkopfregion liegt. Muskuläre Triggerpunkte in den distalen Anteilen des M. vastus lateralis und des M. vastus medialis sind häufig, gut palpabel und bei vielen Therapeuten bekannt. Triggerpunkte in den proximalen Anteilen dieser zwei Kniestreckmuskeln sind dagegen schwierig zu palpieren. Auch Triggerpunkte proximaler Muskeln strahlen öfters in die Knieregion aus, man kann sie im M. gracilis, im M. adductor longus, in verschiedenen Lokalisationen im M. sartorius, im M. iliopsoas, manchmal im M. tensor fasciae latae oder in der lateralen Glutealmuskulatur finden. Dorsale Strukturen strahlen selten in die vordere Knieregion aus. Enthalten sie aber aktive Triggerpunkte, so sollen sie immer mitbehandelt werden. Es sind dies der proximale M. gastrocnemius, der M. popliteus, der distale Anteil beider Bizepsköpfe und die Mm. semitendinosus und semimembranosus. Die Behandlung vorderer Knieschmerzen mit manuellen Techniken und mit Dry Needling ist schwierig. Oft sind Triggerpunkte in großer Zahl vorhanden. Sodann ist die Muskulatur oft voluminös, und die punktförmigen Schmerzursachen liegen in der Tiefe versteckt. Auch eine fortdauernde Belastung der erkrankten Muskulatur im Alltag kann die Behandlung erschweren. Hilfreich sind in einer ersten Therapiephase Tape-Verbände [248], durch welche die Anteile der Kniestreckmuskulatur mit den aktivsten Triggerpunkten zeitweilig entlastet werden können. Bei Therapieresistenz stellt sich immer wieder die Frage, ob nicht doch eine Läsion intraartikulärer Strukturen die Schmerzen unterhält. Auf die bei der Arthroskopie nicht sichtbaren intramuralen Meniskusläsionen sei hier speziell hingewiesen. Die Diagnose lässt sich erst mit Hilfe einer Magnetresonanz-Tomographie stellen.

Eine der häufigsten schmerzhaften Affektionen bei Laufsportlern ist die Achillodynie. Immer liegen ihr Überlastungen zu Grunde und aktive Triggerpunkte, die eine Schmerzübertragung in die Achillessehnenregion und manchmal in die Fersenregion haben [146]. Die allermeisten dieser Triggerpunkte findet man im M. soleus, im M. gastrocnemius und im M. tibialis posterior. Die Triggerpunkte im Triceps surae sind leicht zu finden und zu behandeln, Triggerpunkte im M. tibialis posterior sind nur durch die Lücke zwischen dem M. soleus und dem M. flexor digitorum longus hindurch von medial her in der Tiefe zu ertasten und auch manuell zu behandeln. In der Regel ist bei persistierenden Triggerpunkt-Ausstrahlungen in den Bereich der Achillessehne diese aufgetrieben und druckdolent. Eine primäre Steroidinjektion in das paratendinöse Gewebe ist darum nicht anzuraten, weil die erzeugte Schmerzlinderung dem Patienten eine erhöhte Aktivität ermöglicht und so aus einer vorbestehenden Partialruptur der Sehne eine Totalruptur entstehen kann. Vor jeder Steroidinjektion ins paratendinöse Gewebe sollte man eine inaperzepte Partialruptur der Sehne sonographisch ausschließen. Eigentlich macht eine Steroidinjektion erst nach Behandlung der Muskulatur Sinn. Operative Prozedere an der Achillessehne sind häufig von Rezidiven gefolgt, wenn vorgängig die Muskulatur nicht behandelt worden ist. War die Sehne lange schmerzhaft und haben dadurch bewirkte trophische Störungen zu irreversiblen Schäden geführt, so lässt sich ein operatives Prozedere nicht immer umgehen.

Nicht selten persistieren laterale Sprunggelenksschmerzen nach Supinationstraumen. Die beste Behandlung einer akuten Bandruptur im lateralen Sprunggelenksbereich ist die Versorgung mit einem stabilisierenden Air-Cast. Ein rationale Begründung für ein operatives Vorgehen im lateralen Rückfußbe-

reich gibt es heute nicht mehr. Auch bei persistierenden Schmerzen im lateralen Malleolenbereich darf man sich nicht zu einer (in der Regel nutzlosen) Operation hinreißen lassen. Man suche besser die Triggerpunkte im Unterschenkelbereich, deren Reizung eine Schmerzausstrahlung in die seitliche Knöchelregion produziert. Je nach Unfallmechanismus findet man die Schmerzursache in Triggerpunkten der Peronealmuskulatur, im M. tibialis anterior oder im M. soleus.

Auf eine wichtige Differenzialdiagnose muskulärer Schmerzsyndrome im Beinbereich sei noch hingewiesen. Das sind die Logensyndrome. Wir haben solche schon im frontalen und dorsalen Oberschenkelgebiet, in der Tibialis anterior-Loge und auch in der Wadenregion gesehen. Es handelt sich dabei um einen Schmerz, der auf einem Missverhältnis zwischen rasch auftrainierter Muskulatur und gleich bleibender Muskelfaszie beruht. Möglicherweise spielt der beschleunigte Aufbau von Muskelmasse nach längerer Einnahme von Kreatin manchmal eine ursächliche Rolle. Der Schmerz ist ischämischer Natur. Er tritt immer nach sportlicher Belastung von einigen Minuten Dauer in gleicher Weise auf, durch eine einmalige Belastung der Muskulatur lässt er sich nicht auslösen. Die Diagnose erfolgt durch eine Logendruckmessung. Die Therapie besteht in einer Spaltung der zu engen Faszie.

Vaskuläre Probleme kommen selten einmal in die Differenzialdiagnose zu muskulär verursachten Beinschmerzen. Auch hier tritt der ischämische Schmerz immer nach einer gleich bleibenden Belastungsdauer auf. Die Diagnose lässt sich meistens durch eine Palpation der Arterienpulse stellen, manchmal aber auch erst durch weiterführende angiologische Untersuchungen.

Während primär muskuläre Schmerzen des Oberschenkels und des Unterschenkels in der Regel auf verhaltensbedingten Überlastungen beruhen, sind die muskulären Schmerzen im Fußbereich oft durch statische Fehlbedingungen verursacht. Im Beinbereich lassen sich die schmerzverursachenden Triggerpunkte meist durch Dehntests und Palpation exakt einer bestimmten Strukur zuweisen. Im Fußbereich ist die Zahl der Muskeln sehr groß, die einzelnen Strukturen sind klein und liegen vor allem im plantaren Bereich in vielen Schichten übereinander. Die Zuordnung von Schmerzpunkten zu einem bestimmten Muskel ist in der Regel nicht möglich. Dehntests sind allenfalls noch im Zehenbereich hilfreich. Eine manuelle Therapie der Muskulatur oder ein Dry Needling (dies allerdings nicht im Bereich der Fußsohle) kann aber auch dann erfolgreich sein, wenn sie sich lediglich durch die Palpation leiten lassen. Im Übrigen ist auch eine ausgedehnte manuelle Dehnung von Bindegewebsstrukturen (Technik III) sowohl im dorsalen wie auch im plantaren Bereich des Fußes immer sehr wohltuend. Unseres Erachtens empfiehlt es sich, Fußfehlformen wie die Abflachung des Längsgewölbes, den Spreizfuß und Hammerzehen-Fehlformationen immer zuerst einmal gründlich manuell zu behandeln und mit Einlagen zu versorgen, bevor man sich auf ein operatives Prozedere einlässt. Auch der schmerzhafte Hallux rigidus ist durch manuelle Behandlung der Muskulatur oft heilbar. Ein plantarer Fersensporn dürfte in der Regel Folge eines chronischen myofaszialen Syndroms sein. Durch manuelle Behandlung der plantaren Muskulatur lässt sich der mit dem Sporn vergesellschaftete Schmerz manchmal definitiv beseitigen!

Zwei neurologische Affektionen müssen noch erwähnt werden. Als Folge eines Knick-Senk-Fußes, bei entzündlichen oder degenerativen Affektionen der Sprunggelenke oder auch ohne erkennbare Ursache wird manchmal der N. tibialis dorsal und distal des medialen Malleolus im so genannten Tarsaltunnel (durch welchen er zusammen mit den Sehnen des M. flexor hallucis longus, des M. flexor digitorum longus und des M. tibialis posterior zieht) komprimiert. Der Patient hat belastungsabhängige Fußschmerzen, in Ruhe und insbesondere beim Hochlagern des Fu-

ßes ist er schmerzfrei. Neurologische Ausfälle fehlen in der Regel, manchmal gibt der Patient an, er würde wie auf Watte herumgehen. Die Region des Tarsaltunnels ist sehr empfindlich, und oft lassen sich Schmerzen provozieren, die dem Nervenverlauf entlang nach proximal und nach distal ausstrahlen. Oft ergibt das EMG keinen pathologischen Befund. Einlagen zur Anhebung des Längsgewölbes bringen die schmerzhafte Affektion manchmal unter Kontrolle. Wenn nicht, so empfiehlt sich die operative Dekompression des N. tibialis, welche meistens einen äußerst dankbaren Patienten zurücklässt.

Als Begleiterscheinung eines Spreizfußes werden manchmal die Interdigitalnerven zwischen den Metatarsalia komprimiert. Die Folge ist ein Schmerz und eine Hypästhesie der beiden im Versorgungsgebiet der komprimierten Nervenäste liegenden Zehen. Meist lässt sich die Affektion durch eine Einlage mit retrokapitaler Abstützung unter Kontrolle bringen. Hilfreich ist oft die manuelle Behandlung der interdigitalen Muskulatur oder eine Lokalanästhetikum-Steroid-Injektion von dorsal her in den interdigitalen Raum. Selten wird ein operatives Procedere notwendig.

6. Zur Strategie der Triggerpunkt-Therapie

Schmerz und Schmerzbehandlung sind Hauptelemente der Medizin. Sie sind, da sehr kostenintensiv, von großer gesundheitspolitischer Bedeutung. Die derzeit in diesem Bereich angewandten diagnostischen und therapeutischen Methoden entsprechen nach der hier vertretenen Ansicht noch nicht dem wissenschaftlichen Stand, der heute eigentlich möglich wäre. Die Bedeutung der Muskulatur wird in der Schmerzmedizin seit Jahrzehnten weitgehend ausgeblendet.

Im großen Heer der Schmerzpatienten gibt es eine nicht eben große Minderheit von Patienten, die zwar als Bewegungsapparat-Patienten imponieren und die Triggerpunkte aufweisen, deren Schmerzen aber eine internistische Krankheit zu Grunde liegt. Jeder Patient, der nur im entferntesten verdächtig ist, zu dieser Gruppe zu gehören, muss einer gründlichen internmedizinischen Diagnostik unterworfen werden. Die Therapie wird von internistischen Fachleuten festgelegt werden. Für eine Triggerpunkttherapie gibt es in solchen Fällen keine primäre Indikation.

Die überwiegende Mehrheit der Schmerzpatienten hat aber eine Krankheit, deren Ursache tatsächlich im Bewegungsapparat zu lokalisieren ist. Praktisch alle diese Patienten haben myofasziale Befunde, das heißt Hartspannstränge in gewissen Muskeln und in ihnen versteckt muskuläre Triggerpunkte. Bei allen diesen Patienten ist eine Triggerpunktbehandlung indiziert. Bei einer solchen Behandlung sind nun zwei verschiedene Verläufe möglich.

Wenn das myofasziale Syndrom ein primäres ist, wenn es also durch eine Störung in der Muskulatur selber verursacht wird (meistens lässt sich in der Anamnese auch eine entsprechende Ursache finden, nämlich eine Traumatisierung von Muskelfasern durch Überlastung oder durch einen Unfall), dann wird sich in den meisten Fällen bei geeigneter Therapie rasch oder allmählich eine definitive Besserung der Schmerzen einstellen. Diese Patientengruppe ist unter allen Schmerzpatienten die weitaus größte.

Wenn diese Besserung aber nicht eintritt oder wenn sich nach einer Besserung immer wieder ein Rezidiv einstellt, so dürfte es sich nicht um ein primär muskuläres Problem handeln. Man hat dann mit einer geeigneten Diagnostik im Bereiche des Bewegungsapparates nach einer strukturellen Schmerzursache zu suchen. Diese kann mannigfaltig sein: eine beginnende Arthrose eines Gelenkes, eine Impingementsituation, eine Ruptur von Bandstrukturen, eine mechanische Blockierung eines Gelenkes, eine radikuläre oder periphere Nervenkompression (oft dann mit lediglich diskreten neurologischen Symptomen), eine diskrete Osteoporosefraktur und vieles mehr. Die Triggerpunktbehandlung ist dann abzubrechen, und man wird den Patienten einer der Grundkrankheit entsprechenden Therapie zuführen. Oft bleiben nach einer solchen Therapie, auch wenn sie erfolgreich ist (einer Operation beispielsweise), allerdings therapieresistente Beschwerden zurück. Dann muss man nochmals nach myofaszialen Befunden suchen und diese gezielt behandeln. Es ist eine alltägliche Erfahrung, dass sekundäre myofasziale Veränderungen sich verselbständigen können. Eine Triggerpunkttherapie lege artis wird dann oft zur definitiven Beschwerdefreiheit führen.

Bei akuten muskulär bedingten Schmerzen lässt sich in der Regel eine rasche Besserung und oft eine definitive Heilung erzielen. Bei chronischen Schmerzen ist die Behandlung schwieriger. Oft findet man bei chronischen Schmerzpatienten in gewissen Körperpartien eine Allodynie, d.h. Berührungen werden dort als Schmerz empfunden. Eine Allodynie ist immer ein Symptom von zentralnervösen Chronifizierungsprozessen. Es scheint uns, dass eine wichtige und häufige Ursache solcher zentraler Chronifizierungsvorgänge die Persistenz der Nozizeption von muskulären Triggerpunkten in der Peripherie ist. Die Therapie der Wahl ist somit die sorgfältige manuelle Behandlung sowohl der Triggerpunkte als auch der sekundär allodynisch gewordenen Körperregionen in der Peripherie. Man kann annehmen, dass die manuelle Therapie die Ischämie in beiden Strukturen günstig beeinflusst. Die Behandlung hat sehr sorgfältig zu erfolgen, da sie auch bei positiv eingestellten Patienten rasch die Erträglichkeitsgrenze erreicht. Man mache in solchen Fällen einen großzügigen Gebrauch von lokaler Anästhesie. Manchmal lässt sich mit der Zeit eine definitive Besserung erreichen. Manche chronische Schmerzprobleme haben aber einen «point of no return» erreicht. Sie unterscheiden sich dann nicht mehr von primären Fibromyalgien, und sie bleiben therapieresistent.

Ob akut oder chronisch, ob primär oder sekundär, jedes myofasziale Schmerzsyndrom hat seine eigene, einmalige Struktur. Die größte Schwierigkeit bei der Triggerpunkttherapie ist nicht die Behandlung der Triggerpunkte, sondern die Analyse und das Verständnis solch komplexer, individuell ausgeformter Triggerpunktprobleme. Die Akteure in unserer Schmerzmedizin (Ärzte und Physiotherapeuten) müssen sich die Fähigkeit erwerben, derartige muskuläre Störungen aufzuklären, wenn sie bessere Therapieerfolge erzielen wollen. Nur eine ernsthafte Auseinandersetzung mit der Materie ist dabei zielführend. Die Patienten werden dies uns Ärzten und unseren Therapeuten danken.

Über Kurse in Triggerpunkt-Therapie und über Behandlungsmöglichkeiten geben folgende Homepages Auskunft:

www.imtt.ch
www.triggerpunkt-therapie.eu

Literaturverzeichnis

1 Abenhaim L, Suissa S (1987): Importance and econo-mic burden of occupational low back pain, a study of 2500 cases representative of Quebec. J Occup Med 29, 670-674.

2 Ackermann L (1998): Rheuma – eine Volkskrankheit mit vielen Gesichtern. Rückenforum, Schweizerische Zeitschrift für Rückenpatienten 98/4, 4-7.

3 Alexander F (1951): Psychosomatische Medizin. De Gruyter, Berlin.

4 Amano M, Umeda G et al (1988): Characteristics of work actions of shoe manufacturing assembly line wor-kers and a cross sectional factor control study on occu-pational cervicobrachial disorders. Jpn J Jnd Health 30, 3-12.

5 Andersen JH, Kaergaard A, Rasmussen K (1995): Myo-fascial pain in different occupational groups with monotonous repetitive work. J Musculoskel Pain 3, 57.

6 Anton H (1999); zit nach Walz F: Bericht über den Weltkongress »Whiplash-associated disorders WAD« in Vancouver. Institut für forensische Biomechanik, Universität Zürich.

7 Appell HJ et al (1992): Exercise, muscle damage and fa-tigue. Sports Med 13/2, 108-115.

8 Appell HJ (1997): Der Muskel in der Rehabilitation. Orthopäde 26/11, 930-934.

9 Arbeitsgruppe Forschung der Schweizerischen Gesell-schaft für Allgemeinmedizin (1988): Die 25 häufigsten Beratungsergebnisse bei 360 Patienten. Hospitalis 10/88, 585.

10 Arzneimittel-Kompendium der Schweiz 2001. Docu-med, Huber, Bern, 2363-2364.

11 Ashina M et al (1999): Muscle hardness in patients with chronic tension-type headache: relation to actual head-ache state. Pain 79, 201-205.

12 Bader R, Gallacchi G (2001): Schmerzkompendium. Thieme, Stuttgart.

13 Badley E (1992): The impact of musculoskeletal disor-ders on the canadian population. J Rheumatol 19, 337-340.

14 Baker BA (1986): The muscle trigger-evidence of over-load injury. J Neurol Orthop Med and Surg 7/1, 35-44.

15 Baldry PE (1993): Acupuncture, Triggerpoints and Musculoskeletal Pain. Churchill Livingstone, Edin-burgh.

16 Balint M (1957): Der Arzt, sein Patient und die Krank-heit. Klett, Stuttgart.

17 Banks SL, Jacobs DW, Gewirtz R, Hubbard DR (1998): Effects of autogenic relaxation training on electromyo-graphic activity in active myofascial trigger points. J Musculoskel Pain 6/4.

18 Barolin CS (1994): Kopfschmerzen multifaktoriell. Enke, Stuttgart.

19 Baron R (1999): Therapeutische Konsequenzen ange-sichts der somatischen Chronifizierungsfaktoren des Schmerzes. Dolor, Schw Ges Stud Schm 99/ 1.

20 Basmajian JV (1957): New views on muscular tone and relaxation. Canad Med Ass 77, 203-205.

21 Baud B (1979): Leben mit der Bandscheibe. Huber, Bern.

22 Baumgartner H, Dvorak J (1991): Le mal de dos: Un en-jeu économique et social. Guide vita 291, 2-14.

23 Beck D (1997): Das «Koryphäen-Killer-Syndrom». Dt Med Wochenschr 102, 303-307.

24 Benendum J (1989): Physikalische Medizin und Bal-neologie im Spiegel der Medizingeschichte. In Schmidt KL (Hrsg): Kompendium der Balneologie. Steinkopf, Darmstadt.

25 Benini A (1975): Das Karpaltunnelsyndrom und die übrigen Kompressionssyndrome des Nervus media-nus. Thieme, Stuttgart.

26 Benini A (1986): Ischias ohne Bandscheibenvorfall - die Stenose des lumbalen Wirbelkanals. Huber, Bern.

27 Berne E (1970): Spiele der Erwachsenen. Rowohlt, Hamburg.

28 Billeter R, Hoppeler H (1994): Grundlagen der Muskel-kontraktion. Schweiz Zeitschr für Sportmed 2, 6-20.

29 Böcker W, Denk H, Heitz PU (1997): Pathologie. Urban & Schwarzenberg, München.

30 Boden SD et al (1990): Abnormal magnetic-resonance scans of the lumbar spine in asymptomatic subjects. J Bone Joint Surg 72, 403.

31 Bogduk N, Jull G (1985): Die Pathophysiologie der akuten LWS-Blockierung. Man Med 23, 77-81.

32 Bogduk N, Turomey LT (1987): Clinical Anatomy of the Lumbar Spine. Churchill Livingstone, Melbourne.

33 Bogduk N, Marsland A (1988): The cervical zygapo-physeal joints as a source of neck pain. Spine 13, 610-617.

34 Böhni U (2006): Manuelle Medizin und Schmerz. The Medical Journal 06/5 und 6.

35 Bonica JJ (1953): Causalgia and other reflex sympathe-tic dystrophies. In Bonica JJ (Hrsg): The Management of Pain. Lea & Febinger, Philadelphia.

36 Boos N et al (1995): The diagnostic accuracy of magne-tic resonance imaging, work perception and psychoso-cial factors in identifying symptomatic disc hernia-tions. Spine 20/24, 2613-2625.

37 Booth F (1982): Effect of immobilisation on skeletal muscle. J Appl Physiol Respirat Environ Exercise Physiol 52/5, 1113-1118.

38 Boss M (1954): Einführung in die Psychosomatische Medizin. Huber, Bern.

39 Boyes G, Johnston J (1979): Muscle fibre composition of rat vastus intermedius following immobilisation at different muscle lengths. Pflugers Arch 381, 195-200.

40 Brandt J et al (2000): «Experimentelle Therapie» bei entzündlichen Wirbelsäulenerkrankungen. Rheuma-Journal 11/4, 3-7.

41 Braun L (1988): Paracelsus. Schweizer Verlagshaus, Zü-rich.

42 Brückle W et al (1990): Gewebe-pO2-Messung in der verspannten Rückenmuskulatur. Z Rheumatol 49, 208-216.

43 Brügger A (1980): Die Erkrankungen des Bewegungsapparates und seines Nervensystems. Gustav Fischer, Stuttgart.

44 Bundesamt für Statistik (1999): Statistisches Jahrbuch der Schweiz. Verlag NZZ, Zürich.

45 Buskila D et al (1997): Increased rates of fibromyalgia following cervical spine injury, a controlled study of 161 cases of traumatic injury. Arthritis Rheum 40, 446-452.

46 Butler D et al (1990): Discs degenerate before facets. Spine 15, 111.

47 Butler DS, Gifford L (1989): The concept of adverse mechanical tension in the nervous system. Physiotherapy 75/11, 622-636.

48 Butler DS (1991): Mobilisation of the Nervous System. Churchill Livingstone, Melbourne.

49 Calmonte R et al (1998): Gesundheit und Gesundheitsverhalten in der Schweiz – Schweizerische Gesundheitsbefragung. Bundesamt für Statistik, Neuchâtel.

50 Caravatti M (2000): Infiltrationsverfahren an der Lendenwirbelsäule. Rheuma-Nachrichten, Rheumaklinik der Universität Zürich 23, 14-18.

51 Cheshire WP et al (1994): Botulinum toxin in the treatment of myofascial pain syndrome. Pain 59, 65-69.

52 Childers MK (1999): Use of botulinum toxin type A in pain management. Academic Information Systems, Columbia, Missouri.

53 Cobb CR et al (1975): Electrical activity in muscle pain. Am J Phys Med 54/2, 80-87.

54 Cyriax J (1986): Textbook of Orthopedic Medicine, 8th edition. Baillère Tindal, London.

55 Dabbs VM, Dabbs LG (1990): Correlation between disk height narrowing and low back pain. Spine 15, 1366.

56 Danneskiold-Samsoe B et al (1986): Myofascial pain and the role of myoglobin. Scand J Rheumatol 15, 174-178.

57 Dargel R (1995): Entzündung; Grundlagen – Klinik – Therapie. Ulstein Mosby, Berlin.

58 Darioli R (1998): Ökonomische Aspekte von Kreuzschmerzen. Schweizerische Ärztezeitung 79/19, 868-871.

59 Deetjen P, Speckmann EJ (1994): Physiologie. Urban & Schwarzenberg, München.

60 Dejung B (1977): Karpaltunnelsyndrom und Epicondylitis lateralis. Therapeutische Umschau 34/2, 92-95.

61 Dejung B (1981): Karpaltunnelsyndrom und Tendomyosen im Arm- und Schultergürtelbereich. Wissenschaftlicher Informationsdienst, Pfizer AG, Zürich.

62 Dejung B (1985): Iliosacralgelenksblockierungen – eine Verlaufsstudie. Man Med 23, 109-115.

63 Dejung B (1987): Verspannung des M. iliacus als Ursache lumbosacraler Schmerzen. Man Med 25, 73-81.

64 Dejung B (1987): Verspannungen des M. serratus als Ursache interscapulärer Schmerzen. Man Med 25, 97-102.

65 Dejung B (1988): Die Behandlung »chronischer Zerrungen«. Schweiz Ztschr Sportmed 36, 161-168.

66 Dejung B (1988): Triggerpunkt- und Bindegewebebe-

handlung - neue Wege in Physiotherapie und Rehabilitationsmedizin. Physiotherapeut 88/6, 3-12.

67 Dejung B (1991): Die Problematik des Bauchmuskeltrainings. Physiotherapeut 91/1, 17-21.

68 Dejung B (1991): Muskulär bedingter Schmerz. Gazette Médicale, Der informierte Arzt 91/12, 1127-1132.

69 Dejung B, Angerer B, Orasch J (1992): Chronische Kopfschmerzen. Physiotherapeut 92/12, 20-27.

70 Dejung B (1994): Manuelle Triggerpunktbehandlung bei chronischer Lumbosakralgie. Schweiz Med Woschr 124, Suppl 62, 82-87.

71 Dejung B (1994): Zehn Jahre manuelle Triggerpunktbehandlung in der Schweiz. Physiotherapeut 94/2, 26-28.

72 Dejung B, Keller U (1994): Die Bedeutung muskulärer Triggerpunkte bei Schmerzen nach indirektem HWS-Trauma. Erkrankungen des Bewegungsapparates 2/2, 29-31.

73 Dejung B, Strub M (1994): Die Behandlung der lateralen Epicondylodynie. Physiotherapeut 94/2, 4-7.

74 Dejung B (1995): Die Behandlung des akuten Hexenschusses. Gazette médicale, Der informierte Arzt 95/9, 619-622.

75 Dejung B, Ernst Sandel B (1995): Triggerpunkte im M. glutaeus medius - eine häufige Ursache von Lumbosakralgie und ischialgiformem Schmerz. Man Med 33, 74-78.

76 Dejung B (1996): Die Muskulatur als Ursache von Fussschmerzen. In Meyer RP (Hrsg): Fusschirurgie in der Praxis. Springer, Heidelberg.

77 Dejung B (1996): Die Therapie muskulär verursachter Leistenschmerzen. Physiotherapie 96/9, 4-10.

78 Dejung B (1997): Triggerpunkttherapie. In Dvorak J et al (Hrsg): Manuelle Medizin, Therapie. Thieme, Stuttgart.

79 Dejung B (1998): Nichtoperative Behandlung der lateralen Epicondylodynie. In Meyer RP, Kappeler U (Hrsg): Ellbogenchirurgie in der Praxis. Springer, Heidelberg.

80 Dejung B (1999): Die Behandlung unspezifischer chronischer Rückenschmerzen mit manueller Triggerpunkt-Therapie. Man Med 37/3, 124-131.

81 Dejung B (1999): Triggerpunkttherapie bei Distorsionstraumata der HWS. In Mürner J (Hrsg): Kongressband HWS-Distorsion, Basel.

82 Dejung B (2000): Sondernummer Kopfschmerz. Schw Ärztezeitung 81/32, 1808-1809.

83 Dejung B (2001): Die konservative Behandlung von Schulterschmerzen. in Meyer RP (Hrsg): Schulterchirurgie in der Praxis. Springer, Heidelberg.

84 Dejung B (2002): Diagnostik und Behandlung bei extraartikulären Knieschmerzen, in Meyer RP (Hrsg): Kniechirurgie in der Praxis. Springer, Heidelberg.

85 Dejung B (2005): Die konservative Behandlung von Hüftschmerzen, in Meyer RP (Hrsg): Hüftchirurgie in der Praxis. Springer, Heidelberg.

86 Dejung B (2006): Schmerzmedizin 2004 – unsere Probleme sind nicht gelöst, in Fischer L (Hrsg): Der chronische Schmerz – eine interdisziplinäre Herausforderung. KIKOM, Universität Bern.

87 Dejung B (2009): Manuelle Triggerpunkt-Therapie nach Dejung, in Irnisch D (Hrsg): Leitfaden Trigger-

punkte. Urban & Fischer, München.

88 Devor M (1995): The pathophysiology of damaged peripheral nerves. In Wall PD, Melzack R: Textbook of Pain. Churchill Livingstone, Edinburgh.

89 Di Piero V et al (1991): Chronic pain – a PET-study of the central effects of percutaneous high cervical cordotomy. Pain 46, 9-12.

90 Di Stefano G (1999): Das sogenannte Schleudertrauma. Huber, Bern.

91 Diepgen P (1949): Geschichte der Medizin. De Gruyter, Berlin.

92 Dieterich HA (1986): Anatomische, biochemische und pharmakologische Grundlagen des peripheren Nervensystems mit besonderer Berücksichtigung der motorischen Endplatte. In Mörl H (Hrsg): Muskelkrämpfe. Springer, Berlin.

93 Dommerholt J, Norris RN (1997): Physical therapy management of the instrumental musician. In Gallagher SP (Hrsg): Physical Therapy for the Performing Artists, part II, Music and Dance. Saunders, Philadelphia.

94 Dubs L (2000): Persönliche Mitteilung.

95 Dubs L (Hrsg) (2000): Orthopädie an der Schwelle. Huber, Bern.

96 Dvorak J, Dvorak V (1983): Manuelle Medizin, Diagnostik. Thieme, Stuttgart.

97 Dvorak J et al (1987): CT-functional diagnostics of the rotatory instability of upper cervical spine. Spine 12, 197-205.

98 Dvorak J et al (1995): Zustand nach Beschleunigungsmechanismen an der Halswirbelsäule, Standortbestimmung einer Ad-hoc-Arbeitsgruppe. Schw Ärztez 76/14, 574-576.

99 Dvorak J, Dvorak V, Schneider W et al (1997): Manuelle Medizin, Therapie. Thieme, Stuttgart.

100 Dvorak J, Grob D (1999): Halswirbelsäule, Diagnostik und Therapie. Thieme, Stuttgart.

101 Dwyer A et al (1990): Cervical zygapophyseal joint pain patterns, a study in normal volunteers. Spine 15/6, 453-457.

102 Eckert A (1996): Das Tao der Medizin. Haug, Heidelberg.

103 Egle UT, Hoffmann SO (1993): Der Schmerzkranke. Schattauer, Stuttgart.

104 Egle UT, Hoffman SO, Nickel R (1999): Psychoanalytisch orientierte Therapieverfahren bei Schmerz. In Basler HD et al (Hrsg): Psychologische Schmerztherapie. Springer, Heidelberg.

105 Engelhardt P (1984): Verlauf präarthrotischer Deformitäten an der Hüfte im Hinblick auf das Arthroserisiko. In Bauer R, Kerschbaumer F (Hrsg): Die Koxarthrose. Med Lit Verlagsges, Uelzen.

106 Erickson MH, Rossi EL (1981): Hypnotherapie. Pfeiffer, München.

107 Ettlin TM (1998): Differentialdiagnose nach HWS-Distorsion und leichter traumatischer Hirnverletzung. Was kann die Neuropsychologie? In Mürner J (Hrsg): Kongressband HWS-Distorsion, Basel.

108 Ettlin TM, Kaeser HE (1998): Muskelverspannungen: Ätiologie, Diagnostik und Therapie. Thieme, Stuttgart.

109 Fahlbusch R, Boschinger TS (1985): Operative Behandlung der lumbalen Bandscheibenerkrankung. In Kügelgen B, Hillemacher A (Hrsg): Die lumbale Bandscheibenerkrankung in der ärztlichen Sprechstunde. Springer, Berlin.

110 Färber L, Grobecker H (2000): Pharmacology and clinical pharmacology of 5-HT-3 receptor antagonists. Kongressband Rheuma-Symposium 2000, Hochrheininstitut Rheumaforschung, Bad Säckingen.

111 Farfan HF (1979): Biomechanik der Lenden-Wirbel-Säule. Die Wirbelsäule in Forschung und Praxis, Band 80, Hypokrates, Stuttgart.

112 Fassbender HG (1975): Pathologie und Pathogenese des sogenannten Muskelrheumatismus. In Weintraub A et al (Hrsg): Psychosomatische Schmerzsyndrome des Bewegungsapparates. Schwabe/Eular Publ, Basel.

113 Fassbender HG, Wagener K (1975): Morphologie und Pathogenese des Weichteilrheumatismus. Z Rheumaforschung 32, 355-374.

114 Feigl-Reitinger A et al (1998): Der chronische Rückenschmerz: Histomorphologische Veränderungen der Muskulatur entlang der Wirbelsäule als Substrat der Myogelose. In Feigl A (Hrsg): Myogelose und Triggerpunkt. Schriftenreihe Ganzheitsmedizin, Band 19, Facultas, Wien.

115 Felder M (2000): Morbus Sudeck – Konservative Behandlung. Dolor, Schweiz Ges Stud Schmerz 00/4.

116 Fierz L (2001): Fehlende Therapie - Vorbeugen wichtig. Internationaler Schleudertraumakongress in Bern. NZZ 67, 21. 3. 2001.

117 FIMM (2001): Reproducibility and Validity studies of diagnostic procedures in manual/musculoskeletal medicine for low back pain patients. Scientific Committee FIMM (www.fimm.-online.de).

118 Flor H, Turk DC (1999): Der kognitiv-verhaltenstherapeutische Ansatz. In Basler HD et al (Hrsg): Psychologische Schmerztherapie. Springer, Heidelberg.

119 Forster A, Michel BA (2000): TNF-Alpha-Blocker zur Therapie der rheumatoiden Arthritis. Rheuma-Nachrichten Rheumaklinik der Universität Zürich 23, 10-13.

120 Fredrikson BE et al (1984): The natural history of spondylolysis and spondylolisthesis. J Bone Joint Surg 66, 699-707.

121 Freeman MD et al (1998): The epidemiology of whiplash – Is there a reliable threshold for whiplash injury? In Mürner J, Ettlin TM (Hrsg): Kongressband HWS-Distorsion, Basel.

122 Freud S (1952): Gesammelte Werke. Imago, London.

123 Frey M von (1894): Beiträge zur Physiologie des Schmerzsinnes. Königl Sächs Ges Wiss, Math.-Phys. Klasse, 46, 185-196.

124 Fricton JR et al (1985): Myofascial pain syndrom of the head and neck – a review of clinical characteristics of 164 patients. Oral Surg 60, 615-623.

125 Fricton JR (1990): Myofascial pain syndrome: characteristics and epidemiology. Adv Pain Res 17, 107-128.

126 Gamper UN et al (2000): Antworten auf Ihre Fragen zur Physiotherapie. Forum R der Schweizerischen Rheumaliga 2/2000.

127 Garten H (2000): Applied Kinesiology als funktionelle Neurologie. Man Med 38, 120-164.

128 Gautschi R (2005): Triggerpunkt-Therapie, in Frans van den Berg (Hrsg): Angewandte Physiologie Bd 5, 512-544. Thieme, Stuttgart.

129 Gautschi R (2007): Myofasziale Triggerpunkt-Thera-

pie. Ein Fall für vier – Fallbeispiel Schulterschmerz. Physiopraxis 07/3, 27.

130 Gautschi R (2007): Myofasziales Schmerzsyndrom. Supplement der Zeitschrift physiopraxis 07/11, 3-19.

131 Gautschi R (2008): 25 Jahre Manuelle Triggerpunkt-Therapie. Manuelle Therapie 08/12, 189-192.

132 Gautschi R (2008): Myofasziale Triggerpunkt-Therapie, in Frans van den Berg (Hrsg): Angewandte Physiologie Bd 4, 2. Aufl, 310-366. Thieme, Stuttgart.

133 Gautschi R (2008): Myofasziales Schmerzsyndrom. Supplement der Zeitschrift physiopraxis 08/3, 3-19.

134 Gautschi R (2008): Triggerpunkt-Therapie bei chronischen Schmerzen. Physiotherapie 08/3, 13-23.

135 Gautschi R (2008): Triggerpunkt-Therapie, in Ebelt-Paprotny (Hrsg): Leitfaden Physiotherapie 5. Auflage, 264-271. Urban & Fischer, München.

136 Gautschi R (2009): Behandlungskonzept Myofasziale Triggerpunkt-Therapie, in Irnich D (Hrsg): Leitfaden Triggerpunkte, 218-231. Urban & Fischer, München.

137 Gerwin RD et al (1997): Interrater reliability in myofascial triggerpoint examination. Pain 69, 65-73.

138 Gerwin RD, Duranleau D (1997): Ultrasound identification of the myofascial trigger point. Muscle and Nerve 6/1997, 767-768.

139 Ghormley RK (1933): Low back pain with special reference to the articular facets with presentation of an operative procedere. J Am Med Ass 107, 1773.

140 Gibson ES (1988): The value of replacement screening radiography of the low back. Occup Med 3,91.

141 Glogowski G, Wallraff J (1951): Ein Beitrag zur Klinik und Histologie der Muskelhärten (Myogelosen). Z Orthop 80, 237-268.

142 Gore DR, Sepic SG (1986): Roentgenographic findings of the cervical spine in asymptomatic people. Spine 11, 521-524.

143 Grob D (1990): Persönliche Mitteilung.

144 Gröbli C (1997): Klinik und Pathophysiologie von myofaszialen Triggerpunkten. Physiotherapie 97/1, 17-26.

145 Gröbli C (1997): Myofasziale Triggerpunkte, Pathologie und Behandlungsmöglichkeiten. Man Med 35, 295-303.

146 Grosjean B, Dejung B (1990): Achillodynie - ein unlösbares Problem? Schweiz Ztschr Sportmed 38, 17-24.

147 Gschwend N (1987): Kreuzschmerzen. Klinik W. Schulthess und Ciba-Geigy, Basel.

148 Gunn CC et al (1980): Dry Needling of Muscle Motor Points for Chronic Low-Back Pain. Spine 5/3, 279-291.

149 Gunn CC (1996): The Gunn Approach to the Treatment of Chronic Pain. Churchill Livingstone, New York.

150 Gunn CC (1996): Treatment of Chronic Pain. Churchill Livingstone, New York.

151 Haas M (1983): Huldrych Zwingli. Theologischer Verlag, Zürich.

152 Hajnos G (1997): Das Problem des Morbus Sudeck aus rheumatologischer Sicht. 6. Zürcher Schmerzkonferenz, Grünenthal Pharma, Mitlödi GL.

153 Haldemann S (1990): Failure of the pathology model to predict back pain. Spine 15, 718-724.

154 Harris TA (1975): Ich bin oK, Du bist oK. Rororo, Hamburg.

155 Hart DJ et al (1999): Incidence and risk factors for radiographic knee osteoarthritis in middle-age women.

Arthritis and Rheumatism 42, 17-24.

156 Hartling L (1999); zit nach Walz F: Bericht über den Weltkongress »Whiplash-associated-disorders WAD« in Vancouver. Institut für forensische Biomechanik, Universität Zürich.

157 Hasenbring M (1996): Biopsychosoziale Grundlagen der Chronifizierung. In Zenz M (Hrsg): Lehrbuch der Schmerztherapie. Wissenschaftliche Verlagsgesellschaft, Stuttgart.

158 Hasenbring M (1999): Prozesse der Chronifizierung von Schmerz. In Basler HD et al (Hrsg): Psychologische Schmerztherapie. Springer, Heidelberg.

159 Häuselmann HJ (1999): Pathogenese, Diagnose und konservative Therapie der Arthrose. Rheumatologie 3, 4-10.

160 Hench PK (1989): Evaluation and differential diagnosis of fibromyalgia - approach to diagnosis and management. Rheum Dis Clin North Am 15, 19-29.

161 Herdegen T, Tölle TR et al (1991): Sequential expression of JUN B, JUN D and FOS B proteins in rat spinal neurons - a cascade of transcriptional operations during nociception. Neurosci Lett 129, 221-224.

162 Heymann von W, Böhni U, Locher H (2005): Grundlagenforschung trifft Manualmedizin. Man Med 43/6, 385-394.

163 Hoffmann SO, Egle UT (1999): Psychosomatische Konzepte bei psychogenen und psychosomatischen Schmerzzuständen. In Basler HD et al (Hrsg): Psychologische Schmerztherapie. Springer, Heidelberg.

164 Hoffmeister H, Junge B (1980): Rheumatische Krankheiten aus sozialmedizinischer Sicht. Bundesgesundheitsamt 23, 25-32.

165 Hofmann HJ (1997): Nicht an Medikamenten sondern durch Medikamente sparen. Arzt und Wirtschaft 6/1997, 2-4.

166 Hoheisel U, Koch K, Mense S (1994): Functional reorganization in the rat dorsal horn during an experimental myositis. Pain 59, 111-118.

167 Hong CZ, Torigoe Y (1994): Electrophysiological characteristics of localized twitch responses in responsive taut bands of rabbit skeletal muscle fibers. J Musculoskel Pain 2/2, 17-43.

168 Hong CZ, Torigoe Y (1995): The localized twitch responses in responsive taut bands of rabbit skeletal muscle fibers are related to the reflexes at spinal cord level. J Musculoskel Pain 3, 15-34.

169 Hong CZ et al (1996): Pressure threshold for referred pain by compression on the trigger point and adjacent areas. J Musculoskel Pain 4(3), 61-79.

170 Hong CZ, Hsueh TC (1996): Difference in pain relief after triggerpoint injections in myofascial pain patients with and without fibromyalgia. Arch Phys Med Rehabil 77, 1161-1166.

171 Hong CZ, Simons DG (1998): Pathophysiologic and electrophysiologic mechanisms of myofascial trigger points. Arch Phys Med Rehab 79, 863-872.

172 Hontschik B, Uexküll T (1999): Psychosomatik in der Chirurgie. Schattauer, Stuttgart.

173 Hsieh JC et al (1995): Central representation of chronic ongoing neuropathic pain studies by positron emission tomography. Pain 63, 225-236.

174 Hubbard DR, Berkoff GM (1993): Myofascial triggerpoints show spontaneous needle EMG activity. Spine

18, 1803-1807.

175 Hubbard DR (1996): Chronic and recurrent muscle pain: pathophysiology and treatment, a review of pharmacologic studies. J Musculoskel Pain 4, 124-143.

176 Hughes J et al (1975): Identification of two related pentapeptides from the brain with potent opiate agonist activity. Nature 258, 577-579.

177 Hünting W, Läubli T, Gandjean E (1981): Postural and visual loads at VDI workplace: 1. constrained postures. Ergonomics 24, 917-931.

178 Hussar AE, Guller EJ (1956): Correlation of pain and roentgenographic findings of spondylosis of the cervical and lumbar spine. Am J Med Sci 11/1956, 518-527.

179 Ivanichev GA (1990): Störung der Koordination durch muskuläre Triggerpunkte (russisch). Verlag der Universität Kasan.

180 Jäckel WH et al (1993): Epidemiologie rheumatischer Beschwerden in der Bundesrepublik Deutschland. Z Rheumatol 52, 281-288.

181 Jäckel WH, Gerdes N (1998): Medizinische Rehabilitation bei Rückenschmerzen – die Situation in Deutschland. In Pfingsten M, Hildebrandt J (Hrsg): Chronischer Rückenschmerz. Huber, Bern.

182 Jackson RE et al (1988): Facet joint injection in low back pain. Spine 13, 966-971.

183 Jackson RP et al (1989): The neuroradiographic diagnosis of lumbar herniated nucleus pulposus. Spine 14, 1362-1367.

184 Janda V (1978): Muscles, central nervous motor regulation and back problems. In Korr JM (Hrsg): Neurobiologic Mechanisms in Manipulative Therapy. Plenum Press, New York.

185 Janda V (1990): Differential diagnosis of muscle tone in respect of inhibitory techniques. In Paterson JK, Burn L (Hrsg): Back Pain - An International Review. Kluwer, London.

186 Janda V (1996): Evaluation of muscular imbalance. In Liebenson C (Hrsg): Rehabilitation of the Spine. Williams & Wilkins, Baltimore.

187 Jänig W (1993): Sympathikus und Schmerz; Ideen, Hypothesen, Modelle. Der Schmerz 7, 226-240.

188 Jänig W (1996): The puzzle of »reflex sympathetic dystrophy«, mechanisms, hypotheses, open questions. In Jänig W, Stanton-Hicks M (Hrsg): Reflex Sympathetic Dystrophy. IASP Press, Seattle.

189 Jänig W (1997): Sympathisches Nervensystem und Schmerz - neue Konzepte, Klinik und Mechanismen. 6. Zürcher Schmerzkonferenz, Grünenthal Pharma, Mitlödi GL.

190 Jayson MIV (1987): The lumbar spine and back pain. Churchill Livingstone, Edinburgh.

191 Jayson MIV (1997): Presidential adress – why does acute back pain become chronic? Spine 22/10, 1053-1056.

192 Jeanmonod D, Magnin M, Morel A (1996): Low-threshold calcium spike bursts in the human thalamus. Brain 119, 363-375.

193 Jeger J (2004): Bewegungsapparat in Invalidität: Eindrücke aus der MEDAS Zentralschweiz. Rheuma 35-04

194 Jerusalem F, Zierz F (1991): Muskelerkrankungen. Thieme, Stuttgart.

195 Junge A et al (1996): Predictors of bad and good outcome of lumbar spine surgery. Spine 21/9, 1056-1065.

196 Kanner RM (1996): The scope of the problem. In Portenoy RK, Kanner RM (Hrsg): Pain Management – Theory and Practice. Saunders, Philadelphia.

197 Keel P et al (1996): Chronifizierung von Rückenschmerzen. Eular-Verlag, Basel.

198 Keel P, Weber P (2000): Der schwierige Rückenpatient. Dolor 2000/1, 1-4.

199 Kellgren JH (1938): Observations on referred pain arising from muscle. Clin Sci 3, 175-190.

200 Kelsey JL et al (1979): The impact of musculoskeletal disorders on the population of the United States. J Bone and Joint Surg 61, 959-964.

201 Kelsey JL (1982): Epidemiology of Musculoskeletal Disorders. Oxford University Press, New York.

202 Keysser G (2000): Blockade von TNF Alpha und Interleukin-1, eine neue Therapiemöglichkeit bei der Behandlung der rheumatoiden Arthritis. Rheuma-Journal 11/1, 26-27.

203 Kieser W (1990): Vom Krafttraining zur Krafttherapie. NZZ, 4.4.1990.

204 Kieser W (2000): Ein starker Körper kennt keinen Schmerz. Heyne, München.

205 Klett R et al (1999): Darstellung segmentaler Irritationspunkte mittels Szintigraphie. Man Med 37, 121-123.

206 Knott M, Voss DE (1968): Proprioceptive Neuromuscular Facilitation. Hoeber, New York.

207 Koch W et al (1991): Die Problematik der Schmerzzuordnung und Therapie bei der einseitig inkompletten Assimilationsstörung des lumbosacralen Überganges. Orthop Prax 7, 420-422.

208 Kocher R, Tölle TR, Zieglgänsberger W (1993): Chronische Schmerzen - Neue Erkenntnisse über den Entstehungsmechanismus. Therapiewoche Schmerz 9/7, 407-411.

209 Konradsen L et al (1990): Long distance running and osteoarthritis. Am J Sport Med 18/4, 379-381.

210 Kool J, Oesch P, Bachmann S (2000): Ist die Nationalität prädiktiv für die Beurteilung der körperlichen Leistungsfähigkeit und für das Rehabilitationsresultat? Schw Ärztez 81/47. 2656-2663.

211 Korff M et al (1988): An epidemiologic comparison of pain complaints. Pain 32, 173-183.

212 Kottke FJ et al (1966): The rationale for prolonged stretching for correction of shortening of connective tissue. Arch Phys Med Rehabil 47, 345-352.

213 Krämer J (1987): Das Postdiskektomiesyndrom. Z Orthop 125, 622.

214 Kröner-Herwig B (1999): Chronischer Schmerz – eine Gegenstandsbestimmung. In Basler HD et al (Hrsg): Psychologische Schmerztherapie. Springer, Berlin.

215 Kruse RA, Christiansen JA (1992): Thermographic imaging of myofascial triggerpoints. Arch Phys Med Rehab 73, 819-823.

216 Kuhn TS (1969): Die Struktur wissenschaftlicher Revolutionen. Suhrkamp, Frankfurt.

217 Lane NE et al (1986): Long distance running, bone density and osteoarthritis. JAMA 255/9, 1147-1157.

218 Lange K, Everbusch G (1921): Die Bedeutung der Muskelhärten für die allgemeine Praxis. Münch Med Woschr 68, 418-420.

219 Langenegger T (2000): Arthrose, Definition - Verlauf - Behandlung. Forum R, Schweizerische Rheumaliga 40, 4-11.

220 Lao Tse: Tao Te King. Deutsche Übersetzung 1983. Hugendubel, München.

221 Lawrence JS (1961): Prevalence of rheumatoid arthritis. Ann Rheum Dis 20, 11-17.

222 Lawrence JS et al (1966): Osteoarthritis prevalence in the population and relationship between symptoms and x-ray changes. Ann Rheum Dis 25, 1-7.

223 Lériche R (1939): The Surgery of Pain. Williams & Wilkins, Baltimore.

224 Lewit K (1979): The needle effect in the relief of myofascial pain. Pain 6, 83-90.

225 Lewit K (1981): Muskelfazilitations- und Inhibitionstechniken in der manuellen Medizin. Man Med 19, 12-22 und 40-43.

226 Lewit K, Simons DG (1984): Myofascial pain – relief by post-isometric relaxation. Arch Phys Med Rehabil 65, 452-456.

227 Lewit K (1986): Postisometric relaxation in combination with other methods of muscular facilitation and inhibition. Man Med 2, 101-104.

228 Lewit K (1987): Manuelle Medizin, 5. Aufl. Urban und Schwarzenberg, München.

229 Licht G et al (2003): Reproduzierbarkeitsstudie der klinischen Untersuchung von Myofaszialen Triggerpunkten an ausgewählter Rumpf- und Gesässmuskulatur. Dissertation Universität Münster.

230 Licht G, Müller-Ehrenberg H, Mathis J, Berg G, Greitemann G (2007): Untersuchung myofaszialer Triggerpunkte ist zuverlässig. Man Med 45/6, 402-408.

231 Licht G (2009): Spezielle Diagnostik myofaszialer Triggerpunkte, in Irnich D (Hrsg): Leitfaden Triggerpunkte. Urban & Fischer, München.

232 Liebeskind JC et al (1973): Analgesia from electrical stimulation of the periaqueductal gray matter in the cat: behavioral observations and inhibitory effects on spinal cord interneurons. Brain Res 50, 441-446.

233 Lin TY, Teixeira MJ et al (1997): Work-related musculoskeletal disorders. In Fischer AA (Hrsg): Myofascial pain, update in diagnosis and treatment. Saunders, Philadelphia.

234 Lindberg H, Montgomery F (1985): Heavy labor and the occurence of gonarthrosis. Clin Orthop and related research 192, 235-236.

235 Luban-Plozza B, Pöldinger W (1971): Der psychosomatisch Kranke in der Praxis. Lehmanns, München.

236 Lucas KR, Polus BI, Rich PA (2004): Latent myofascial trigger points: their effects on muscle activation and movement efficiency. J of Bodywork and Movement Therapy 8, 160-166.

237 Lundborg G, Dahlin LB (1992): The pathophysiology of nerve compression. Hand Clinics 8/2, 215-227.

238 Lundborg G, Dahlin LB (1996): Anatomy, function and pathophysiology of peripheral nerves and nerve compression. Hand Clinics 12/2, 185-193.

239 Lüthi JM et al (1989): Die verletzte und immobilisierte Muskelzelle. Sportverletzung - Sportschaden 3, 58-61.

240 Magora A, Schwartz A (1980): Relation between the low back pain syndrome and x-ray findings. Scand J Rehabil Med 12, 9-15.

241 Marktl W (1998): Die normale quergestreifte Muskulatur. In Feigl-Reitinger A et al (Hrsg): Myogelose und Triggerpunkte. Schriftenreihe Ganzheitsmedizin, Band 19, Facultas, Wien.

242 Masi AT (1993): Review of the epidemiology and criteria of fibromyalgia and myofascial pain syndromes. J Musculoskel Pain 1, 113-157.

243 Mason RM, Currey HLF, Zinn WM (1973): Einführung in die klinische Rheumatologie. Huber, Bern.

244 Maurer-Groeli YA (1978): Weichteilrheumatismus bei Depressiven. Akt Rheumatol 3/78. Thieme, Stuttgart.

245 Mayer TG et al (1985): Objective assessment of spine function following industrial injury. Spine 10, 482-493.

246 Mayer TG, Gatchel RJ et al (1987): A prospective two-years study of functional restoration in industrial low back injury. JAMA 258, 1763.

247 Mayer TG, Gatchel RJ (1988): Functional restoration for spinal disorders. Lea & Febinger, Philadelphia.

248 Mc Connell JS (1986): The management of chondromalacial patellae – a long term solution. Austral J Phys 32/4, 215-223.

249 Mc Kenzie R (1983): The lumbar spine. Spinal-Publications, Waikanae.

250 Mc Nulty WH, Gewirtz RN, Hubbard DR, Berkoff GM (1994): Needle electromyographic evaluation of trigger point response to a psychological stressor. Psychophysiology 31, 313-316.

251 Melzack R et al (1977): Trigger points and acupuncture points for pain - correlations and implications. Pain 3, 1-9.

252 Melzack R (1981): Myofascial trigger points - relation to acupuncture and mechanisms of pain. Arch Phys Med Rehabil 62, 114-117.

253 Menge M, Markus B (1985): Form und Haltung der Lendenwirbelsäule sowie des lumbosacralen Überganges bei Patienten mit und ohne Kreuzschmerzen. Orthop Praxis 3, 183-190.

254 Menge M (1987): Spondylolysen und Sport - Wie hoch ist das Risiko der sportlichen Belastung für den Wirbelbogen? Orthop Prax 4, 259-265.

255 Mense S (1993): Neurobiologische Mechanismen der Übertragung von Muskelschmerz. Der Schmerz 7, 241-249.

256 Mense S (1993): Nociception from skeletal muscle in relation to clinical muscle pain. Pain 54, 241-289.

257 Mense S (1994): Referral of muscle pain - new aspects. APS Journal 3, 1-9.

258 Mense S (1997): Pathophysiologic basis of muscle pain syndromes, an update. Phys Med Rehab Clin Amer 8, 23-53.

259 Mense S (1998): Pathophysiologie der Muskelverspannungen. In Ettlin TM, Kaeser HE (Hrsg): Muskelverspannungen. Thieme, Stuttgart.

260 Mense S (1999): Neue Entwicklungen im Verständnis von Triggerpunkten. Man Med 37, 115-120.

261 Mense S (1999): Neurobiological basis of muscle pain. Der Schmerz 13/1, 3-17.

262 Mense S (2000): Persönliche Mitteilung.

263 Mense S (2000): Possible mechanims of action of 5-HT-3 receptor antagonists on nociceptors and the release of substance P. Kongressband Rheuma-Symposium 2000, Hochrheininstitut Rheumaforschung, Bad

Säckingen.

264 Mense S, Simons DG, Russell IJ (2001): Muscle Pain, Understanding its Nature, Diagnosis and Treatment. Lippincott Williams and Wilkins, Philadelphia.

265 Mense S (2005): Muskeltonus und Muskelschmerz. Man Med 43/3, 156-161.

266 Mepha Pharma (2004): Driften wir ins Renten-Finanzierungs-Debakel? Generikum Mepha.

267 Messlinger K (1997): Was ist ein Nozizeptor? Schmerz 11, 353-366.

268 Meyer-Steineg Th, Sudhoff K (1922): Geschichte der Medizin im Überblick. Gustav Fischer, Jena.

269 Michaelis M, Jänig W (1998): Pathophysiologische Mechanismen und Erklärungsansätze aus der tierexperimentellen Forschung. Schmerz 12, 261-271.

270 Michel BA (1998): Arthrosen. In Gerber NJ et al (Hrsg): Rheumatologie in Kürze. Thieme, Stuttgart.

271 Mildenberger F (1979): Indikationen zur Röntgenuntersuchung der Wirbelsäule. Man Med 6, 99-100.

272 Mixter WJ, Barr JS (1934): Rupture of the intervertebral disc with involvement of the spinal canal. N Engl J Med 211, 210-215.

273 Mooney W, Robertson J (1976): The facet syndrome. Clinic Orthop 115, 146.

274 Mörl H (1986): Ursache, Pathogenese und Therapie nächtlicher Wadenkrämpfe. In Mörl H (Hrsg): Muskelkrämpfe. Springer, Berlin.

275 Morree JJ de (1994): Normale Funktion des Bindegewebes und seine Reaktion auf physische Belastung und auf Ruhigstellung nach Trauma. Physiotherapie 94/11, 18-24.

276 Mühlemann D, Zahnd F (1993): Die lumbale segmentale Hypermobilität. Man Med 31, 47-54.

277 Muir Gray JA (1997): Evidence-based healthcare. Churchill Livingstone, New York.

278 Müller A (1926): Die funktionellen Erkrankungen des Bewegungsapparates und die Theorie der Massage. Marcus und Weber, Bonn.

279 Müller W, Lautenschläger J (1990): Die generalisierte Tendomyopathie. Z Rheumatol 49, 11-29.

280 Müller W (1991): Generalisierte Tendomyopathie (Fibromyalgie). Steinkopf, Darmstadt.

281 Müller W, Hrycai P (1993): Generalisierte Tendomyopathie. Therapiewoche Schweiz 9/5, 299-305.

282 Müller W (1997): Fibromyalgie. Dolor, Schw Ges Stud Schm 97, 1, 1-3.

283 Müller-Schwefe G (1999): Kosten-Nutzen-Relation von rückenmarksnaher Schmerztherapie. Medical Journal 5, 18-19.

284 Mumenthaler M (1975): Pathophysiologie des Schmerzes. In Birkmayer W: Anfall - Verhalten - Schmerz. Huber, Bern.

285 Mumenthaler M, Schliack H, Stöhr M (1998): Läsionen peripherer Nerven und radikuläre Syndrome. Thieme, Stuttgart.

286 Mumenthaler M (1999): Distorsionsverletzungen der Halswirbelsäule. Kongressband 8. Zürcher Schmerzkonferenz. Grünenthal Pharma, Mitlödi GL.

287 Nachemson AL (1985): Advances in low back pain. Clin Orthop 200, 266-278.

288 Nachemson AL (1992): Newest knowledge of low back pain. Clinic Orthop 279, 8-20.

289 Nagata CB, Tsujii Y (1997): Myotherapy - a new approach to the treatment of muscle pain syndromes. J Man Manip Therapy 5/2, 87-90.

290 Nager F (1990): Der heilkundige Dichter - Goethe und die Medizin. Artemis, Zürich.

291 Nash TP (1990): Facet joints - intra-articular steroids or nerve block? Pain Clin 77/3.

292 Naumann M et al (1998): Botulinumtoxin – Wirkungsprinzip und klinische Anwendung. Uni-Med, Bremen.

293 Nelson BW et al (1995): The clinical effects of intensive specific exercise on chronic low back pain. Orthopedics 18/10, 1-11.

294 Netter FH (1997): Atlas der Anatomie des Menschen. Thieme, Stuttgart.

295 NZZ (2006): 11,6 Milliarden Franken Ausgaben für die IV. NZZ 21.9.2006.

296 NZZ (2009): Asoziales Wirtschaften auf Pump. NZZ 14.3.2009.

297 Oesch P (1994): Die Rolle der Zygapophysealgelenke in der Ätiologie lumbaler Rückenschmerzen. Physiotherapie 94/11, 28-34.

298 Oggier W (2007): Volkswirtschaftliche Kosten chronischer Schmerzen in der Schweiz. Schweizerische Ärztezeitung, 88/29, 1265-1269.

299 Olson TR (1996): Student Atlas of Anatomy. Williams & Wilkins, Baltimore.

300 O'Sullivan PB et al (1997): Evaluation of specific stabilizing exercise in the treatment of chronic low back pain with radiologic diagnosis of spondylolysis or spondylolisthesis. Spine 22/24, 2959-2967.

301 Palla S (1999): Kiefergelenkbeschwerden als Ursache von Kopf- und Gesichtsschmerzen. Dolor, Schw Ges Stud Schmerz 99/3, 1-4.

302 Panush RS et al (1986): Is running associated with degenerative joint disease? JAMA 255/9, 1152-1154.

303 Papadopulos JS (1981): Schmerzlosigkeit bei Gelenkschäden erheblichen Grades. Orthop Praxis 1, 24-30.

304 Patijnij (2002): Studien zur Reproduzierbarkeit und Validität diagnostischer Verfahren in der Manuellen Medizin. Man Med 40, 339-351.

305 Pauen M (1999): Das Rätsel des Bewusstseins. Mentis, Paderborn.

306 Pedroni G, Zweifel P (1986): Die sozialen Kosten von Rheuma in der Schweiz. Pharma-Information, Hoffmann-La Roche, Basel.

307 Pert CD, Snyder SH (1973): Opiate receptor, demonstration in nervous tissue. Science 179, 1011-1014.

308 Pförringer W (1992): Zur gesundheitspolitischen Relevanz des Kreuzschmerzes. Man Med 30, 89-90.

309 Pharma Information (1998): Das Gesundheitswesen der Schweiz. Interpharma, Basel.

310 Pinsky JJ (1979): Aspects of the psychology of pain. In Crue BL (Hrsg): Chronic Pain. Spectrum Press, New York.

311 Pongratz DE, Späth M (1997): Morphologic aspects of muscle pain syndromes. In Fischer AA (Hrsg): Physical Medicine and Rehabilitation. Clinics of North America 8/1, 55-67. Saunders, Philadelphia.

312 Pongratz D (2000): Treatment of primary fibromyalgia with 5-HT-3 receptor antagonists - facts and prospects. Kongressband Rheuma-Symposium 2000, Hochrheininstitut Rheumaforschung, Bad Säckingen.

313 Popper K (1976): Logik der Forschung. Mohr, Tübingen.

314 Popper K (1997): Lesebuch. Mohr Siebeck, Tübingen.

315 Quinter JL, Cohen ML (1994): Referred pain of peripheral nerve origin: an alternative to the »Myofascial Pain«-construct. Clin J Pain 10, 243-251.

316 Raspe H et al (1990): Rückenschmerz in Hannover. Akt Rheumatol 15, 32-37.

317 Raspe H, Kohlmann T (1993): Rückenschmerzen - eine Epidemie unserer Tage? Deutsches Ärzteblatt 90, 2165-2172.

318 Raspe H, Kohlmann T (1998): Die aktuelle Rückenschmerztherapie. In Pfingsten M, Hildebrandt J (Hrsg): Chronischer Rückenschmerz. Huber, Bern.

319 Reich W (1972): Die Entdeckung des Orgons I. Die Funktion des Orgasmus. Fischer, Frankfurt.

320 Reinert A, Kaske A, Mense S (1998): Inflammation - induced increase in the density of neuropeptide-immunoreactive nerve endings in rat skeletal muscle. Exp Brain Res 121, 174-180.

321 Reitinger A et al (1996): Morphologische Untersuchungen an Triggerpunkten. Man Med 34, 256-262.

322 Rohr - Le Flach J (1989): Migräne; ein Handbuch für die Praxis. Sandoz-Wander, Bern.

323 Rolf I (1977): Rolfing. Harper, London.

324 Rosen NB (1993): Myofascial pain - the great mimicker and potentiator of other diseases in the performing artists. Maryland Med J 42, 261-266.

325 Rosenberg JL et al (1989): Körper, Selbst und Seele. Transform, Oldenburg.

326 Rosomoff HL et al (1989): Physical findings in patients with chronic intractable benign pain of the neck and back. Pain 37/3, 279-287.

327 Roth G (1996): Das Gehirn und seine Wirklichkeit, Kognitive Neurobiologie und ihre philosophischen Konsequenzen. Suhrkamp, Frankfurt.

328 Rubin G et al (1997): Adrenosensitivity of injured afferent neurons does not require the presence of postganglionic sympathetic terminals. Pain 72, 183-191.

329 Ruch TC (1949): Visceral sensation and referred pain. In Fulton JF: Howells Textbook of Physiology, Ed. 16. Saunders, Philadelphia.

330 Russell IJ (1997): Neurochemical pathogenesis of fibromyalgia syndrome. Z Rheumatol 56, 364.

331 Russell IJ (2001): Fibromyalgia Syndrome. In Mense S, Simons DG (Hrsg): Muscle Pain, Lippincott Williams and Wilkins, Philadelphia.

332 Sachse J, Schildt-Rudloff K (1997): Wirbelsäule - Manuelle Untersuchung und Mobilisationsbehandlung. Ullstein, Berlin.

333 Sachse J (1998): Differentialdiagnostik der reversiblen hypomobilen »artikulären Dysfunktion«. Man Med 36, 176-181.

334 Sadwin A (1997): Kopfweh nach einem Unfall mit Schleudermechanismus und Hirnprellung. Wissenschafts-Info 1/2, 10-14.

335 Sarno JE (1996): Vom Rückenschmerz befreit. Irisana, München.

336 Schade H (1921): Untersuchungen in der Erkältungsfrage III, über den Rheumatismus, insbesondere den Muskelrheumatismus (Myogelose). Münch Med Woschr 68, 95-99.

337 Scharf HD et al (1984): Diskrepanz zwischen klinischen und röntgenologischen Befunden an der Lendenwirbelsäule Jugendlicher. Orthop Praxis 8, 666-671.

338 Schauf Ch L, Moffett DF und SB (1993): Medizinische Physiologie. Dtsch Ausg Schubert E (Hrsg). De Gruyter, Berlin.

339 Schlapbach P et al (1989): Diffuse idiopathic skeletal hyperostosis (DISH) of the spine - a cause of back pain? Brit J Rheumatol 28, 299-303.

340 Schmidt RF, Struppler A (1982): Der Schmerz; Ursachen – Diagnose – Therapie. Piper, München.

341 Schmidt RF, Thews G (1983): Physiologie des Menschen. Springer, Berlin.

342 Schneider W (2000): Persönliche Mitteilung. Reha-Klinik St. Katharinental, Diessenhofen.

343 Schnider A et al (2000): Beschwerdebild nach kraniocervikalem Beschleunigungstrauma. Schw Ärztezeitung 81/39, 2218-2220.

344 Schochat Th (1997): Sozialmedizinische und sozialökonomische Bedeutung der Fibromyalgie. Kongressband Fibromyalgie und myofasciale Syndrome, Hochrheininstitut für Rheumaforschung, Bad Säckingen.

345 Schön S (1986): Kältetherapie und Krankengymnastik für rheumatische Erkrankungen nach Yamauchi. Hedgen, Münster.

346 Schwarzer AC et al (1995): The ability of computed tomography to identify a painful zygapophyseal joint in patients with chronic low back pain. Spine 20/8, 907-912.

347 Schweitzer A (1952): Aus meinem Leben und Denken. Fischer Bücherei, Hamburg.

348 Seddon H (1943): Three types of nerve injury. Brain 66, 237.

349 Sekiguchi Y (1996): An anatomic study of neuropeptide immunoreactivities in the lumbar dura mater after lumbar sympathectomy. Spine 21/8, 925-930.

350 Senn J (1999): HWS- / Hirnverletzungen und Biomechanik. Schleudertrauma-Verband-Info 8/2, 5-16.

351 Senn M (1988): Die Synovialzyste der Wirbelgelenke als Ursache eines radikulären Syndroms. In Weber M (Hrsg): Kreuzschmerzen. Ciba-Geigy, Basel.

352 Shah JP, Phillips TM, Danoff JV, Gerber LH (2005): An in vivo microanalytical technique for measuring the local biochemical milieu of human skeletal muscle. J Appl Physiol 99, 1977-1984.

353 Shekelle PG (1994): Spine Update – Spinal Manipulation. Spine 19/7, 858-861.

354 Sherrington CS (1906): The Integrative Action of the Nervous System. Yale University Press, New Haven.

355 Sigl B (2000): Der Schein trügt: Sportler haben eine schwache Rückenmuskulatur. Tonus 9/3, 1-2.

356 Silbernagl S, Despopoulos A (1991): Taschenatlas der Physiologie. Thieme, Stuttgart.

357 Silverstein BA (1985): The prevalence of upper extremity cumulative trauma disorders in industry. University of Michigan, Ann Arbor.

358 Simons DG, Stolov WC (1976): Microscopic features and transient contraction of palpable bands in canine muscle. Am J Phys Med 55/2, 65-88.

359 Simons DG, Travell JG (1983): Myofascial origins of low back pain. Postgrad Med 73/2, 66-108.

360 Simons DG (1994): Symptomatologie und klinische Pathophysiologie des myofaszialen Schmerzes. Man Med 32, 47-56.

361 Simons DG, Hong CZ, Simons LS (1995): Prevalence of spontaneous electrical activity at trigger spots and control sites in rabbit muscle. J Musculoskel Pain 3, 35-48.

362 Simons DG, Travell JG, Simons LS (1999): Myofascial Pain and Dysfunction. Vol I sec. edit. Williams & Wilkins, Baltimore.

363 Skootsky SA et al (1989): Prevalence of myofascial pain in general internal medicine practice. West J Med 151, 157-160.

364 Soyka D et al (1996): Der vergessene Schmerz. Schmerz 10, 36-39.

365 Sternbach RA (1968): Pain, a Psychophysiological Analysis. Academic Press, New York.

366 Stoller N et al(2000/01): Regulationsmechanismen des Muskeltonus. Physiotherapie 00/12, 4-12, 01/1, 13-19.

367 Sudeck P (1900): Über die akute entzündliche Knochenatrophie. Arch Klin Chir 62, 147-156.

368 Suezawa Y, Jacobs HA (1981): Zur Ätiologie der Spondylolisthesis. Die Wirbelsäule in Forschung und Praxis, Band 96, Hypokrates, Stuttgart.

369 Taillard W (1959): Die Spondylolisthesen. Die Wirbelsäule in Forschung und Praxis, Band 11, Hypokrates, Stuttgart.

370 Tew JM (1982): Non-surgical treatment of lumbar disc disease. In Hardy RW (Hrsg): Lumbar Disc Disease. Raven, New York.

371 Thali A et al (1993): Die Rolle psychosozialer Faktoren bei protrahierten und invalidisierenden Verläufen nach Traumatisierungen im unteren Wirbelsäulenbereich. Suva-Klinik Bellikon.

372 Thoden U (1987): Neurogene Schmerzsyndrome. Hypokrates, Stuttgart.

373 Thomalske G et al (1977): Operationsergebnisse bei 2000 Fällen lumbaler Bandscheibenoperationen. Münch Med Woschr 119, 1159-1164.

374 Thomas C et al (1995): Allgemeine Pathologie. Schattauer, Stuttgart.

375 Tini PG (1977): The transitional vertebra of the lumbosacral spine: its radiological classification, incidence, prevalence and clinical significance. Rheumatol and Rehab 16, 180-185.

376 Tolk J, Harten P (2000): Outpatient trial in a rheumatologists practice: intravenous Tropisetron in fibromyalgia. Kongressband Rheuma-Symposium 2000, Hochrheininstitut Rheumaforschung, Bad Säckingen.

377 Tölle TR, Berthele A, Conrad B (1999): Somatische Chronifizierungsfaktoren des Schmerzes. Dolor, Schw Ges Stud Schm 99/1, 1-2.

378 Tomanek RJ, Lund DD (1974): Degeneration of different types of skeletal muscle fibres. J Anat 118/3, 531-541.

379 Torebjörk HE et al (1984): Referred pain from intraneural stimulation of muscle fascicles in the median nerve. Pain 18, 145-156.

380 Torgerson WR, Dotter WE (1976): Comparative roentgenographic study of the asymptomatic and symptomatic lumbar spine. J Bone and Joint Surg 58 a, 850-853.

381 Travell J (1949): Basis for the multiple uses of local block of somatic trigger areas (pocaine infiltration and ethyl chloride spray). Miss Valley Med J 71, 13-22.

382 Travell J, Rinzler SH (1952): The myofascial genesis of pain. Postgrad Med 11, 425-434.

383 Travell J (1954): Introductory comments. In Ragan C (Hrsg): Connective Tissues, Transactions of the Fifth Conference. Josiah Macy Foundation, New York.

384 Travell JG, Simons GS (1983/92): Myofascial pain and dysfunction. Vol I 1983, Vol II 1992. Williams & Wilkins, Baltimore.

385 Tyndall A, Frey D (1998): Spondyloarthritiden. In Gerber NJ et al (Hrsg.): Rheumatologie in Kürze. Thieme, Stuttgart.

386 Uexküll von T (1963): Grundlagen der psychosomatischen Medizin. Rowohlt, Hamburg.

387 Valat JP (1994): Lumbo-Ischialgie und lumbaler Bandscheibenvorfall. Eular-Verlag, Rheumatologie in Europa 23/2, 55-57.

388 Van Wingerden BAM (1995): Connective Tissue in Rehabilitation. Scipro, Vaduz.

389 Verband der Studierenden an der ETH Zürich (Hrsg): Poly Liederbuch. 12. Aufl. 1980, Prokop, Zürich.

390 Verbiest HA (1954): A radicular syndrome from developmental narrowing of the lumbar vertebral canal. J Bone Joint Surg 36, 230.

391 Villiger P et al (1999): Herausforderung Rheuma – Neuorientierung in Diagnostik und Therapie. Medical Tribune AG, Basel.

392 Vujnovitch AL (1995): Neural plasticity, muscle spasm and tissue manipulation. J Man Manipul Ther Vol 3/4, 152-156.

393 Waddell G (1987): A new clinical model for the treatment of low back pain. Spine 12, 632-644.

394 Waddell G (1996): Low back pain – a twentieth century health care enigma. Keynote Address, Spine 21/24, 2820-2825.

395 Wagemanns L (1994): Verspannung – was ist das? Ars Medici IV, 21-23.

396 Wagenhäuser FJ (1969): Die Rheumamorbidität. Huber, Bern.

397 Wall PD (1989): Introduction. In Wall PD, Melzack R: Textbook of Pain. Churchill Livingstone, Edinburgh.

398 Walsh EG (1992): Muscles, Masses and Motion – The Physiology of Normality, Hypotonicity, Spasticity and Rigidity. Mc Keith Press, Blackwell Scientific Publications, Oxford.

399 Walz F (1998): Pathomechanik der HWS-Weichteilverletzung bei PKW-Insassen. Hefte zur Unfallchirurgie 272, 84-87.

400 Watzlawick P et al (1980): Menschliche Kommunikation. Huber, Bern.

401 Watzlawick P (1983): Anleitung zum Unglücklichsein. Piper, München.

402 Weber H (1983): Lumbar disk herniation – a controlled prospective study with 10 years of observation. Spine 8/2, 131-140.

403 Webster BS, Snook SH (1994): The cost of 1989 workers compensation low back pain chain. Spine 19, 1111-1115.

404 Weeks VD, Travell J (1957): How to give painless injections. AMA Scientific Exhibits, Grune, New York.

405 Weisskircher HW (1997): Myofasziale Schmerzen und die Behandlung der Triggerpunkte. ZM Zahnärztliche Mitteilungen der Bundeszahnärztekammer 89, 36-40.

406 Weisskircher HW (1997): Myofasziale Triggerpunkte und ihre abnormen Phänomene – ein Therapiefeld

auch für Zahnärzte. ZM Zahnärztliche Mitteilungen der Bundeszahnärztekammer 87, 28-31.

407 Weissmann RD (2000): Überlegungen zur Biomechanik in der myofaszialen Triggerpunkttherapie. Physiotherapie 2000/1, 13-21.

408 Wiesel SW et al (1984): A study of computer assisted tomography - the incidence of positive CAT scans in an asymptomatic group of patients. Spine 9, 549-551.

409 Wiltse LL (1957): Etiology of spondylolisthesis. Clin Orthop 10, 48-59.

410 Winkel D et al (1992): Das Sakroiliakalgelenk. Fischer, Stuttgart.

411 Wolfe F et al (1990): The American College of Rheumatology 1990: Criteria for the classification of fibromyalgia - report of the multicenter criteria committee. Arthritis Rheum 33, 160-172.

412 Wolfe F et al (1995): The prevalence and characteristics of fibromyalgia in the general population. Arthritis Rheum 38, 19-28.

413 Wolff HD (1996): Neurophysiologische Aspekte des Bewegungssystems. Springer, Berlin.

414 Wolf-Heidegger G (1972): Atlas der systematischen Anatomie des Menschen. Karger, Basel.

415 Woodhead T, Clough A (2006): Evidenz von Manipulationsbehandlungen der Lendenwirbelsäulenregion. Man Med 44/2, 79-98.

416 Wyke B (1987): The neurology of low back pain. In Jayson MIV(Hrsg): The Lumbar Spine and Back Pain. Churchill Livingstone, Edinburgh.

417 Yelin EH, Felts WR (1990): A summary of the impact of musculoskeletal conditions in the United States. Arthritis and Rheumatism 33, 750-755.

418 Zimmermann M, Seemann H (1986): Der Schmerz. Springer, Heidelberg.

Über den Autor

Beat Dejung ist 1934 in Winterthur, Schweiz, geboren und in dieser Stadt aufgewachsen. Ein erstes Studium (Psychologie, Psychoanalyse und Philosophie) hat er 1963 abgeschlossen. 1970 schloss er sein Medizinstudium ab und ließ sich in der Folge zum Facharzt für Physikalische Medizin, Rehabilitation und Rheumatologie weiterbilden. Seit 1980 führt er in seiner Vaterstadt eine schmerzmedizinische Praxis. 1974 besuchte er den ersten Kurs in Manueller Medizin. Zwischen 1978 und 1993 war er Mitglied des Lehrerkollegiums der SAMM, der Schweizerischen Ärztegesellschaft für Manuelle Medizin. 1983 lernte er David Simons kennen. In der Folge entwickelte er in seiner Praxis die Manuelle Triggerpunkt-Therapie. Mit seinen Schülern zusammen gründete er 1995 die IMTT, die Interessengemeinschaft für Myofasziale Triggerpunkt-Therapie, eine Schweizer Gesellschaft von Therapeuten und Ärzten. In seinen späteren Praxisjahren war er auch standespolitisch tätig, zuerst als Präsident der Bezirksärztegesellschaft Winterthur, später als Ombudsmann der Ärztegesellschaft des Kantons Zürich.

Anschrift:
Dr. phil. Dr. med. Beat Dejung
Spezialarzt FMH für Physikalische Medizin,
Rehabilitation und Rheumatologie
Rychenbergstr. 40
CH-8400 Winterthur
Schweiz

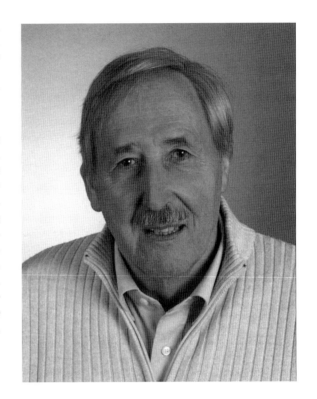

Register der Muskeln